临床妇产科疾病
基础与临床

LINCHUANG FUCHANKE JIBING
JICHU YU LINCHUANG

韩燕燕　等　主编

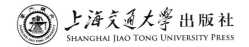

上海交通大学出版社
SHANGHAI JIAO TONG UNIVERSITY PRESS

内容提要

本书内容主要分为三大部分，8个章节。首先介绍了女性生殖器官解剖知识、女性生殖生理及内分泌调节；随后将妇科、产科临床诊疗知识进行了既详细又系统的阐述，主要包括女性生殖器官损伤性疾病、女性生殖系统炎症、妇科肿瘤、子宫内膜异位症与子宫腺肌病、妊娠期合并疾病、分娩期并发疾病。根据妇产科疾病的特点，从发病机制、临床表现、诊断与鉴别诊断等角度介绍妇产科疾病的治疗策略，并根据临床发展动态，相应增加了近年来的新知识、新理论。本书适用于各级医院从事妇产科专业方向临床工作者阅读使用。

图书在版编目（CIP）数据

临床妇产科疾病基础与临床 / 韩燕燕等主编. --上
海 ： 上海交通大学出版社，2021.11
ISBN 978-7-313-26067-3

Ⅰ．①临… Ⅱ．①韩… Ⅲ．①妇产科病—诊疗 Ⅳ.
①R71

中国版本图书馆CIP数据核字（2021）第254818号

临床妇产科疾病基础与临床
LINCHUANG FUCHANKE JIBING JICHU YU LINCHUANG

主　　编：韩燕燕　等
出版发行：上海交通大学出版社　　　　　地　　址：上海市番禺路951号
邮政编码：200030　　　　　　　　　　　电　　话：021-64071208
印　　制：广东虎彩云印刷有限公司
开　　本：710mm×1000mm　1/16　　　　经　　销：全国新华书店
字　　数：239千字　　　　　　　　　　印　　张：13.75
版　　次：2023年1月第1版　　　　　　　插　　页：2
书　　号：ISBN 978-7-313-26067-3　　　印　　次：2023年1月第1次印刷
定　　价：198.00元

编委会

前言

　　妇产科学是一门古老而又焕发着无限生机与活力的学科,包含妇科学与产科学两大部分。妇科学是研究妇女非妊娠生殖系统的一切病理改变,并对其进行判断、处理的一门学科;产科学是一门关系到妇女妊娠、分娩、产褥全过程,并对该过程所发生的的一切生理、病理、心理改变进行诊断、处理的医学学科。作为一名妇产科医师,不仅需要有扎实的理论知识,更需要有丰富的临床经验,要具备随时应付各种危急情况的应变能力。而后者对于低年资的住院医师而言,非一日之功,他们迫切希望能拥有一本可以快速查阅的参考用书。为此,我们组织了具有丰富临床实践经验的专家、教授,编写了《临床妇产科疾病基础与临床》一书。

　　本书内容主要分为三大部分,8个章节。首先介绍了女性生殖器官解剖知识、女性生殖生理及内分泌调节;随后将妇科、产科临床诊疗知识进行了既详细又系统的阐述,主要包括女性生殖器官损伤性疾病、女性生殖系统炎症、妇科肿瘤、子宫内膜异位症与子宫腺肌病、妊娠期合并疾病、分娩期并发疾病。根据妇产科疾病的特点,从发病机制、临床表现、诊断与鉴别诊断等角度介绍妇产科疾病的治疗策略,并根据临床发展动态,相应增加了近年来的新知识、新理论。本书结构严谨,层次分明,内容新颖,专业度高,基础理论与临床实践相结合,实用性强,既能体现现代临床经验,又能满足各级医院从事妇产科专业方向临床工作者的需求,为其科学、规范、合理地进行临床治疗提供参考。

　　本书编写人员从事妇产科工作多年,均是高学历、高年资、精干的专业医务工作者,他们具有丰富的临床经验和深厚的理论功底,参考了众多国内外文献,旨在为广大读者带来新的临床思维方式。但鉴于编写人员较多,编写风格及笔风有所差异,加之编写时间有限,本书存在的疏漏之处,恳请广大读者及同行提出宝贵意见,以供今后修改完善。

《临床妇产科疾病基础与临床》编委会
2021 年 9 月

目 录

第一章

女性生殖器官解剖

第一节　外生殖器官解剖

女性生殖器,可分为外生殖器和内生殖器两部分。女性外生殖器是指生殖器官外露的部分,又称外阴,位于两股内侧间,前为耻骨联合,后为会阴。

一、阴阜

阴阜是指耻骨联合前面隆起的脂肪垫。青春期后,其表面皮肤开始生长卷曲的阴毛,呈盾式分布:尖端方向向下呈三角形分布,底部两侧阴毛向下延伸至大阴唇外侧面。而男性的阴毛分布不似如此局限:阴毛可以向上分布,朝向脐部,也可以朝下扩伸而达左右大腿的内侧。阴毛的疏密与色泽因个体和种族不同而异。阴毛为第二性征之一。

二、大阴唇

大阴唇是自阴阜向下、向后止于会阴的一对隆起的皮肤皱襞,其外形根据所含脂肪量的多少而不同。一般女性的大阴唇长 7～8 cm,宽 2～3 cm,厚 1～1.5 cm。在女孩或未婚女性,两侧大阴唇往往互相靠拢而完全掩盖它们后面的组织,而经产妇左右大阴唇多数是分开的。大阴唇的前上方和阴阜相连,左右侧大阴唇在阴道的下方融合,形成后联合,逐渐并入会阴部。

大阴唇外侧面为皮肤,皮层内有皮脂腺和汗腺,多数妇女的大阴唇皮肤有色素沉着;大阴唇内侧面表面湿润似黏膜。大阴唇皮下组织松弛,脂肪中有丰富的静脉、神经及淋巴管,若受外伤,容易形成血肿,疼痛较甚。

解剖学上,女性的大阴唇相当于男性的阴囊。子宫的圆韧带终止在大阴唇的上缘。绝经后,大阴唇多呈萎缩状。

三、小阴唇

分开大阴唇后，可见到小阴唇。左、右侧小阴唇的前上方互相靠拢。其大小和形状可以因人而异，有很大差别。未产妇的小阴唇往往被大阴唇所遮盖，而经产妇的小阴唇可伸展到大阴唇之外。

左、右小阴唇分别由两片薄薄的组织所组成。外观上小阴唇呈湿润状，颜色微红，犹如黏膜，但无阴毛。小阴唇内包含具有勃起功能的组织、血管、少数平滑肌纤维和较多皮脂腺，偶有少数汗腺，外覆复层鳞状上皮。小阴唇因富有多种神经末梢，故非常敏感。

两则小阴唇的前上方互相靠拢、融合，形成上下两层：下层为阴蒂的系带，而上层为阴蒂包皮。两侧小阴唇的下方可分别与同侧的大阴唇融合，或者在中线形成小阴唇后联合，又称阴唇系带。

四、阴蒂

阴蒂是小而长，且有勃起功能的小体，位于两侧小阴唇顶端下，由阴蒂头、阴蒂体和两侧阴蒂脚所组成。阴蒂头显露于阴蒂包皮和阴蒂系带之间，直径很少超过 0.5 cm，神经末梢丰富，极敏感，是使女性动欲的主要器官。

阴蒂相当于男性的阴茎，具有勃起功能。阴蒂即使在勃起的情况下，长度也很少超过 2 cm。由于小阴唇的牵拉，所以阴蒂呈一定程度的弯曲，其游离端指向下内方，朝着阴道口。阴蒂头由梭形细胞组成。阴蒂体包括两个海绵体，其壁中有平滑肌纤维。长而狭的阴蒂脚分别起源于左、右两侧坐耻支的下面。

五、前庭

前庭是指左、右小阴唇所包围的长圆形区域，为胚胎期尿生殖窦的残余部分。在前庭的前面有阴蒂，后方则以小阴唇后联合为界。

在前庭的范围内有尿道口、阴道口和左、右前庭大腺的出口。前庭的后半部，即小阴唇后联合与阴道之间，是所谓的舟状窝。除未产妇外，此窝很少能被观察到，因为经产妇在分娩时，多数妇女的舟状窝，由于受到损伤而消失。

六、前庭大腺

前庭大腺是前庭左右各一的复泡管状腺，位于前庭下方阴道口的左、右两侧，其直径为 0.5～1.0 cm。前庭大腺的出口管长 1.5～2.0 cm，开口于前庭的两侧，正好在阴道口两侧边缘之外。前庭大腺的管径很小，一般仅能插入细小的探针。在性交的刺激下，腺体分泌出黏液样物质，以助润滑。

若炎症导致前庭大腺腺管阻塞，则可引起前庭大腺脓肿或囊肿。

七、尿道口

尿道口位于前庭的中央、耻骨弓下方 1.0～1.5 cm 处、阴道口的上方。尿道口往往呈轻度折叠状。排尿时，尿道口的直径可以放松到 4～5 mm。尿道的左、右两侧有尿道旁管往往开口于前庭，也偶开口于尿道口内的后壁处。尿道旁管的口径很小，约为 0.5 mm，其长度可因人而稍异。

尿道下 2/3 与阴道前壁紧密相连，阴道下 1/3 的环状肌肉围绕尿道的上端和下端。

八、前庭球

前庭球是前庭两侧黏膜下的一对具有勃起性的静脉丛，其长 3.0～4.0 cm，宽 1.0～2.0 cm，厚 0.5～1.0 cm。它们与坐耻支并列，部分表面覆有球海绵体肌。前庭球的下端，一般处于阴道口的中部，而其前端则向上朝着阴蒂伸展。

分娩时，前庭球往往被推到耻骨弓的下面，但因为它们尾部环绕着阴道，所以容易受到损伤而造成外阴血肿甚至大量出血。

九、阴道口和处女膜

阴道口位于前庭的后半部，其形状和大小可因人而异。未有性交经历的女性阴道口往往被小阴唇所掩盖。如果推开小阴唇，则可见到阴道口几乎完全被处女膜所封闭。

处女膜的形状和坚固度因人而异。处女膜两面均覆有未角化的复层鳞状上皮，间质大部分是结缔组织。处女膜没有腺性或肌性成分，亦没有很多神经纤维。女性新生儿的处女膜有很多血管；妊娠妇女的处女膜上皮较厚，并富有糖原；绝经后女性的处女膜上皮变薄，并可以出现轻微的角化。成年未有性交经历的女性的处女膜仅是或多或少围绕阴道口的一片不同厚度的膜，并有一个小到如针尖、大到能容纳一个或两个指尖的孔。此开口往往呈新月形或圆形，但也偶可是筛状的、有中隔。

一般来说，处女膜多数是在第一次性交时撕裂，裂口可以分散在数处，多数撕裂位于处女膜的后半部。撕裂的边缘往往很快结成瘢痕，此后处女膜即成为若干分段的组织。首次性交时，处女膜撕裂的深度可因人而异。一般认为，处女膜撕裂时往往伴有少量出血，但很少引起大出血。个别女性的处女膜组织比较坚韧，需手术切开，但极为罕见。由分娩而引起处女膜解剖上的改变，往往比较明显、清楚，因而易识别而作出诊断。

处女膜无孔是一种先天性异常，此时阴道完全被闭锁。它的主要表现是经血滞留、性交受阻。一般需手术治疗。

十、阴道

阴道可以被看作是子宫的排泄管道,经过阴道,子宫排出经血。它亦是女性的性交器官,同时又是分娩时的产道的一部分。

阴道是由肌肉、黏膜组成的管道,其上接宫颈、下连外阴。阴道前方为膀胱,后为直肠。

阴道与膀胱及尿道之间有一层结缔组织,阴道中、下段和直肠之间,亦有结缔组织。阴道部分上段(即阴道后穹隆)参与组成直肠子宫陷凹的前壁。在正常情况下,阴道前壁与后壁的中间部分互相靠得较近,而在阴道的左、右两旁的侧壁之间,则有一定间隙。这样便使阴道的横切面看来犹似空心的"H"字形状。

阴道的顶端是个盲穹隆,子宫颈的下半部伸入此处。阴道穹隆可以分为四部分,即左、右、前、后穹隆。阴道和子宫颈的连接处,在子宫颈的后方要比子宫颈的前方高些,故阴道后穹隆比前穹隆深一些。阴道前壁也稍短于后壁,长度分别为 6～8 cm 和 7～10 cm。

阴道的前、后壁上,有纵行的皱褶柱。在未经产妇女中,还可以在此处见到与纵行柱成直角的横峭。当这些皱褶到达侧壁时,渐渐消失,在高龄经产妇中,阴道壁往往变为平滑。

阴道的黏膜由典型的不角化复层鳞状上皮细胞组成。黏膜下有一层结缔组织,其中血管丰富,偶尔有淋巴小结。阴道黏膜疏松地与下面的组织相连,因此手术时,可以轻松地把阴道黏膜与其下的结缔组织分开。

正常情况下,阴道黏膜不含有典型的腺体。有时在经产妇的阴道中可见有些包涵囊肿,但不是腺体,而是在修补阴道撕裂时,黏膜碎片被埋没在缝合伤口下而后形成的囊肿。另外有些衬有柱状的或骰状的上皮的囊肿,也不是腺体。

阴道的肌层可分为两层平滑肌,外层纵行,内层环行,但整个肌层并不明显。在阴道的下端,可见有一横纹肌带,它是球海绵体肌或括约肌。肌层的外面有结缔组织把阴道与周围的组织连接起来。这些结缔组织内含有不少弹性纤维和很多静脉。

阴道有丰富的血管供应。它的上 1/3 由子宫动脉的宫颈-阴道支供应;中 1/3 由膀胱下动脉供应;下 1/3 则由直肠动脉和阴部内动脉供应。直接围绕阴道的是一个广泛的静脉丛,静脉与动脉伴行,最后汇入髂内静脉。阴道下 1/3 的淋巴,与外阴的淋巴一起流入腹股沟淋巴结;中 1/3 的淋巴流入髂内淋巴结,上 1/3 的淋巴则流入髂总淋巴结。

根据 Krantz 的论述,人的阴道没有特殊的神经末梢(生殖小体),但是在它的乳头中偶尔可见到游离的神经末梢。

阴道的伸缩性很大。在足月妊娠时,它可以被扩张到足以使正常足月胎儿顺利娩出的状态,而在产褥期间,它又能逐渐恢复到产前状态。

十一、会阴

广义的会阴,是指盆膈以下封闭骨盆出口的全部软组织结构,有承载盆腔及腹腔脏器的作用。它主要由尿生殖膈和盆膈组成。尿生殖膈由上、下两层筋膜,会阴深横肌和尿道阴道括约肌构成。盆膈是由上、下两层筋膜,肛提肌和尾骨肌构成。肛提肌则由髂尾肌、耻骨直肠肌、耻尾肌所组成。它有加强盆底托力的作用,又因部分肌纤维在阴道和直肠周围密切交织,还有加强肛门和阴道括约肌的作用。处于阴道和肛门之间的中缝即会阴缝是由会阴的中心腱所加固。球海绵体肌、会阴浅横肌和肛门外括约肌在它的上面会聚。以上这些结构共同成为会阴体的主要支撑。在分娩时,它们往往被撕伤。

狭义的会阴,是指阴道口与肛门之间的软组织结构。

第二节　内生殖器官解剖

内生殖器包括子宫、输卵管和卵巢。

一、子宫

子宫是一个主要由肌肉组成的器官,宫体部外覆腹膜,宫腔内衬子宫内膜。妊娠期,子宫接纳和保护受孕产物,并供以营养;妊娠足月时,子宫收缩,娩出胎儿及其附属物。

非妊娠期子宫位于盆腔内,处于膀胱与直肠之间,它的下端伸入阴道。子宫的后壁几乎全部被腹膜所覆盖,它的下段形成直肠子宫陷凹的前界。子宫前壁仅上段有腹膜,因为它的下段直接与膀胱后壁相连,在它们中间有一层清楚的结缔组织。

子宫形状为上宽下窄,可分为大小不同的上下两部:上部为宫体,呈三角形;下部呈圆筒形或梭形,即宫颈。宫体的前壁几乎是平的,而其后壁则呈清楚的凸形。双侧输卵管起源于子宫角部,即子宫上缘和侧缘交界之处。两侧输卵管内端之间的上面凸出的子宫部分，称为子宫底。自子宫的左、右侧角至盆腔底部之间的部分是子宫的侧缘，两侧腹膜呈翼形皱褶，形成阔韧带。

子宫的大小和形状，随女性的年龄和产次而有较大差别。女性新生儿的子宫长 2.5～3.0 cm，成年而未产者的子宫长 5.5～8.0 cm，而经产妇的子宫则长为 9.0～9.5 cm。未产妇和经产妇的子宫重量，亦有很大差异，前者为 45～70 g，后者约为 80 g 或更重一些。在不同年龄的对象中，宫体与宫颈长度的比率亦有很大差异。婴儿宫体的长度仅为宫颈长度的一半；年轻而未产者，两者的长度约相等；经产妇宫颈长度仅为子宫总长度的 1/3。

子宫的主要组成成分是肌肉，宫体的前壁与后壁几乎互相接触，中间的子宫腔仅为一裂缝。宫颈呈梭形，其上、下两端各有一小孔，即宫颈内口和外口。额状面观，子宫体呈三角形，而子宫颈管仍为梭形。经产妇子宫腔的三角形状，变得较不明显，因为原来凸出的侧缘，往往变为凹形。绝经期妇女子宫肌层和内膜层萎缩，子宫的体积变小。

子宫又分为子宫体和子宫颈两部分。

（一）子宫体

宫体的壁由三层组织所组成，即浆膜层、肌肉层和黏膜层。

1.浆膜层

浆膜层为覆盖宫体的盆腔腹膜，与肌层紧连不能分离。在子宫峡部处，两者结合较松弛，腹膜向前反折覆盖膀胱底部，形成膀胱子宫陷凹，反折处腹膜称膀胱子宫反折腹膜。在子宫后面，宫体浆膜层向下延伸，覆盖宫颈后方及阴道后穹隆再折向直肠，形成直肠子宫陷凹。

2.肌层

肌层由大量平滑肌组织、少量弹力纤维与胶原纤维组成，非孕时厚约 0.8 cm。子宫体肌层可分 3 层。①外层：肌纤维纵行排列，较薄，是子宫收缩的起始点；②中层：占肌层大部分，呈交叉排列，在血管周围形成"8"字形围绕血管；③内层：肌纤维纵行排列（以往认为肌纤维呈环形排列）。宫体肌层内有血管穿行，肌纤维收缩可压迫血管，能有效地制止血管出血。

3.子宫内膜层

子宫内膜是一层薄的、淡红色的绒样的膜。仔细观察，可以见到有许多微小的孔，即子宫腺体的开口。正常情况下，子宫内膜的厚度可以在 0.5～5 mm 变动。子宫内膜为一层高柱形，具有纤毛且互相紧密排列的细胞所组成。管形的子宫腺体由表层上皮内陷所构成，其伸入子宫内膜层的全层，直达肌层。子宫内膜腺体可分泌稀薄的碱性液体,以保持宫腔潮湿环境。

子宫内膜与肌层直接相贴,其间没有内膜下层组织。内膜可分 3 层:致密层、海绵层及基底层。致密层与海绵层对性激素敏感,在卵巢分泌的激素的影响下发生周期性变化,又称功能层。基底层紧贴肌层,对卵巢分泌的激素不敏感,无周期性变化。

(二)子宫颈

以阴道壁附着处为界,子宫颈分为阴道上和阴道两部分,称为宫颈阴道上部和宫颈阴道部。宫颈阴道上部的后面被腹膜所覆盖,而前面和左、右侧面与膀胱和阔韧带的结缔组织相连。宫颈阴道部伸入阴道,它的下端是子宫颈外口。

子宫颈外口的形状可以因人而异。未产妇子宫颈外口为小而齐整的卵圆形孔。因子宫颈在分娩时会受到一定的损伤(损伤最容易发生于外口的两旁),故经产妇子宫颈外口往往变为一条横行的缝道,分成为所谓的"前唇和后唇"。有时,初产妇子宫颈遭到较严重的多处撕裂后,宫颈外口变得很不规则。根据这种撕裂的痕迹,可以判断是经产妇还是初产妇。

子宫颈主要由结缔组织组成,内含较多血管和弹性组织,偶有平滑肌纤维。宫颈的胶原性组织与宫体的肌肉组织的界线一般较明显,但亦可以是逐渐转变的,延伸范围约 10 mm。宫颈的物理性能根据它的结缔组织的状态而决定,在妊娠期和分娩期,子宫颈之所以能扩张是因为宫颈中胶原组织的离解。

宫颈管的黏膜由一层高柱形上皮组成,它处在一层薄的基底膜之上。因无黏膜下层,故宫颈的腺体可直接从黏膜的表层延伸到下面的结缔组织。宫颈管黏膜的黏液细胞分泌厚而黏的分泌物,形成黏液栓,将宫颈管与外界隔开。

宫颈阴道部的黏膜直接与阴道的黏膜相连,两者都由复层鳞状上皮组成,有时子宫颈管的腺体可以伸展到黏膜面。假如这些腺体的出口被阻塞,则会形成所谓的潴留囊肿。

正常情况下,在宫颈外口处,阴道部的鳞状上皮与宫颈管的柱状上皮之间有清楚的分界线,称原始鳞-柱交接部或鳞-柱交界。若体内雌激素变化,宫颈有感染或损伤,则复层鳞状上皮可扩展到宫颈管的下 1/3,甚至更高一些,而宫颈管的柱状上皮也可移至宫颈阴道部。这种变化在有宫颈前、后唇外翻的经产妇中,更为显著。这种随体内环境变化而移位所形成的鳞-柱交接部称生理性鳞-柱交接部。在原始鳞-柱交接部和生理性鳞-柱交接部间所形成的区域称移行带区,此区域是宫颈癌及其癌前病变的好发部位。

子宫峡部为宫颈阴道上部与子宫体相移行的部分,临床上称其为子宫下段,实际上属于子宫颈的一部分,也是宫颈解剖学内口和宫颈组织学内口之间的部分。在产科方面有特别重要的意义。非妊娠时,此部仅长 0.6～1.0 cm;妊娠晚期时,则可增长为 6～10 cm。子宫下段组织薄弱,分娩时子宫破裂多位于此处。同时因此处血管较稀疏,故临床上将其作为剖宫取胎之处,可显著减少术中出血量。

(三)子宫的韧带

其主要由结缔组织增厚而成,有的含平滑肌,具有维持子宫位置的功能。子宫韧带共有 4 对:阔韧带、圆韧带、主韧带和宫骶韧带。

1.阔韧带

阔韧带为子宫两侧翼形腹膜皱褶。起自子宫侧浆膜层,止于两侧盆壁;上缘游离,下端与盆底腹膜相连。阔韧带由前后两叶腹膜及其间的结缔组织构成,疏松,易分离。阔韧带上缘腹膜向上延伸,内 2/3 包绕部分输卵管,形成输卵管系膜;外 1/3 包绕卵巢血管,形成骨盆漏斗韧带,又称卵巢悬韧带。阔韧带内有丰富的血管、神经及淋巴管,统称为子宫旁组织,阔韧带下部还含有子宫动静脉、其他韧带及输尿管。

阔韧带上部的直切面显示分为三部分,分别围绕输卵管、子宫、卵巢韧带和圆韧带。

输卵管下的阔韧带部分即为输卵管系膜,由两层腹膜组成,其间是一些松弛的结缔组织,其中有时可见卵巢冠。

卵巢冠由许多含有纤毛上皮的狭窄垂直小管所组成。这些小管的上端与一条纵向管相接合,后者在输卵管下伸展到子宫的侧缘,在宫颈内口近处成为盲管。

2.圆韧带

圆韧带是圆形条状韧带,长 12～14 cm。起自双侧子宫角的前面,穿行于阔韧带与腹股沟内,止于大阴唇前端。圆韧带由结缔组织与平滑肌组成,其肌纤维与子宫肌纤维连接,可使子宫底维持在前倾位置。

3.主韧带

主韧带为阔韧带下部增厚的部分,横行于宫颈阴道上部与子宫体下部侧缘达盆壁之间,又称宫颈横韧带。主韧带由结缔组织及少量肌纤维组成,与宫颈紧密相连,起固定宫颈的作用。子宫血管与输尿管下段穿越此韧带。

4.宫骶韧带

从宫颈后面上部两侧起(相当于子宫峡部水平),绕过直肠而终于第 2～3 骶椎前面的筋膜内,由结缔组织及平滑肌纤维组织组成宫骶韧带,外有腹膜遮盖。宫骶韧带短厚坚韧,牵引宫颈向后、向上维持子宫于前倾位置。

上述 4 对子宫韧带的牵拉与盆底组织的支托作用,使子宫维持在轻度前倾前屈位。

(四)子宫的位置

子宫的一般位置是轻度前倾、前屈。当妇女直立时,子宫几乎处于水平线,稍向前屈,子宫底处在膀胱上,而宫颈则向后朝着骶骨的下端,其外口大约处于坐骨棘的水平。上述器官的位置可依据膀胱和直肠的膨胀程度而变动。

正常子宫是一个部分可动的器官:宫颈是固定的,宫体则可在前后平面上活动。所以,姿势和地心引力可以影响子宫的位置。直立时,骨盆的前倾斜可能造成子宫的前屈。

(五)子宫的血管

子宫血管的供应主要来自子宫动脉。子宫动脉自髂内动脉分出后,沿骨盆侧壁向下向前行,穿越阔韧带基底部、宫旁组织到达子宫外侧(距子宫峡部水平)约 2 cm 处横跨输尿管至子宫侧缘。此后分为上、下两支:上支称宫体支,较粗,沿子宫侧纡曲上行,至宫角处又分为宫底支(分布于宫底部)、卵巢支(与卵巢动脉末梢吻合)及输卵管支(分布于输卵管);下支称宫颈-阴道支,较细,分布于宫颈及阴道上段。

由于子宫动脉在宫颈内口的水平、子宫侧缘 2 cm 处跨过输尿管,故行子宫切除术时,有可能误伤输尿管,需慎防之。

子宫动脉上行支沿子宫侧缘上行,逐段分出与宫体表面平行的分支,称为弓形小动脉。弓形小动脉进入子宫肌层后呈辐射状的分支为辐射状动脉。肌层内辐射状动脉以直角状再分支,形成螺旋小动脉,进入上 2/3 内膜层,供应功能层内膜。若肌层内辐射状动脉以锐角状再分支,则形成基底动脉,仅进入基底层内膜。螺旋小动脉对血管收缩物质和激素敏感,而基底动脉则不受激素的影响。

子宫两侧弓形静脉汇合成为子宫静脉,然后汇入髂内静脉,最后汇入髂总静脉。

(六)淋巴

子宫内膜有丰富的淋巴网,但是真正的淋巴管大部分限于基底部。子宫肌层的淋巴管汇聚于浆膜层,并在浆膜下面形成丰富的淋巴管丛。

子宫淋巴回流有五条通路:①宫底部淋巴常沿阔韧带上部淋巴网,经骨盆漏斗韧带至卵巢,向上至腹主动脉旁淋巴结;②子宫前壁上部沿圆韧带回流到腹股沟淋巴结;③子宫下段淋巴回流至宫旁、闭孔、髂内外及髂总淋巴结;④子宫后壁淋巴可沿宫骶韧带回流至直肠淋巴结;⑤子宫前壁也可回流至膀胱淋巴结。

(七)神经支配

子宫的神经分配主要来自交感神经系统,然而也有一部分来自脑脊髓和副交感神经系统。副交感神经系统由来自第二、三、四骶神经的稀少纤维组成,分布于子宫的两侧,然后进入子宫颈神经节。交感神经系统经腹下丛进入盆腔,向两侧下行后,进入子宫阴道丛。上述两神经丛的神经供应子宫、膀胱和阴道的上部。有些神经支在肌肉纤维间终止,另一些则伴着血管进入子宫内膜。

交感神经和副交感神经两者都有运动神经和少许感觉神经纤维。交感神经使肌肉收缩和血管收缩,而副交感神经则抑制血管收缩,扩张血管。

$C_{11、12}$交感神经中的运动神经纤维支配子宫体和宫底,来自子宫体和宫底的感觉神经纤维伴交感神经纤维经腹下神经丛至$C_{11、12}$。

子宫平滑肌有自主节律活动,完全切除其神经后仍有节律收缩,还能完成分娩活动,临床上可见低位截瘫的产妇仍能顺利自然分娩。

二、输卵管

输卵管为卵子与精子结合场所及运送受精卵的管道。

(一)形态

输卵管自两侧子宫角向外伸展,长8~14 cm。输卵管内侧与宫角相连,走行于输卵管系膜上端,外侧1.0~1.5 cm(伞部)游离。根据形态不同,输卵管分为四部分。

1.间质部

潜行于子宫壁内的部分,短而腔窄,长约1 cm。

2.峡部

紧接间质部外侧,长2~3 cm,管腔直径约2 mm。

3.壶腹部

峡部外侧,长5~8 cm,管腔直径6~8 mm。

4.伞部

输卵管的最外侧端,呈游离状态,开口于腹腔,管口为许多须状组织,呈伞状,故名伞部。伞部长短不一,常为1~1.5 cm,有"拾卵"作用。

(二)解剖组织学

输卵管由浆膜层、肌层及黏膜层组成。

1.浆膜层

阔韧带上缘腹膜延伸包绕输卵管而成。

2.肌层

肌层为平滑肌,分外、中及内 3 层:外层纵行排列;中层环行,与环绕输卵管的血管平行;内层又称固有层,从间质部向外伸展 1 cm 后,内层便呈螺旋状。肌层有节奏地收缩可引起输卵管由远端向近端的蠕动。

3.黏膜层

黏膜层由单层高柱状上皮组成。黏膜上皮可分为纤毛细胞、无纤毛细胞、楔状细胞及未分化细胞。4 种细胞具有不同的功能:纤毛细胞的纤毛摆动有助于输送卵子;无纤毛细胞可分泌对高碘酸希夫反应(PAS)阳性的物质(糖原或中性黏多糖),又称分泌细胞;楔形细胞可能为无纤毛细胞的前身;未分化细胞又称游走细胞,为上皮的储备细胞。

输卵管肌肉的收缩和黏膜上皮细胞的形态、分泌及纤毛摆动均受卵巢激素影响,有周期性变化。

4.输卵管血供

输卵管无其命名的动脉。输卵管由子宫动脉上支(宫体支)的分支(输卵管支)供血。

5.输卵管淋巴回流

输卵管淋巴回流与卵巢淋巴回流相同。

三、卵巢

卵巢是产生与排出卵子,并分泌类固醇激素的性器官。

(一)形态

卵巢呈扁椭圆形,位于输卵管的后下方。以卵巢系膜连接于阔韧带后叶的部位称卵巢门,卵巢血管与神经由此出入卵巢。卵巢的内侧(子宫端)以卵巢固有韧带与子宫相连,外侧(盆壁端)以卵巢悬韧带(骨盆漏斗韧带)与盆壁相连。青春期以前,卵巢表面光滑;青春期开始排卵后,卵巢表面逐渐凹凸不平,呈灰白色。卵巢体积随年龄不同而变异较大,生殖年龄女性卵巢约 4 cm×3 cm×1 cm 大小,重 5~6 g,绝经后卵巢逐渐萎缩变小变硬。

(二)解剖组织学

卵巢的表面无腹膜覆盖。卵巢表层为单层立方上皮即生发上皮,其下为一层纤维组织,称卵巢白膜。白膜下的卵巢组织,分皮质与髓质两部分:外层为皮质,其中含有数以万计的原始卵泡和发育程度不同的次级卵泡,年龄越大,卵泡数越少,皮质层也越薄;髓质是卵巢的中心部,无卵泡,与卵巢门相连,含有疏松的结缔组织与丰富的血管与神经,并有少量平滑肌纤维与卵巢韧带相连接。

(三)卵巢的血供

卵巢由卵巢动脉供血。卵巢动脉自腹主动脉分出,沿腰大肌前下行至盆腔,跨越输尿管与髂总动脉下段,随骨盆漏斗韧带向内横行,再经卵巢系膜进入卵巢内。进入卵巢门前分出若干分支供应输卵管,其末梢在宫角旁侧与子宫动脉上行的卵巢支相吻合。右侧卵巢静脉回流至下腔静脉,左侧卵巢静脉可回流至左肾静脉。

(四)卵巢的淋巴回流

卵巢的淋巴回流有3条通路:①经由骨盆漏斗韧带伴入卵巢淋巴管向上回流至腹主动脉旁淋巴结;②沿卵巢门淋巴管达髂内、髂外淋巴结,再经髂总淋巴结至腹主动脉旁淋巴结;③沿圆韧带入髂外及腹股沟淋巴结。

(五)卵巢的神经支配

卵巢受交感神经和副交感神经支配。大部分交感神经来自伴同卵巢血管的神经丛,而小部分则来自围绕子宫动脉卵巢支的神经丛。卵巢还有丰富的无髓鞘神经纤维。这些神经纤维的大部分也是伴同血管的,其他部分则形成花环样,围绕正常的和闭锁的卵泡,并伸出许多微细的神经支。

第二章

女性生殖生理及内分泌调节

第一节　女性生殖生理特点

一、卵巢功能的兴衰

卵巢的生理功能是产生卵子和女性激素(雌激素和孕激素);两种功能与卵巢内连续、周而复始的卵泡发育成熟、排卵和黄体形成相伴随,成为卵巢功能期不可分割的整体活动。在女性一生中,卵巢的功能活动受垂体分泌的促性腺激素调节;其功能的兴衰与卵巢本身所含卵子的数量及伴随排卵的卵泡消耗有关。女性一生中卵巢功能的兴衰,按胎儿期、新生期、儿童期、成人期4个时期分述。

(一)胎儿期卵巢

人类胎儿期卵巢的发生分4个阶段,包括:①性腺未分化阶段;②性腺分化阶段;③卵原细胞有丝分裂及卵母细胞形成;④卵泡形成阶段。

1.性腺未分化阶段

大约在胚胎的第5周,中肾之上的体腔上皮及其下方的间充质增生,凸向腹腔形成生殖嵴。生殖嵴的上皮细胞向内增生伸入间充质(髓质),形成指状上皮索即原始生殖索,此为性腺内支持细胞的来源,此后原始生殖索消失。原始生殖细胞来自卵黄囊壁内,胚胎第4周仅有1 000~2 000个细胞,胚胎第6周移行到生殖嵴。

生殖细胞在移行过程中增殖,至胚胎第6周原始生殖细胞有丝分裂至10 000个,至胚胎第6周末性腺内含有生殖细胞和来自体腔上皮的支持细胞及生殖嵴的间充质。生殖细胞是精子和卵子的前体,此时性腺无性别差异,称为原始性腺。

2.性腺分化阶段

胚胎第 6~8 周,性腺向睾丸或向卵巢分化取决于性染色体。Y 染色体上存在一个 Y 染色体性别决定区(sex determining region of Y,SRY),它使原始性腺分化为睾丸。当性染色体为 XX 时,由于无决定睾丸分化的基因,原始性腺在胚胎第 6~8 周向卵巢分化;生殖细胞快速有丝分裂为卵原细胞为卵巢分化的第一征象,至 16~20 周卵原细胞达到 600 万~700 万。

3.卵母细胞形成

胚胎 11~12 周,卵原细胞开始进行第一次减数分裂,此时卵原细胞转变为卵母细胞。至出生时,全部卵母细胞处于减数分裂前期的最后阶段——双线期,并停留在此阶段;抑制减数分裂向前推进的因子可能来自颗粒细胞。卵母细胞减数分裂的激活分两次,第一次是在排卵时(完成第一次减数分裂),第二次是在精子穿入时(完成第二次减数分裂)。卵母细胞经历两次减数分裂,每次排出一个极体,最后形成成熟卵细胞。

4.卵泡形成阶段

第 18~20 周卵巢髓质血管呈指状,逐渐伸展突入卵巢皮质。随着血管的侵入,皮质细胞团被分割成越来越小的片段。随血管进入的血管周围细胞(间充质或上皮来源为颗粒细胞前体)包绕卵母细胞形成原始卵泡;原始卵泡形成过程与卵原细胞减数分裂是同步的,出生时所有处在减数分裂双线期的卵母细胞均以原始卵泡的形式存在。但卵母细胞一旦被颗粒细胞前体包绕,卵泡即以固定速度进入自主发育和闭锁的轨道。

至出生时卵巢内生殖细胞总数下降至 100 万~200 万个,生殖细胞的丢失发生生殖细胞有丝分裂、减数分裂各个阶段以及最后卵泡形成阶段。染色体异常将加快生殖细胞的丢失,X 染色体缺失一条(45,X)者的生殖细胞移行及有丝分裂均正常,但卵原细胞不能进入减数分裂,致使卵原细胞迅速丢失,出生时卵巢内无卵泡,性腺呈条索状。

(二)新生儿期卵巢

出生时卵巢直径为 1 cm,重量 250~350 mg,皮质内几乎所有的卵母细胞均包含在原始卵泡内,可以看到不同发育程度的卵泡。卵巢可呈囊性,这是因为出生后 1 年内垂体分泌的促性腺激素中的卵泡刺激素持续增加对卵巢的刺激,出生 1~2 年后促性腺激素水平下降至最低点。

(三)儿童期卵巢

儿童期卵巢的特点是下丘脑功能活动处于抑制状态,垂体促性腺激素水平低下,垂体对促性腺激素释放激素不反应。但是儿童期卵巢并不是静止的,卵泡仍以固定速度分期、分批自主发育和闭锁。当然,由于缺乏促性腺激素的支持,卵泡经常是发育到窦前期即闭锁。因此,此期卵泡不可能有充分的发育和功能表现,但卵泡闭锁使卵泡的残余细胞加入到卵巢的间质部分,并使儿童期卵巢增大。

(四)成年期(青春期-生殖期-围绝经期-绝经后期)

至青春期启动时,生殖细胞下降到 30 万～50 万个。在以后 35～40 年的生殖期,将有 400～500 个卵泡被选中排卵,每一个卵泡排卵将有 1 000 个卵泡伴随生长,随之闭锁丢失。至绝经期卵泡仅剩几百个,在绝经前的最后 10～15 年,卵泡丢失加速,这与该期促性腺素逐渐升高有关。

在女性生殖期,由卵泡发育、成熟、排卵及黄体形成和萎缩组成的周而复始的活动是下丘脑-垂体-卵巢之间激素相互反馈作用的结果。下丘脑神经激素、垂体促性腺素及卵泡和黄体产生的甾体激素,以及垂体和卵巢的自分泌/旁分泌共同参与排卵活动的调节。

二、女性一生各阶段的生理特点

女性一生根据生理特点可按年龄划分为新生儿期、儿童期、青春期、性成熟期、围绝经期、绝经后期及老年期 6 个阶段。掌握女性各个生理阶段的特点,对各个生理时期的生殖健康保健十分重要。

(一)新生儿期

出生后 4 周内称新生儿期。女性胎儿在母体内受胎盘及母体性腺所产生的女性激素影响,出生时新生儿可见外阴较丰满,乳房隆起或有少许泌乳;出生后脱离胎盘循环,新生儿体内女性激素水平迅速下降,可出现少量阴道流血。这些生理变化短期内均自然消退。

(二)儿童期

从出生 4 周到 12 岁左右称儿童期。此期下丘脑促性腺激素释放激素(GnRH)的分泌处于抑制状态,垂体合成和分泌促性腺激素功能低下,卵巢不分泌雌激素,生殖器由于无雌激素作用呈幼稚型,阴道狭长,约占子宫全长的 2/3,子宫肌层薄。在儿童期后期(8 岁以后),GnRH 抑制状态解除,GnRH 开始分泌,垂体合成和分泌促性腺激素,卵巢受垂体促性腺激素作用开始发育并分泌雌激素。在雌激素作用下女童逐步出现第二性征和女性体态,卵巢内卵泡在儿童期由于自主发育和后期在促性腺激素的作用下耗损,至青春期生殖细胞下降至30 万个。

(三)青春期

青春期是自第二性征开始发育至生殖器官逐渐发育成熟获得生殖能力(性成熟)的一段生长发育期。世界卫生组织(WHO)将青春期年龄定为 10～19 岁。这一时期的生理特点如下。

1.第二性征发育和女性体态

乳房发育是青春期的第一征象(平均 9.8 岁),以后阴毛腋毛生长(平均 10.5 岁),至 13～14 岁女孩第二性征发育基本达成年型。骨盆横径发育大于前后径,脂肪堆积于胸部、髋部、肩部,形成女性特有体态。

2.生殖器官发育(第一性征)

由于促性腺激素作用,卵巢逐渐发育增大,卵泡发育开始和分泌雌激素,促使内、外生殖器开始发育。外生殖器从幼稚型变为成人型,大小阴唇变肥厚,色素沉着,阴阜隆起,阴毛长度和宽度逐渐增加,阴道黏膜变厚并出现皱襞,子宫增大,输卵管变粗。

3.生长突增

在乳房发育开始 2 年以后(11～12 岁),女孩身高增长迅速,每年增高 5～7 cm,最快可达 11 cm,这一现象称生长突增。其与卵巢在促性腺激素作用下分泌雌激素,以及与生长激素、胰岛素样生长因子的协同作用有关。直至月经来潮后,生长速度减缓,此时卵巢分泌的雌激素量增多,加快了骨骺愈合。

4.月经来潮

女孩第一次月经来潮称月经初潮,为青春期的一个里程碑,标志着卵巢产生的雌激素已足以使子宫内膜增殖。在雌激素达到一定水平而有明显波动时,引起子宫内膜脱落即出现月经。月经初潮为卵巢具有产生足够雌激素能力的表现,但由于此时中枢对雌激素的正反馈机制尚未成熟,因而卵泡即使能发育成熟也不能排卵。因此,初潮后一段时期内因排卵机制未成熟,月经一般无一定规律,甚至可反复发生无排卵性功能失调性子宫出血。

5.生殖能力

规律的周期性排卵是女性性成熟并获得生殖能力的标志。多数女孩在初潮后需 2～4 年建立规律性周期性排卵。此时女孩虽已初步具有生殖能力,但整个生殖系统的功能尚未完善。

(四)性成熟期

性成熟期一般在 18 岁左右开始,历时 30 年。每个生殖周期生殖器官各部及乳房在卵巢分泌的性激素周期性作用下发生利于生殖的周期性变化。

（五）围绝经期

1994 年 WHO 将围绝经期定义为始于卵巢功能开始衰退直至绝经后一年内的一段时期。

卵巢功能开始衰退一般始于 40 岁以后，该期以无排卵月经失调为主要症状，可伴有阵发性潮热、出汗等，历时短至 1～2 年，长至十余年。若长时间无排卵，子宫内膜长期暴露于雌激素作用，而无孕激素保护，故此时期妇女为子宫内膜癌的高发人群。至卵巢功能完全衰竭时，月经永久性停止，称绝经。中国妇女的平均绝经年龄为 50 岁。

绝经后卵巢内卵泡近耗竭，卵泡发育及卵巢分泌雌激素停止，此期因体内雌激素水平的急剧下降，血管舒缩程度加重，并可出现神经精神症状，表现为潮热出汗、情绪不稳定、不安、抑郁或烦躁、失眠等。

（六）绝经后期及老年期

绝经后期是指绝经一年后的生命时期。绝经后期的早期虽然卵巢内卵泡耗竭，卵巢分泌雌激素的功能停止，但卵巢内间质细胞尚有分泌雄激素功能，此期经雄激素外周转化的雌酮成为循环中的主要雌激素。肥胖者雌酮转化率高于消瘦者。由于绝经后体内雌激素水平明显下降，特别是循环中雌二醇水平降低，会出现低雌激素相关症状及疾病，如心血管疾病、骨矿含量丢失等。但由于雌酮水平升高，以及其对子宫内膜的持续刺激作用，该期仍可能发生子宫内膜癌。60 岁以后妇女卵巢间质的内分泌功能逐渐衰退，生殖器官进一步萎缩，此时骨质疏松症甚至骨折发生率增加。

第二节　女性生殖内分泌调节

在脑部存在两个调节生殖功能的部位，即下丘脑和垂体。多年来的科学研究已揭示了下丘脑-垂体-卵巢激素的相互作用与女性排卵周期性的动态关系。这种动态关系涉及下丘脑-垂体生殖激素对卵巢功能的调节，以及卵巢激素对下丘脑-垂体分泌生殖激素的反馈调节，此为下丘脑-垂体-卵巢（hypothalamus-pituitary-ovary，H-P-O）的内分泌调节轴。近年研究还发现垂体和卵巢的自分泌/旁分泌在卵巢功能的调节中起重要作用。

在女性生殖周期中卵巢激素的周期性变化对生殖器官的作用，使生殖器官出现有利于生殖的周期性变化。雌性灵长类动物生殖周期若未受孕，最明显的特征是周期性的子宫内膜脱落引起的子宫周期性出血，即月经。因而，雌性灵长类动物生殖周期也称月经周期。

一、中枢生殖调节激素

中枢生殖调节激素包括下丘脑和腺垂体分泌的与生殖调节有关的激素。

(一)下丘脑促性腺激素释放激素

1.化学结构

GnRH 化学结构由 10 个氨基酸（焦谷氨酸、组氨酸、色氨酸、丝氨酸、酪氨酸、甘氨酸、亮氨酸、精氨酸、脯氨酸及甘氨酸）组成。

2.产生部位及运输

GnRH 主要是由下丘脑弓状核的 GnRH 神经细胞合成和分泌的。GnRH 神经元分泌的 GnRH 释放至下丘脑中央隆突的血管网，再经垂体门脉血管输送到腺垂体。

3.GnRH 的分泌特点及生理作用

GnRH 的生理分泌呈持续的脉冲式节律分泌，其生理作用为调节垂体卵泡刺激素（FSH）和黄体生成素（LH）的合成和分泌。

4.GnRH 分泌调控

GnRH 的分泌受来自血流的激素信号的调节，如垂体促性腺激素和卵巢分泌的雌激素和孕激素的反馈调节，包括具有促进作用的正反馈调节机制和具有抑制作用的负反馈调节机制。控制下丘脑 GnRH 分泌的反馈机制有长反馈、短反馈和超短反馈。长反馈是指性腺分泌到循环中的性激素的反馈作用；短反馈是指垂体促性腺激素的分泌作用对下丘脑 GnRH 分泌作用的负反馈；超短反馈是指 GnRH 对其本身合成的抑制。另外，来自中枢神经系统更高中枢的信号还可以通过多巴胺、去甲肾上腺素、儿茶酚胺、内啡肽及 5-羟色胺和褪黑素等一系列神经递质调节 GnRH 的分泌。

(二)垂体生殖激素

腺垂体分泌的直接与生殖调节有关的激素有促性腺激素和泌乳素。

1.促性腺激素

促性腺激素包括 FSH 和 LH，它们是由腺垂体促性腺激素细胞分泌的。FSH 和 LH 均为由 α 和 β 两个亚基组成的糖蛋白激素，FSH、LH 和促甲状腺激素（TSH）的 α 亚基完全相同、β 亚基不同。α 亚基和 β 亚基均为激素活性所必需的，单独的 α 亚基或 β 亚基不具有生物学活性，只有两者结合形成完整的分子结构才具有活性。

2.泌乳素

泌乳素主要由垂体前叶催乳素细胞合成分泌,泌乳素细胞占垂体细胞总数的1/3～1/2。另外,子宫内膜的蜕膜细胞或蜕膜样间质细胞也可分泌少量的催乳素。催乳素能影响下丘脑-垂体-卵巢轴功能,正常水平的催乳素对卵泡的发育非常重要,但催乳素的水平过高会抑制 GnRH、LH 和 FSH 的分泌,抑制卵泡的发育和排卵,导致排卵障碍。因此,高催乳素血症患者会出现月经稀发和闭经。

垂体催乳素的分泌主要受下丘脑分泌的激素或因子调控。多巴胺是下丘脑分泌的最主要的催乳素抑制因子,它与催乳素细胞上的 D_2 受体结合后发挥作用。多巴胺能抑制催乳素 mRNA 的表达、催乳素的合成及分泌,它是目前已知的最强的催乳素抑制因子。一旦下丘脑多巴胺分泌减少或下丘脑-垂体间多巴胺转运途径受阻,就会出现高催乳素血症。下丘脑分泌的催乳素释放因子包括促甲状腺素释放激素(TRH)、血管升压素、催产素等。TRH 能刺激催乳素 mRNA 的表达,促进催乳素的合成与分泌。原发性甲状腺功能减退者发生的高催乳素血症就与患者体内的 TRH 水平升高有关。血管升压素和催产素对催乳素分泌的影响很小,可能不具有临床意义。

许多生理活动都可影响体内的催乳素水平。睡眠后催乳素分泌显著增加,直到睡眠结束,醒后分泌减少。一般说来,人体内催乳素水平在早晨 5:00～7:00最高,9:00～11:00 最低,下午较上午水平高。精神状态也影响催乳素的分泌,激动或紧张时催乳素分泌显著增加。另外,高蛋白饮食、性交和哺乳等也可使催乳素分泌增加。

二、卵巢生理周期及调节

卵巢内卵泡发育、排卵及黄体形成至退化的生理周期中变化及调节,以及下丘脑-垂体-卵巢轴与卵巢激素相互作用和卵巢内自分泌/旁分泌活动的关系使卵巢活动周而复始。

(一)卵泡的发育

近年来随着生殖医学的发展,人们对卵泡发育的过程有了进一步的了解。目前认为卵泡的发育成熟过程跨越的时间很长,仅从有膜的窦前卵泡发育至成熟卵泡就需要 85 天。

原始卵泡直径约 30 μm,由一个卵母细胞和一层扁平颗粒细胞组成。新生儿两侧卵巢内共有100 万～200 万个原始卵泡,青春期启动时有 20 万～40 万个原始卵泡。性成熟期每月有一个卵泡发育成熟,女性一生中共有 400～500 个原始卵泡最终发育成成熟卵泡。

初级卵泡是由原始卵泡发育而来的,直径>60 μm,此期的卵母细胞增大,颗粒细胞也由扁平变为立方形,但仍为单层。初级卵泡的卵母细胞和颗粒细胞之间出现了一层含糖蛋白膜,称为透明带。透明带是由卵母细胞和颗粒细胞共同分泌形成的。

初级卵泡进一步发育,形成次级卵泡。次级卵泡的直径<120 μm,由卵母细胞和多层颗粒细胞组成。

初级卵泡和次级卵泡均属窦前卵泡,卵泡膜分为内泡膜层和外泡膜层两层。有学者根据卵泡膜内层细胞和颗粒细胞的生长,把有膜卵泡的生长分成 8 个等级,具体如下。

次级卵泡在第一个月经周期的黄体期进入第 1 级,1 级卵泡仍为窦前卵泡。约 25 天后在第 2 个月经周期的卵泡期发育成 2 级卵泡,此时颗粒细胞间积聚的卵泡液增加融合成为卵泡腔,因此这种卵泡被称为窦腔卵泡,从此以后的卵泡均为窦腔卵泡。卵泡液中含有丰富的类固醇激素、促性腺激素和生长因子,它们对卵泡的发育具有极其重要的意义。20 天后在黄体期末转入第 3 级,14 天后转入第 4 级,4 级卵泡直径约 2 mm。10 天后,在第 3 个月经周期的黄体晚期转入第 5 级。5 级卵泡为卵泡募集的对象,被募集的卵泡从此进入第 6、7、8 级,每级之间间隔 5 天。

1.初始募集

静止的原始卵泡进入到卵泡生长轨道的过程称为初始募集,初始募集的具体机制尚不清楚。目前认为静止的原始卵泡在卵巢内同时受到抑制因素和刺激因素的影响,当刺激因素占上风时就会发生初始募集。FSH 水平升高可导致初始募集增加,这说明 FSH 能刺激初始募集的发生。但是原始卵泡上没有 FSH 受体,因此 FSH 对初始募集的影响可能仅仅是一种间接影响。

一些局部生长因子在初始募集的启动中可能起关键作用,如生长分化因子-9(growth differentiation factor-9,GDF-9)和 kit 配体等。GDF-9 是转化生长因子/激活素家族中的一员,它由卵母细胞分泌,对大鼠的初始募集至关重要。GDF-9 发生基因突变时,大鼠的原始卵泡很难发展到初级卵泡。kit 配体是由颗粒细胞分泌的,它与卵母细胞和颗粒细胞上的 kit 受体结合。kit 配体是初始募集发生的关键因子之一。

2.营养生长阶段

从次级卵泡到 4 级卵泡的生长过程很缓慢,次级卵泡及其以后各期卵泡的颗粒细胞上均有 FSH、雌激素和雄激素受体。泡膜层也是在次级卵泡期形成，泡膜细胞上有 LH 受体。由于卵泡上存在促性腺激素受体，所以促性腺激素对该阶段的卵泡生长也有促进作用。

不过促性腺激素对该阶段卵泡生长的影响较小。即使没有促性腺激素的影响，卵泡也可以发展成早期窦腔卵泡。与促性腺激素水平正常时的情况相比，缺乏促性腺激素时卵泡生长得更慢，生长卵泡数更少。

由于该阶段卵泡的生长对促性腺激素的依赖性很小，可能更依赖卵巢的局部调节，如胰岛素样生长因子和转化生长因子-β 等，因此该阶段被称为营养生长阶段。

3.周期募集

在黄体晚期，生长卵泡发育成直径 2～5 mm 的 5 级卵泡。绝大部分 5 级卵泡将发生闭锁，只有少部分 5 级卵泡在促性腺激素（主要是 FSH）的作用下，可以继续生长发育并进入到下个月经周期的卵泡期。这种少部分 5 级卵泡被募集到继续生长的轨道的过程，就称为周期募集。

4 级卵泡以后的各级卵泡的生长对促性腺激素的依赖很大，如果促性腺激素水平比较低，这些卵泡将发生闭锁。另外，雌激素也能促进这些卵泡的生长，因此雌激素有抗卵泡闭锁的作用。在青春期前也有卵泡生长，但是由于促性腺激素水平低，这些生长卵泡在周期募集发生前都闭锁了。在青春期，下丘脑-垂体-卵巢轴被激活，促性腺激素分泌增加，周期募集才成为可能。

在黄体晚期，黄体功能减退，雌激素、孕激素水平下降，促性腺激素水平轻度升高。在升高的促性腺激素的作用下，一部分 5 级卵泡被募集，从而可以继续生长。由此可见，周期募集的关键因素是促性腺激素。

4.促性腺激素依赖生长阶段

周期募集后的卵泡的生长依赖促性腺激素，目前认为 5 级以后卵泡的生长都需要一个最低水平的 FSH，即"阈值"。只有 FSH 水平达到或超过阈值时，卵泡才能继续生长，否则卵泡将闭锁。因此 5 级及其以后的卵泡生长阶段被称为促性腺激素依赖生长阶段。雌激素对该阶段卵泡的生长也有促进作用，雌激素可使卵泡生长所需的 FSH 阈值水平降低。

5.优势卵泡的选择

周期募集的卵泡有多个，但是最终只有一个卵泡发育为成熟卵泡并发生排卵。这个将来能排卵的卵泡被称为优势卵泡，选择优势卵泡的过程称为优势卵泡的选择。

优势卵泡的选择发生在卵泡早期(月经周期的第 5~7 天)。目前认为优势卵泡的选择与雌激素的负反馈调节有关,优势卵泡分泌雌激素的能力强,其卵泡液中的雌激素水平就高。一方面,雌激素能在卵泡局部协同 FSH,促进颗粒细胞的生长,提高卵泡对 FSH 的敏感性;另一方面,雌激素对垂体 FSH 的分泌具有负反馈抑制作用,使循环中的 FSH 水平下降。卵泡中期,随着卵泡的发育和雌激素分泌的增加,FSH 分泌减少。优势卵泡分泌雌激素能力强,对 FSH 敏感,因此其生长对 FSH 的依赖较小,可继续发育。分泌雌激素能力低的卵泡,其卵泡液中的雌激素水平低,对 FSH 不敏感,生长依赖于高水平的 FSH,FSH 水平下降时它们将闭锁。

6.排卵

成熟卵泡也被称为 Graafian 卵泡,直径可达 20 mm 以上。成熟卵泡破裂,卵母细胞排出,这个过程称为排卵。排卵发生在卵泡晚期,此时雌二醇水平迅速上升并达到峰值,该峰值水平可达 350 pg/mL 以上。高水平的雌二醇对下丘脑-垂体产生正反馈,诱发垂体 LH 峰性分泌,形成 LH 峰。LH 峰诱发排卵,在 LH 峰出现 36 小时后发生排卵。

排卵需要孕酮和前列腺素。排卵前的 LH 峰诱导颗粒细胞产生孕激素受体,孕激素受体缺陷者存在排卵障碍,这说明孕激素参与排卵的调节。排卵前的 LH 峰激活环氧合酶-2(cyclooxygenase-2,COX-2)的基因表达,COX-2 合成增加,前列腺素生成增多。前列腺素缺乏会导致排卵障碍,这说明前列腺素也参与排卵的调节。

排卵过程的具体机制尚不清楚,下面把目前的一些认识做一简介。

LH 峰激活卵丘细胞和颗粒细胞内的透明质酸酶的基因表达,透明质酸酶的增加使卵泡膨大,目前认为卵泡膨大是排卵的必要条件之一。LH 峰还激活溶酶体酶,在溶酶体酶的作用下排卵斑形成。孕激素的作用是激活排卵相关基因的转录,前列腺素参与排卵斑的形成过程。排卵斑破裂是蛋白水解酶作用的结果,这些酶包括纤溶酶原激活物和基质金属蛋白酶等。

7.卵泡闭锁

在每一个周期中都有许多卵泡生长发育。但是,最终每个月只有一个卵泡发育为成熟卵泡并排卵,其余的绝大多数(99.9%)卵泡都闭锁了。在卵泡发育的各个时期都可能发生卵泡闭锁。卵泡闭锁属于凋亡范畴,一些生长因子和促性腺激素参与其中。

（二）卵母细胞的变化

在卵泡发育的过程中，卵母细胞也发生了重大变化。随着卵泡的增大，卵母细胞的体积也不断增大。原始卵泡的卵母细胞为处于减数分裂前期的初级卵母细胞，LH 峰出现后进入到减数分裂中期，排卵前迅速完成第一次减数分裂，形成 2 个子细胞：次级卵母细胞和第一极体。次级卵母细胞很快进入到减数分裂中期，且停止于该期。直到受精后才会完成第二次减数分裂。

（三）卵泡发育的调节

FSH 是促进卵泡发育的主要因子之一，窦前期卵泡和窦腔卵泡的颗粒细胞膜上均有 FSH 受体，FSH 本身能上调 FSH 受体的基因表达。FSH 能刺激颗粒细胞的增殖，激活颗粒细胞内的芳香化酶。另外 FSH 还能上调颗粒细胞上 LH 受体的基因表达。LH 受体分布于卵泡膜细胞和窦期卵泡的颗粒细胞上，它对卵泡的生长发育也很重要。LH 的主要作用是促进卵泡膜细胞合成雄激素，后者是合成雌激素的前体。

雌激素参与卵泡生长发育各个环节的调节，颗粒细胞和卵泡膜细胞均为雌激素的靶细胞。雌激素能刺激颗粒细胞的有丝分裂，促进颗粒细胞 FSH 受体和卵泡膜细胞上 LH 受体的基因表达。雌激素在窦腔形成和优势卵泡选择的机制中居重要地位。雄激素在卵泡发育中的作用目前尚不清楚，但临床上有证据提示，雄激素过多可导致卵泡闭锁。

（四）卵巢的自分泌/内分泌

卵泡内还有许多蛋白因子，如抑制素、激活素、胰岛素样生长因子等，它们也参与卵泡发育的调节，但是具体作用还有待于进一步的研究。

1.抑制素、激活素和卵泡抑素

它们属同一家族的肽类物质，由颗粒细胞在 FSH 作用下产生。抑制素是抑制垂体 FSH 分泌的重要因子。激活素的作用是刺激 FSH 释放，在卵巢局部起增强 FSH 活性的作用。卵泡抑素具有抑制 FSH 活性的作用，此作用可能通过与激活素的结合实现。

抑制素由 α、β 两个亚单位组成，其中 β 亚单位主要有两种，即 β_A 和 β_B。α 亚单位和 β_A 亚单位组成的抑制素被称为抑制素 A（$\alpha\beta_A$），α 亚单位和 β_B 亚单位组成的抑制素被称为抑制素 B（$\alpha\beta_B$）。激活素是由构成抑制素的 β 亚单位两两结合而成，由两个 β_A 亚单位组成的称为激活素 A（$\beta_A\beta_A$），由两个 β_B 亚单位组成的称为激活素 B（$\beta_B\beta_B$），由一个 β_A 亚单位和一个 β_B 亚单位组成的称为激活素 AB（$\beta_A\beta_B$）。近年又有一些少见的 β 亚单位被发现，目前尚不清楚它们的分布和作用。

在整个卵泡期抑制素 A 水平都很低,随着 LH 的出现,抑制素 A 的水平也开始升高,黄体期达到峰值,其水平与孕酮水平平行。黄体晚期抑制素水平很低,此时 FSH 水平升高,5 级卵泡募集。卵泡早期,FSH 水平升高,激活素和抑制素 B 水平也升高。卵泡中期抑制素 B 达到峰值,此时由于卵泡的发育和抑制素 B 水平的升高,FSH 水平下降,因此发生了优势卵泡的选择。优势卵泡主要分泌抑制素 A。排卵后,黄体形成,黄体主要分泌激活素 A 和抑制素 A。因此卵泡晚期和黄体期,抑制素 B 水平较低。绝经后,卵泡完全耗竭,抑制素分泌也停止。除卵巢外,体内其他一些组织器官也分泌激活素,因此绝经后妇女体内的激活素水平没有明显的变化。由于抑制素 B 主要由早期卵泡分泌,因此它可以作为评估卵巢储备功能的指标。同样的道理,抑制素 A 可以作为评估优势卵泡发育情况的指标。

2.胰岛素样生长因子

其为低分子量的单链肽类物质,其结构和功能与胰岛素相似,故称胰岛素样生长因子(insulin-like growth factor,IGF)。IGF 有两种:IGF-Ⅰ和 IGF-Ⅱ。循环中的 IGF-Ⅰ由肝脏合成(生长激素依赖),通过循环到达全身各组织发挥生物效应。近年,大量研究表明,体内多数组织能合成 IGF-Ⅰ,其产生受到生长激素或器官特异激素的调节。卵巢产生的 IGF 量仅次于子宫和肝脏。在卵巢,IGF 产生于卵泡颗粒细胞和卵泡膜细胞,促性腺素对其产生具有促进作用。

IGF 对卵巢的作用已经阐明,IGF 受体在人卵巢的颗粒细胞和卵泡膜细胞均有表达。已证明 IGF-Ⅰ具有促进促性腺素对卵泡膜和颗粒细胞的作用,包括颗粒细胞增殖、芳香化酶活性增强、LH 受体合成及抑制素的分泌增多。IGF-Ⅱ对颗粒细胞有丝分裂也有刺激作用。在人类卵泡细胞,IGF-Ⅰ协同 FSH 刺激蛋白合成和类固醇激素合成。在颗粒细胞上出现 LH 受体时,IGF-Ⅰ能提高 LH 的促孕酮合成作用及刺激颗粒细胞黄体细胞的增殖。IGF-Ⅰ与 FSH 协同促进排卵前卵泡的芳香化酶活性。因此,IGF-Ⅰ对卵巢雌二醇和孕酮的合成均具有促进作用。另外,IGF-Ⅰ的促卵母细胞成熟和促受精卵卵裂的作用在动物实验中得到证实;离体实验表明,IGF-Ⅰ对人未成熟卵具有促成熟作用。

有 6 种 IGF 结合蛋白(IGFBP),即 IGFBP-1 到 IGFBP-6,其作用是与 IGF 结合,调节 IGF 的作用。游离状态的 IGF 具有生物活性,与 IGFBP 结合的 IGF 无生物活性。另外,IGFBP 对细胞还具有与生长因子无关的直接作用。卵巢局部产生的 IGFBP 其基本功能是通过在局部与 IGF 结合,从而降低 IGF 的活性。

IGF 的局部活性还可受到蛋白水解酶的调节，蛋白水解酶可调节 IGFBP 的活性。雌激素占优势的卵泡液中 IGFBP-4 浓度非常低；相反雄激素占优势的卵泡液中有高浓度的 IGFBP-4；蛋白水解酶可降低 IGFBP 的活性及提高 IGF 的活性，这是保证优势卵泡正常发育的另一机制。

3.抗米勒管激素

抗米勒管激素由颗粒细胞产生，具有抑制卵母细胞减数分裂和直接抑制颗粒细胞和黄体细胞增殖的作用，并可抑制表皮生长因子(EGF)刺激的细胞增殖。

4.卵母细胞成熟抑制物

卵母细胞成熟抑制物(oocyte maturation inhibitor，OMI)由颗粒细胞产生具有抑制卵母细胞减数分裂的作用，卵丘的完整性是其活性的保证，LH 排卵峰能克服或解除其抑制作用。

5.内皮素-1

内皮素-1 是肽类物质，产生于血管内皮细胞，具有抑制 LH 合成，促进孕酮分泌的作用。

(五)黄体

排卵后卵泡壁塌陷，卵泡膜内的血管和结缔组织伸入到颗粒细胞层。在 LH 的作用下，颗粒细胞继续增大，空泡化，积聚黄色脂质，形成黄色的实体结构，称为黄体。颗粒细胞周围的卵泡膜细胞也演化成卵泡膜黄体细胞，成为黄体的一部分。如不受孕，黄体仅维持 14 天，以后逐渐被结缔组织取代，形成白体。受孕后黄体可维持 6 个月，以后也将退化成白体。

LH 是黄体形成的关键因素，研究表明它对黄体维持也有重要的意义。在黄体期，黄体细胞膜上的 LH 受体数先进行性增加，以后再减少。但是即使在黄体晚期，黄体细胞上也含有大量的 LH 受体。缺少 LH 时，孕酮分泌会明显减少。

在非孕期，黄体的寿命通常只有 14 天左右。非孕期黄体退化的机制目前尚不清楚，用 LH 及其受体的变化无法解释。有学者认为可能与一些调节细胞凋亡的基因有关。

三、下丘脑-垂体-卵巢轴激素的相互关系

下丘脑-垂体-卵巢轴是一个完整而协调的神经内分泌系统。下丘脑通过分泌 GnRH 控制垂体 LH 和 FSH 的释放，从而控制性腺发育和性激素的分泌；卵巢在促性腺激素作用下，发生周期性排卵并伴有卵巢雌激素、孕激素分泌的周期性变化；而卵巢雌激素、孕激素分泌的周期性变化对中枢生殖调节激素的合成和分泌又具有反馈调节作用,从而使循环中 LH 和 FSH 呈密切相关的周期性变化。

雌、孕激素反馈作用于中枢使下丘脑 GnRH 和垂体促性腺激素合成或分泌增加时,称正反馈;反之使下丘脑 GnRH 和垂体促性腺激素合成或分泌减少时,称负反馈。

循环中雌激素当<200 pg/mL 水平时对垂体 FSH 的分泌起抑制作用(负反馈)。因此,在卵泡期,随卵泡发育,由于卵巢分泌雌激素的增加,垂体释放 FSH 受到抑制,循环中 FSH 水平下降。当卵泡接近成熟,卵泡分泌雌激素使循环中雌激素水平达到高峰,当循环中雌激素浓度达到或高于 200 pg/mL 时,即刺激下丘脑 GnRH 和垂体 LH、FSH 大量释放(正反馈),形成循环中的 LH、FSH 排卵峰。然后成熟卵泡在 LH、FSH 排卵峰的作用下排卵,继后黄体形成,卵巢不仅分泌雌激素,还分泌孕酮。黄体期无论是垂体 LH 和 FSH 的释放还是合成均受到抑制作用,循环中 LH、FSH 下降,卵泡发育受限制;黄体萎缩时,循环中雌激素和孕激素水平下降。可见下丘脑-垂体-卵巢轴分泌的激素的相互作用是女性生殖周期运转的机制,卵巢是调节女性生殖周期的重要器官。若未受孕,卵巢黄体萎缩,致使子宫内膜失去雌、孕激素的支持而萎缩、坏死,引起子宫内膜脱落和出血。因此月经来潮是一个生殖周期生殖的失败及一个新的生殖周期开始的标志。

第三节　子宫内膜及其他生殖器官的周期性变化

卵巢周期中,卵巢分泌的雌、孕激素作用于子宫内膜及生殖器官,使其发生支持生殖的周期性变化。

一、子宫内膜周期性变化及月经

(一)子宫内膜的组织学变化

子宫内膜在解剖结构上分为基底层和功能层。基底层靠近子宫肌层,对月经周期中激素变化没有反应;功能层是基底层再生的增殖带,在月经周期受卵巢雌、孕激素的序贯作用发生周期性变化,若未受孕则功能层在每一周期最后脱落伴子宫出血,临床上表现为月经来潮。以月经周期为 28 天为例来描述子宫内膜的组织学形态变化。

1.增殖期

子宫内膜受雌激素影响,内膜的各种成分包括表面上皮、腺体和腺上皮、间质及血管均处在一个增殖生长过程,称为增殖期。与卵巢的卵泡期相对应,子宫内膜的增殖期一般持续2周,生理情况下可有10~20天波动。子宫内膜厚度自0.5 mm增加到3.5~5.0 mm,以腺体增殖反应最为明显。根据增殖程度一般将其分为早期、中期和晚期增殖三个阶段。增殖期早期(28天周期的第4~7天),腺体狭窄呈管状,内衬低柱状上皮,间质细胞呈梭形,排列疏松,细胞质少,螺旋小动脉位于内膜深层;增殖期中期(28天周期的第8~10天),腺体迅速变长而扭曲,腺上皮被挤压呈高柱状,螺旋小动脉逐渐发育,管壁变厚;增殖晚期(28天周期的第11~14天),相当于卵泡期雌激素分泌高峰期,子宫内膜雌激素浓度也达高峰,子宫内膜腺体更加弯曲,腺上皮细胞拥挤,致使细胞核不在同一平面而形成假复层,此时腺体向周围扩张,可与邻近腺体紧靠,朝内膜腔的子宫内膜表面形成一层连续的上皮层,含致密的细胞成分的内膜基质此时因水肿变疏松。内膜功能层上半部,间质细胞细胞质中含极丰富的RNA,而下半部的间质细胞仅含少量RNA,此两部分以后分别成为致密层和海绵层,螺旋小动脉在此期末到达子宫内膜表面的上皮层之下,并在此形成疏松的毛细血管网。雌激素作用的子宫内膜生长的另一重要特征是纤毛和微绒毛细胞增加;纤毛发生在周期的第7~8天,随着子宫内膜对雌激素反应性增加,围绕腺体开口的纤毛细胞增加,对内膜分泌期的分泌活动十分重要;细胞表面绒毛的生成也是雌激素作用的结果,绒毛是细胞质的延伸,起到增加细胞表面营养物质交换的作用。增殖期细胞以有丝分裂活动为特征,细胞核DNA合成增加,细胞质RNA合成增加,在子宫的上2/3段的子宫内膜功能层即胚泡常见的着床部位最为明显。

2.分泌期

排卵后,子宫内膜除受雌激素影响外,主要受黄体分泌的孕酮的作用;子宫内膜尽管仍受到雌激素的作用,但由于孕酮的抗雌激素作用,子宫内膜的总高度限制在排卵前范围(5~6 mm)。上皮的增殖在排卵后3天停止,内膜内其他各种成分在限定的空间内继续生长,导致腺体进行性弯曲及螺旋动脉高度螺旋化。另外孕酮作用的另一重要特征是使子宫内膜的腺体细胞出现分泌活动,故这一时期又称为分泌期。根据腺体分泌活动的不同阶段,将分泌期分为早期、中期和晚期三个阶段。分泌期早期(28天周期的第16~19天),50%以上的腺上皮细胞核下的细胞质内出现含糖原的空泡,称核下空泡,为分泌早期的组织学特征。分泌期中期(28天周期的第20～23天),糖原空泡自细胞核下逐渐向腺腔移动,突破腺细胞顶端胞膜,排到腺腔,称顶浆分泌,为分泌中期的组织学特征,此过程历经7天。内膜分泌活动在中期促性腺素峰后7天达高峰,与胚泡种植时间同步。周期的第21～22天为胚泡种植的时间,此时另一突出的特征是子宫内膜基质高度水肿,此变化是雌激素、孕激素作用于子宫内膜产生前列腺素使毛细血管通透性增加所致。分泌晚期(28天周期的第24～28天),腺体排空,见弯曲扩张的腺体,间质稀少,基质水肿使子宫内膜呈海绵状。此时表层上皮细胞下的间质分化为肥大的蜕膜样细胞,其下方的间质细胞分化为富含松弛素颗粒的颗粒间质细胞。排卵后第7～13天(月经周期的第21～27天),子宫内膜分泌腺扩张及扭曲最明显。排卵后第13天,子宫内膜分为三带:不到1/4的组织是无变化的基底层;子宫内膜中部(约占子宫内膜的50%)为海绵层,含高度水肿的间质和高度螺旋化动脉以及分泌耗竭扩张的腺体;在海绵层之上的表层(约占25%高度)是致密层,由水肿肥大的呈多面体的间质细胞呈砖砌样致密排列。

3.月经期

月经期即为子宫内膜功能层崩解脱落期。在未受孕情况下,黄体萎缩,雌孕激素水平下降,子宫内膜失去激素支持后最明显的变化是子宫内膜组织的萎陷和螺旋动脉明显的舒缩反应。在恒河猴月经期观察到性激素撤退时子宫内膜的血管活动顺序是:随着子宫内膜的萎陷,螺旋动脉血流及静脉引流减少;继而血管扩张;以后是螺旋动脉呈节律的收缩和舒张;血管痉挛性收缩持续时间一次比一次长,且一次比一次强,最后导致子宫内膜缺血发白。

(二)组织分解脱落机制

1.血管收缩因子

上述这些变化开始于月经前24小时,导致内膜缺血和淤血;接着血管渗透性增加,白细胞由毛细血管渗透到基质,血管的舒张变化使红细胞渗出至组织间隙,血管表面凝血块形成。此时,分泌期子宫内膜上因组织坏死释放的前列腺素 $PGF2\alpha$ 及 $PGFE_2$ 水平达到最高。来自腺体细胞的前列腺素 $PGF2\alpha$ 及蜕膜间质细胞的内皮素-I是强效血管收缩因子,血小板凝集产生的血栓素 $A(TXA_2)$ 也具有血管收缩作用,从而使经期发生血管及子宫肌层的节律性收缩,而且全内膜血管收缩在整个经期呈进行性加强,使内膜功能层迅速缺血而坏死崩解。

2.溶酶体酶释放

在内膜分泌期的前半阶段,一些强效的组织溶解酶均限制在溶酶体内,这是因为孕酮具有稳定溶酶体膜的作用。伴随雌、孕激素水平的下降,溶酶体膜不能维持,酶释放到内皮细胞的细胞质,最后到细胞间隙,这些活性酶将消化细胞导致前列腺素的释放,红细胞外渗,促进组织坏死和血栓形成。

3.基质金属蛋白酶家族

其能降解细胞外基质及基底膜的各种成分,包括胶原蛋白、明胶等。当孕酮从子宫内膜细胞撤退时会引起基质金属蛋白酶的分泌,从而导致细胞膜的崩解及细胞外基质的溶解。

4.细胞凋亡

有相当多证据表明细胞因子中,肿瘤坏死因子(tumor necrosis factor,TNF)是引起细胞凋亡的信号。月经期子宫内膜细胞上 TNF-α 的分泌达到高峰,可抑制子宫内膜的增殖引起细胞凋亡,亦引起粘连蛋白的丢失,而粘连蛋白的丢失会使细胞间联系的中断。

(三)月经临床表现

正常月经具有周期性,间隔为 24～35 天,平均 28 天。每次月经持续时间称经期,为 2～6 天;出血的第 1 天为月经周期的开始。经量为一次月经的总失血量,月经开始的头 12 小时一般出血量少,第 2～3 天出血量最多,第 4 天后出血量迅速减少。正常月经量为 30～50 mL,超过 80 mL 为月经过多。尽管正常月经的周期间隔、经期及经量均因人而异,但对有规律排卵的妇女(个体)而言,其月经类型相对稳定。月经类型包括周期间隔、经期持续天数及经量变化特点等的任何偏转,均可能是异常子宫出血,而非正常月经。经期一般无特殊症状,但由于前列腺素的作用,有些妇女下腹部及腰骶部有下坠感或子宫收缩痛,并可出现腹泻等胃肠功能紊乱症状。少数患者可有头痛及轻度神经系统不稳定症状。

二、其他部位生殖器官的周期性变化

(一)输卵管的周期变化

输卵管在生殖中的作用是促进配子运输、提供受精场所和运输早期胚胎。输卵管可分为 4 部分:伞部、壶腹部、峡部和间质部。每一部分都有肌层和黏膜层,黏膜层由上皮细胞组成,包括纤毛细胞和分泌细胞。

伞部的主要功能是拾卵,这与该部位的纤毛细胞的纤毛向子宫腔方向摆动有关。壶腹部是受精的场所,该部位的纤毛细胞的纤毛也向子宫腔方向摆动。峡部的肌层较厚,黏膜层较薄。间质部位于子宫肌壁内,由较厚的肌层包围。

拾卵是通过输卵管肌肉收缩和纤毛摆动实现,卵子和胚胎的运输主要靠输卵管肌肉收缩实现,纤毛运动障碍可造成输卵管性不孕。肌肉收缩和纤毛活动受卵巢类固醇激素的调节。雌激素促进纤毛的生成,孕激素使上皮细胞萎缩,纤毛脱落。

输卵管液是配子和早期胚胎运输的介质,输卵管液中的成分随月经周期发生周期性变化。

(二)子宫颈黏液的周期变化

子宫颈黏液主要由子宫颈内膜腺体的分泌物组成,此外还包括少量来自子宫内膜和输卵管的液体,以及子宫腔和子宫颈的碎屑和白细胞。子宫颈黏液的分泌受性激素的调节,随月经周期发生规律性变化。

1.子宫颈黏液的成分

子宫颈黏液由水、无机盐、低分子有机物和大分子的有机物组成。水是子宫颈黏液中最主要的成分,占总量的 85%～95%;无机盐占总量的 1%,其主要成分为氯化钠。低分子有机化合物包括游离的单糖和氨基酸,大分子的有机化合物包括蛋白质和多糖。

2.羊齿植物叶状结晶

羊齿植物叶状结晶(简称羊齿状结晶)是由蛋白质的液体或多糖与电解质结合而成的。羊齿状结晶并不是子宫颈黏液所特有的,它可以出现在含有电解质、蛋白质或胶态溶液中,如鼻黏液、唾液、羊水、脑脊液等。一般在月经周期的第8～10 天开始出现羊齿状结晶,排卵前期达到高峰。排卵后,在孕激素的作用下羊齿状结晶消失。

3.子宫颈分泌的黏液量

子宫颈腺体的分泌量随月经周期发生变化。卵泡早中期子宫颈每天可分泌黏液 20～60 mg,排卵前分泌量可增加 10 倍,每天高达 700 mg。在子宫颈黏液分泌量发生变化的同时,子宫颈黏液的性质也发生了变化。此时的子宫颈黏液拉丝度好,黏性低,有利于精子的穿透。排卵后子宫颈黏液分泌量急剧减少,黏性增加。妊娠后黏液变得更厚,形成黏液栓堵住子宫颈口,可防止细菌和精子的穿透。

(三)阴道上皮周期变化

阴道黏膜上皮细胞受雌、孕激素的影响,也发生周期性变化。雌激素使黏膜上皮增生,脱落细胞群中的成熟细胞数量相对增加。孕激素使阴道黏膜上皮细胞大量脱落,中层细胞数量增加。因此我们可以根据阴道脱落细胞来评价女性生殖内分泌状况。

(四)乳房周期性变化

雌激素作用引起乳腺管的增生,而孕酮则引起乳腺小叶及腺泡生长。在月经前10天,许多妇女有乳房肿胀感和疼痛,可能是由于乳腺管的扩张、充血以及乳房间质水肿。月经期由于雌激素、孕激素撤退,所有这些变化的伴随症状将消退。

第三章

女性生殖器官损伤性疾病

第一节　外阴、阴道损伤

外阴及阴道损伤多为暴力损伤所致,应重视预防,严重损伤可导致大量出血。异物有残留应明确残留物种类和位置,及早取出,避免感染及严重损伤。外生殖器损伤主要指外阴(包括会阴)和阴道损伤,以前者为多见。

一、外阴损伤

(一)临床类型

1.处女膜裂伤

处女膜由黏膜组织构成,其内、外两面均为鳞状上皮覆盖,中层含结缔组织、血管及神经末梢。结缔组织的多少决定处女膜的厚薄程度。肥厚者多富有弹性,不易破裂;菲薄者易于裂伤。处女膜的破裂一般发生于初次性交时。破裂多在膜的后半部,裂口呈对称的两条,由膜的游离缘向基底部延伸。破裂时患者有突发性剧痛,伴有少量出血,一般出血能自止,无需处理。数天后裂口边缘修复,但不复合拢,因而残留有清晰裂痕。但也有极少数妇女的处女膜弹性好,有一定扩张性,性交后仍保持完整而无出血。奸污或暴力性行为,偶可导致处女膜过度裂伤,以致伤及周围组织而大量出血。幼女的处女膜位于前庭深处,且阴道亦狭小,故处女膜损伤较少见。奸污时一般仅导致前庭部擦伤。但暴力性行为可引起外阴部包括处女膜、会阴、阴道甚至肛门的广泛撕裂伤。

2.外阴裂伤或血肿

外阴裂伤多发生于未成年少女。当女孩骑车、跨越栏杆或坐椅,沿楼梯扶手滑行,或由高处跌下,以致外阴部直接触及硬物时,均可引起外阴部软组织不同形式和不同程度的骑跨伤,受伤后患者当即感到外阴部疼痛,伴有外阴出血。检查可见外阴皮肤、皮下组织,甚至肌肉有明显裂口及活动出血。

由于外阴部富于血供,而皮下组织疏松,当局部受到硬物撞击,皮下血管破裂而皮肤无裂口时,极易形成外阴血肿。血肿继续增大,患者扪及肿块外,还感剧烈疼痛和行动不便,甚至因巨大血肿压迫尿道而导致尿潴留。检查可见外阴部有紫蓝色块物隆起,压痛显著。如外阴为尖锐物体所伤,可引起外阴深部穿透伤,严重者尖锐物体可穿入膀胱、直肠或腹腔内。

(二)防治

初次性交时应避免使用暴力。性交后如流血不止或外阴有任何撕裂伤时,均应及时缝合止血。外阴血肿的治疗应根据血肿大小、是否继续增大以及就诊的时间而定。血肿小无增大可暂保守治疗。嘱患者卧床休息,最初 24 小时内宜局部冷敷(冰敷),以降低局部血流量和减轻外阴疼痛。24 小时后可改用热敷或超短波、远红外线等治疗,以促进血肿吸收。血肿形成 4～5 天后,可在严密消毒情况下抽出血液以加速血肿的消失。但在血肿形成的最初 24 小时内,特别是最初数小时内切忌抽吸血液,因渗出的血液有压迫出血点而达到防止继续出血的作用,早期抽吸可诱发再度出血。凡血肿巨大,特别是有继续出血者,应在良好的麻醉条件下切开血肿,排出积血,结扎出血点后再予缝合。术毕应在外阴部和阴道同时用纱布加压以防继续渗血,同时留置导尿管,必要时可给予皮片引流。

二、阴道损伤

(一)性交损伤

阴道损伤一般均为暴力性交或奸污所致,近年来由情趣用品导致的损伤逐渐增多。导致性交损伤的诱因:妊娠期阴道充血;产后或绝经后阴道萎缩;阴道手术瘢痕;阴道畸形或狭窄;性交时位置不当以及酒后同房等。损伤部位一般多位于后穹隆。因右侧穹隆较宽敞,男子龟头多活动于该侧,故右侧裂伤多于左侧。损伤可为单一或多发性,多环绕子宫颈呈"一"字形横裂或新月形裂口。阴道组织血供丰富,性交引起撕裂后立即出现阴道流血,有时甚至因流血过多而致休克。严重撕裂还可以导致腹膜破裂,以致引起气腹而出现腹胀、腹痛症状。

患者就诊时常隐瞒性生活史。故凡有阴道出血者应警惕有性交损伤的可能,除详细咨询有关病史外,应先用窥阴器扩开阴道,用棉球拭净阴道内积血后,仔细检查出血来源,注意有无阴道壁裂伤,裂伤是否波及腹膜、直肠或膀胱。在紧急情况下,若系阴道壁出血可暂用纱布压迫止血,然后在做好充分准备下,经阴道用人工合成可吸收线缝合止血。注意避免缝线穿透直肠黏膜。

（二）药物损伤

局部用消炎杀菌药治疗阴道炎时，可因剂量过大、用法不当或误用腐蚀药物而造成阴道损伤。如冲洗阴道时采用的高锰酸钾溶液浓度过高或有颗粒未溶化时，可因形成的氢氧酸钾腐蚀阴道黏膜引起阴道溃疡和出血。往年各地采用氯己定治疗阴道炎症而引起的阴道壁广泛溃疡亦屡有所见。

药物性损伤表现为用药后阴道分泌物增多，呈脓血性，甚至有鲜血流出，伴阴道外阴灼热疼痛感。检查可见阴道广泛充血，并有散在溃疡。高锰酸钾烧灼所致溃疡有黑色糊状物（二氧化锰）覆盖。药物损伤后如不及时治疗，阴道黏膜坏死、剥脱，最后可引起阴道粘连和狭窄。

凡药物治疗引起阴道炎症时，应遵医嘱，忌用任何腐蚀性药物纳入阴道。放入药物后如出现任何不适应立即取出，并冲洗干净。局部可涂擦紫草油，或用紫草油纱布覆盖以促进溃疡愈合和防止继发粘连，一般每天更换纱布一次，直至创面痊愈为止。如因药物经过黏膜吸收引起全身中毒反应者，应检测肝、肾功能，有肾衰竭时应尽早给予肾透析治疗。

（三）卫生棉条损伤

国外妇女使用卫生棉条者较多，卫生棉条导致阴道溃疡陆续有所发生。导致溃疡的原因可能为：①卫生棉条放置位置不当引起的压迫坏死。②使用者对卫生棉条中除臭剂有变态反应。③卫生棉条中所含高吸附纤维素能改变阴道黏膜上皮结构，破坏细胞间桥，致使细胞间的间隙扩大和形成微溃疡。如非月经期仍继续使用以吸附血液时，微溃疡可发展为肉眼可见的阴道溃疡。若使用具有送栓器的卫生棉条，有可能在放入时即可直接导致阴道黏膜线形撕裂伤。卫生棉条放入后虽可暂时压迫止血，但将造成裂口延期不愈，因而当卫生棉条取出后反而出现血性白带。检查时可见阴道上段黏膜有明显的红色颗粒状斑块区。一般在停止使用卫生棉条后能逐渐自愈。

（四）子宫托损伤

使用子宫托治疗子宫脱垂和尿失禁的患者由于子宫托长时间压迫阴道壁可能导致阴道溃疡，严重者甚至发生直肠阴道瘘。预防方法主要是选择合适的子宫托，定时取出子宫托消毒，如果出现脓性或者血性白带应到妇科门诊检查。出现阴道溃疡应停用子宫托，局部使用雌三醇软膏可促进溃疡愈合。

（五）阴道水蛭咬伤

此种情况见于3～14岁农村幼女，多在5～9月炎热季节发病。患者有接触河、湖水史。其主要症状为阴道出血和发热，失血多者可出现休克。出血可能与水蛭咬伤后分泌的一种水蛭素的抗凝作用有关。治疗采用10％高渗盐水500～1 000 mL冲洗阴道，一般可迅速止血。

三、异物残留

生殖器官残留异物的包括阴道内、盆腔内和宫腔内异物，以前者多见，后两者均为医源性异物，应可避免。

（一）原因

1.幼女无知或出于好奇心

自己或由其他小孩将纽扣、豆子、果核或回形针等塞入阴道内。有精神疾病妇女亦可发生类似情况。

2.医源性异物

医源性异物是医护人员手术时遗留或向患者交代不清所致。最常见的为子宫颈活组织检查或会阴、阴道修补手术后阴道内留置的纱布或棉球未及时取出或未全部取出造成的阴道异物残留，特别严重的是经腹手术时将纱布、纱布垫，甚至器械遗忘在腹腔内而形成的腹腔或盆腔异物。此外，也曾发生在剖宫产时，将纱布遗忘在宫腔而形成的宫腔内异物。

3.宫腔内节育器嵌入子宫肌层或进入腹腔内

这种情况是安放宫内节育器的并发症之一。长期放置子宫托治疗子宫脱垂可导致其嵌顿在阴道壁内。

（二）临床表现及诊断

阴道异物的主要症状为阴道有脓性或脓血性分泌物排出。如为纱布或棉球，分泌物呈恶臭。成人多有阴道手术史，一般通过阴道窥诊即能确诊。对幼女则需详细询问有无放入异物史，肛门检查多可触及有一定活动度的物体，其大小、形状及硬度因异物种类而异。如留置的为硬物体，用金属探针放入阴道内即可探得异物的存在。应注意将阴道内异物与阴道或子宫颈葡萄状肉瘤相鉴别，必要时可在全麻下用宫腔镜或鼻镜窥视并行活组织检查加以确诊。腹腔内有异物遗留时，术后多有持续腹痛、发热和腹部包块，严重者并发肠梗阻、感染，甚至肠瘘。凡术后出现上述现象，特别是有腹部包块形成时，应考虑腹腔内异物残留可能。金属异物如手术缝针留置腹腔时，可能除腹痛外，并无其他症状，但腹部透视即可确诊。剖宫产后宫腔内有纱布残留时，患者术后长期发热、腹痛，宫腔内有大量分泌物排出，子宫复旧不佳。当纱布经阴道排出或取出后，症状随之消失。

（三）预防

（1）医护人员应加强责任心，并严格执行剖腹术前及关腹前的器械、敷料清点制度，以确保无异物遗留。做会阴切开缝合术时，宜采用有带的纱布卷。术时将带子的游离端置于阴道口外以避免遗忘。凡阴道手术后需保留纱布塞者，应将每条纱布塞的一角留在阴道口外，术后医嘱中写明纱布数目和应取出时间或向患者本人交代清楚，并记入病程记录中。为幼女或未婚妇女取阴道分泌物检查时，应旋紧棉絮以防脱落，发现脱落应立即设法取出。

（2）对儿童应加强教育与监督，严防将异物塞入阴道。对精神病患者应严加管理并给予相应治疗。

（四）治疗

成年妇女阴道内异物可随手取出。幼女阴道内有异物时可用长钳轻轻夹出，或在麻醉下用宫腔镜或鼻镜扩开阴道取出。有炎症者取出异物后以 0.5％醋酸低压冲洗阴道。

腹腔异物应尽早剖腹探查取出。如已形成肠瘘或术时分离粘连而形成肠瘘者，一般应根据当时情况做肠切除吻合术或肠瘘修补术。

四、临床特殊情况的思考和建议

盆底组织疏松，部分外阴及阴道损伤后可在盆腔深部形成巨大血肿，难以清除引流。对于此类病例，可以予以局部压迫，同时加强输血、抗感染治疗，辅以散结化瘀的中成药，待血肿自行消散吸收。

第二节　生殖道瘘

一、尿瘘

尿瘘是指人体泌尿系统与其他系统或部位之间有异常通道，表现为小便淋漓、不能控制。尿瘘包括的范围很广，诸如膀胱阴道瘘、输尿管阴道瘘、尿道阴道瘘，以及膀胱肠瘘和膀胱腹壁瘘。但由于妇女生殖系统在分娩期间或妇科手术时发生损伤的机会较多，而生殖系统与泌尿系统均同源于体腔上皮，两者紧密相邻，故临床上以泌尿生殖瘘最为常见。

（一）病因

绝大多数尿瘘均为损伤所致。世界卫生组织的数据表明，全世界约有

200 万产科尿瘘患者,每年至少有 5 万新发病例。欧美等发达国家,产科尿瘘发病罕见;发展中国家,产科原因导致的尿瘘还很普遍。据报道,非洲、南美洲及中东地区每 1 000 例分娩者中有 1~3 例发生膀胱阴道瘘。在我国广大农村,特别是偏远山区,产伤是引起尿瘘的主要原因,但近年来逐渐减少;在我国各大、中城市,由于产前保健和新法接生的推广和普及,分娩损伤所致的尿瘘已极罕见,而妇科手术所致者则相对有所增加。此外,非损伤性如生殖道疾病或先天性畸形导致的尿瘘,其漏尿症状相同,将在本部分中一并予以介绍。

1.产科因素

分娩所致的尿瘘,主要是膀胱阴道瘘,多并发于产程延长或阻滞,根据其发病机制不同,可分为坏死和创伤两型。

(1)坏死型:在分娩过程中,如产妇骨盆狭窄或胎儿过大、胎位不正,引起胎先露下降受阻时,膀胱、尿道和阴道壁等软组织长时间被挤压在胎先露和母体耻骨联合之间,可因缺血、坏死而形成尿瘘。组织压迫可发生在骨盆的不同平面:若在骨盆入口平面,常累及子宫颈、膀胱三角区以上部位或输尿管,导致膀胱宫颈瘘、膀胱阴道瘘或输尿管阴道瘘;挤压在中骨盆平面时,多累及膀胱三角区及膀胱颈部,导致低位膀胱阴道瘘或膀胱尿道阴道瘘;挤压发生在骨盆底部达骨盆出口平面时,多累及尿道,导致尿道阴道瘘及阴道环状瘢痕狭窄。坏死型尿瘘具有以下临床特点:①多发生在骨盆狭窄的初产妇,但亦见于胎儿过大或胎位不正的经产妇。②胎先露部分或全部入盆、胎膜早破、膀胱过度充盈和膀胱壁变薄以及滞产是形成尿瘘的条件,其中尤以滞产或第二产程过度延长是发病的决定性因素。③尿瘘大多出现在胎儿娩出后 3~10 天,但如产程过长,母体局部坏死组织可随胎儿娩出而脱落,以致产后立即漏尿。因而此类尿瘘实际上并非是手术不当或器械直接损伤的结果,而是结束分娩过晚所导致的损伤。也有个别坏死型尿瘘延迟至产后 20~40 天才漏尿,但其瘘孔直径多在 1 cm 以内,甚至仅针孔大小。④滞产并发的生殖道感染,往往又促进和加剧瘘孔周围瘢痕组织的形成。

(2)创伤型:在分娩过程中,产道及泌尿道撕裂伤引起的尿瘘为创伤型,一般多发生在因滞产及(或)第二产程延长而采用手术结束分娩的产妇。其形成的原因:①违反正常操作常规,如子宫颈未开全或膀胱充盈时即行臀位牵引或产钳助产,或在阴道内盲目暴力操作等,均可导致损伤。②胎儿娩出受阻而宫缩极强,特别是产前滥用缩宫素导致过强宫缩,可引起子宫破裂合并膀胱撕裂。③子宫下段剖宫产术或同时加做子宫切除术时,如膀胱子宫间有粘连、膀胱未充分往下游离,可损伤膀胱或盆段输尿管。④尿瘘修补愈合后,如再度经阴道分娩,原瘘口瘢痕可因承压过大而裂开,以致尿瘘复发。

创伤型尿瘘临床特点:①绝大多数患者有手术助产史;②胎儿娩出后即开始漏尿;③一般组织缺失不多,周围瘢痕组织较少。

2.妇科手术损伤

妇科手术导致膀胱和输尿管损伤并不罕见,广泛全子宫切除、子宫内膜异位症、剖宫产术后膀胱粘连等均会增加膀胱、输尿管损伤风险,经阴道妇科手术,如经阴道切除子宫、阴道成形术或尿道憩室切除术等也可损伤膀胱、输尿管或尿道而形成尿瘘。

3.膀胱结核

膀胱结核均继发于肾结核,患者有低热、消瘦、尿频、尿急和尿血等症状。早期膀胱黏膜水肿、充血,出现结核结节和溃疡;晚期膀胱挛缩、容量减小,当溃疡穿透膀胱全层及阴道壁时,则形成膀胱阴道瘘。结核性瘘孔一般仅数毫米,甚至仅针尖大小。

4.外伤

外阴骑跨伤或骨盆骨折甚至粗暴性交均可损伤尿道或膀胱而形成尿瘘。偶见子宫脱垂或先天性无阴道患者,用剪刀自行切割,企图进行治疗而引起尿瘘。

5.放射治疗

采用腔内放射治疗子宫颈癌或阴道癌时,可因放射源安放不当或放射过量,以致局部组织坏死而尿瘘。此类尿瘘多在放疗后1～2年内发生,但亦可因组织纤维化和进行性缺血而晚至十余年后始出现。

6.局部药物

注射采用无水酒精或氯化钙等药物注射至子宫旁组织治疗子宫脱垂时,如不熟悉盆腔局部解剖,误将药物注入膀胱壁或尿道壁时可引起组织坏死,形成尿瘘。但现因注射药物引起的尿瘘已极罕见。

7.阴道内子宫托

安放子宫托治疗子宫脱垂时,应日放夜取,每天更换。如长期放置不取,可因局部组织受压坏死引起尿瘘或粪瘘。

8.癌肿

子宫颈癌、阴道癌、尿道癌或膀胱癌晚期,均可因癌肿浸润、组织坏死脱落而引起尿瘘。

9.膀胱结石

单纯女性膀胱结石引起尿瘘者罕见。但在膀胱阴道瘘修补术后,膀胱内丝线残留或因膀胱憩室的形成继发膀胱结石时,可因结石的磨损压挫伤导致尿瘘复发。

10.先天畸形

先天畸形临床上少见,主要有输尿管开口异位和先天性尿道下裂两种。前者为一侧输尿管开口于阴道侧穹隆或前庭等部位,患儿出生后既有漏尿,亦能自行解出部分尿液;后者为尿道开口于阴道口或阴道内,轻者多无明显症状,重者尿道后壁缺如,膀胱直接开口于阴道,以致排尿完全不能控制。有些尿道开口在尿道下 1/3 段的尿道下裂患者,产前能控制小便,但产后由于盆底肌肉松弛和阴道前壁膨出而出现漏尿,临床上可因此而误诊为产伤性尿瘘。

(二)分类

尿瘘迄今尚无公认的统一标准。

根据损伤的范围不同可分为:①简单尿瘘,指膀胱阴道瘘瘘孔直径<3 cm,尿道阴道瘘瘘孔直径<1 cm。②复杂尿瘘,指膀胱阴道瘘瘘孔直径≥3 cm 或瘘孔边缘距输尿管开口<0.5 cm,尿道阴道瘘瘘孔直径>1 cm。③极复杂尿瘘,指其他少见尿瘘。

根据解剖部位分类为以下几种。

1.尿道阴道瘘

尿道与阴道间有瘘管相通。

2.膀胱阴道瘘

膀胱与阴道间有瘘管相通。目前国外广泛使用 Waaldijk 分类系统对膀胱阴道瘘进一步分类。以尿道外口作为参照点,Waaldijk 分类系统包括 3 种不同类型。

(1)Ⅰ型:尿道及膀胱颈部未被累及。

(2)Ⅱ型:尿道受累,并进一步被分为两个亚型。ⅡA:远端尿道未被累及(瘘距离尿道外口 1 cm);ⅡB:远端尿道受累(瘘边缘与尿道外口距离<1 cm)。两种不同Ⅱ型瘘可进一步被分为:①非环形;②环形缺损。

(3)Ⅲ型:指少见的尿瘘,例如膀胱肠道瘘或膀胱皮肤瘘。

3.膀胱尿道阴道瘘

瘘孔位于膀胱颈部,累及膀胱和尿道,可能伴有尿道远侧断端完全闭锁,亦可能伴有膀胱内壁部分外翻。

4.膀胱宫颈阴道瘘

膀胱、子宫颈及与之相邻的阴道前壁均有损伤,三者间形成共同通道。

5.膀胱宫颈瘘

膀胱与子宫颈腔相沟通。

6.膀胱子宫瘘

膀胱与子宫腔相通。

7.输尿管阴道瘘

输尿管与阴道间有瘘管相通。

8.多发性尿瘘

同时有尿道阴道瘘和膀胱阴道瘘或输尿管阴道瘘。

9.混合瘘

尿瘘与粪瘘并存。

(三)临床表现

1.漏尿

漏尿为尿瘘的主要症状。患者尿液不断经阴道流出,无法控制。但漏尿的表现往往随瘘孔的部位和大小不同而各异:①瘘孔位于膀胱三角区或颈部,尿液日夜外溢,完全失去控制。②位于膀胱三角区以上的高位膀胱阴道瘘或膀胱子宫颈瘘等,站立时可暂无漏尿,平卧则漏尿不止。③膀胱内瘘孔极小,周围有肉芽组织增生,或瘘孔经修补后仍残留有曲折迂回小瘘管者,往往仅在膀胱充盈时方出现不自主漏尿。④位于膀胱侧壁的小瘘孔,取健侧卧位时可暂时无漏尿,平卧或患侧卧位时则漏尿不止。⑤接近膀胱颈部的尿道阴道瘘,当平卧而膀胱未充盈时可无漏尿,站立时尿液即外漏。⑥位于尿道远1/3段的尿道阴道瘘,一般患者能控制排尿,但排尿时,尿液大部分或全部经阴道排出。⑦单侧输尿管阴道瘘,除能自主排尿外,同时有尿液不自主地自阴道阵发性流出。⑧未婚或无阴道分娩史的部分尿瘘患者,平卧且夹紧大腿时,由于肛提肌的收缩和双侧小阴唇的闭合,尿液可暂时储存在被扩张的阴道内,但当分开大腿或站立时,尿液立即自阴道内溢出。

2.外阴瘙痒和烧灼痛

外阴部、大腿内侧,甚至臀部皮肤长期被尿液浸润刺激而发红、增厚,并可能有丘疹或浅表溃疡等尿湿疹改变。患者感外阴瘙痒和灼痛,严重影响日常活动。

3.闭经

10%～15%患者有长期闭经或月经稀少,但闭经原因不明,可能与精神创伤有关。

4.精神抑郁

由于尿液淋漓,尿臭四溢,患者昼间难与人为伍,离群索居;夜间床褥潮湿,难以安寐,以致精神不振,郁郁寡欢;更可因性生活障碍或不育等原因而导致夫妻不和,甚者为丈夫所遗弃。个别患者不堪长期肉体上的折磨和精神上的打击而萌发自杀之念。

5.其他表现

有膀胱结石者多有尿频、尿急、下腹部疼痛不适。结核性膀胱阴道瘘患者往往有发热、肾区叩击痛。巨大膀胱尿道阴道瘘患者,膀胱黏膜可翻出至阴道内甚至阴道口,形似脱垂的子宫,翻出的黏膜常因摩擦而充血、水肿,甚至溃破出血。

(四)诊断

通过病史询问和妇科检查,一般不难确诊。但对某些特殊病例,尚需进行必要的辅助检查。

1.病史

出生后即漏尿者为先天性泌尿道畸形。年轻妇女,特别是未婚、未育者出现漏尿,且在发病前有较长期发热、尿频、尿痛、尿急,一般均系结核性膀胱阴道瘘。难产后漏尿应区别其为坏死型或创伤型,个别产后数十天出现漏尿者亦应警惕结核性膀胱炎所致膀胱阴道瘘的可能。广泛性子宫切除后,因输尿管缺血坏死所致尿瘘多在术后14天左右出现漏尿,而其他妇科手术直接损伤输尿管者一般在术后当日或数天内即有漏尿,但漏尿前患者往往先有腹胀痛、腰痛、腹部肿块和发热等腹膜后尿液外渗症状,当漏尿出现后,上述先驱症状可逐渐缓解和消失。其他如妇科癌肿、放疗、外伤、放置子宫托等原因所导致的尿瘘均有明确的病史,应详加询问。

2.体格检查

(1)全身检查:进行一般内科检查,注意心、肝、肾有无异常和有无贫血、发热等手术禁忌。

(2)妇科检查:先取膀胱截石位,行阴道窥镜及双合诊和三合诊检查,了解阴道、子宫颈形态,以及子宫大小、活动度和其附件情况,特别是瘘孔位置、大小和其周围瘢痕程度。如瘘孔位于耻骨联合后方难以暴露,或瘘孔极小,无法找到时,应嘱患者取膝胸卧位,并利用单叶拉钩或直角拉钩,将阴道后壁向上牵引,在直视下进一步明确瘘孔及其与邻近组织或器官的解剖关系。一般应常规用子宫探针或金属导尿管探测尿道,以了解其长度和有无闭锁、狭窄、断裂等;并可利用探针探触膀胱内有无结石,粗略估计膀胱的扩展度和容积大小,警惕结核性挛缩膀胱的可能。应注意近侧穹隆的小瘘孔常为输尿管阴道瘘。巨大尿瘘或接近子宫颈部的瘘孔,有时可在瘘孔边缘的膀胱黏膜上找到输尿管开口,并见到有尿液自开口处阵发性喷出。自幼漏尿者多为输尿管开口异位,诊断的关键在于耐心细致地观察和寻找阴道前庭、侧壁或穹隆处有无阵发性喷尿的小裂隙。

3.辅助检查

(1)亚甲蓝试验:此试验目的在于鉴别膀胱阴道瘘与输尿管阴道瘘,同时亦可用于辨识肉眼难以看到的极小的膀胱阴道瘘孔。方法如下:通过尿道导尿管将稀释消毒后的100～200 mL亚甲蓝溶液注入膀胱,然后夹紧尿管,扩开阴道进行鉴别。凡见到蓝色液体经阴道壁小孔流出者为膀胱阴道瘘,自子宫颈口流出者为膀胱子宫颈瘘或膀胱子宫瘘;如流出的为清亮尿液则属输尿管阴道瘘。在注入稀释亚甲蓝后未见液体经阴道流出时,可拔除尿管,如此时注入的蓝色液体立即从尿道口溢出,则压力性尿失禁的可能性大。如无液体流出,可在阴道内上、下段先后放入两只干棉球塞,让患者喝水并下床走动15～20分钟,再行检查。如阴道上段棉塞蓝染则为膀胱阴道瘘,棉塞浸湿但无蓝色时提示为输尿管阴道瘘。

(2)靛胭脂试验:亚甲蓝试验时瘘孔流出的为清亮液体,即可排除膀胱阴道瘘,应考虑为输尿管阴道瘘或先天性输尿管口异位,可进一步行靛胭脂试验加以确诊。方法为:静脉推注靛胭脂5 mL,5～7分钟后可见蓝色液体由瘘孔流出。经由瘘孔排出蓝色液体的时间距注入的时间愈久,说明该侧肾积水多愈严重。

(3)膀胱镜检查:可了解膀胱容量、黏膜情况,有无炎症、结石、憩室,特别是瘘孔数目、位置、大小,以及瘘孔与输尿管口和尿道内口的关系等。若诊断为输尿管阴道瘘,可在镜检下试插输尿管导管。一般健侧输尿管可顺利放入导管无阻,而患侧则受阻,受阻处即为瘘孔所在部位。若膀胱黏膜水肿,镜检下不易找到输尿管口,可经静脉注入靛胭脂5 mL,注入后5～7分钟即可见蓝色尿液由输尿管口溢出。此法既可帮助确定输尿管口的部位和瘘口侧别,亦可根据排出蓝色尿液的时间了解肾脏功能。若镜下见某一侧无蓝色尿溢出,而阴道有蓝色尿液出现时,则证明输尿管瘘位于该侧。对巨大膀胱阴道瘘或明确的尿道阴道瘘,一般均无必要且往往不可能进行膀胱镜检查。

(4)肾图检查:通过肾图分析,可了解双侧肾脏功能和上尿路通畅情况。若尿瘘并发一侧肾功能减退和尿路排泄迟缓,即表明为该侧有输尿管阴道瘘;如双肾功能皆受损提示有尿路结核或双侧输尿管损伤可能。

（5）静脉尿路造影：从静脉注入泛影酸钠后做造影检查，可根据肾盂、输尿管及膀胱显影情况，了解双侧肾功能，以及输尿管有无梗阻和畸形等。此法一般适用于诊断输尿管阴道瘘、结核性尿瘘或先天性输尿管异位。在诊断尿瘘时很少采用经膀胱逆行尿路造影。

（五）鉴别诊断

漏尿为尿液从不正常的途径不自主地流出，仅见于尿瘘和先天性尿路畸形患者，但应与尿从正常途径不自主流出如压力性尿失禁、结核性膀胱挛缩、充溢性尿失禁和逼尿肌不协调性尿失禁等相鉴别。

1.压力性尿失禁

压力性尿失禁的发生机制是腹压增加时膀胱内压力高于尿道内压力，造成膀胱内尿液不自控地经尿道排出。临床上表现为当患者咳嗽、打喷嚏、大笑或站立时，尿液立即外流，严重者甚至平卧亦有尿溢出，一般仅见于有阴道分娩史的妇女，但膀胱尿道阴道瘘修补术后亦常后遗此病。压力性尿失禁患者膀胱、尿道与阴道之间不存在异常通道，因此检查无瘘孔发现，嘱患者咳嗽即见尿从尿道口溢出。此时如用示指、中指伸入阴道内，分别置于尿道两旁（注意不能压迫尿道），用力将尿道旁组织向耻骨方向托起，以恢复膀胱和尿道间的正常角度和尿道内阻力，然后嘱患者咳嗽，此时尿液不再溢出。

2.膀胱挛缩

膀胱挛缩为结核性膀胱炎引起，患者膀胱容量在 50 mL 以下，甚至膀胱仅容数毫升，膀胱颈部也因挛缩而失去收缩功能，以致尿液无法控制而不断外溢。结核性膀胱挛缩患者一般均曾有发热、长期尿频、尿急、尿痛甚至血尿史，尿常规可见大量脓细胞。如用金属尿管探查可感到膀胱缩窄，壁实无伸张性。肾图多显示一侧甚至双肾功能减退，尿路造影可确诊。

3.充溢性尿失禁

充溢性尿失禁一般是膀胱调节功能障碍所致，可见于脊髓外伤、炎症、肿瘤、隐性脊柱裂等中枢神经疾病，以及子宫颈癌根治术或分娩时胎头滞压过久后导致膀胱麻痹等疾病。临床表现为逼尿肌收缩乏力引起尿潴留，当膀胱过度充盈后仅少量或点滴尿液经由尿道口不自主断续溢出。检查见膀胱显著扩大，虽嘱患者用力向下屏气，亦无尿排出，但将导尿管放入膀胱后仍可导出大量尿液。

4.逼尿肌不协调性尿失禁

逼尿肌出现不自主的阵发性收缩所致尿失禁。此类不自主收缩亦可因腹内压突然增高而激发，其表现与压力性尿失禁相似。但患者并无器质性病变，其尿液外流不是在压力增高时立即出现而是在数秒钟后才开始,且当压力解除后仍可继续排尿 10～20 秒。除尿失禁外,此类患者仍有正常排尿功能。膀胱测压时,可测出逼尿肌的异常收缩。

(六)预防

绝大多数尿瘘是可以预防的,而预防产伤性尿瘘尤为重要。在预防产伤所致尿瘘方面,应强调生少生好。产前要定期做孕期检查,发现骨盆狭小、畸形或胎位不正者,应提前住院分娩。治愈后的尿瘘患者,再次分娩时一般应做剖宫产。对产妇要加强产程观察,及时发现产程异常,尤其是第二产程延长,积极处理,尽早结束分娩以避免形成滞产。经阴道手术分娩时,术前先导尿,术时严格遵守操作规程,小心使用各种器械。术后常规检查生殖道及泌尿道有无损伤,发现损伤时立即予以修补。凡产程过长、产前有尿潴留及血尿史者,产后应留置导尿管 10 天左右,以预防尿瘘形成。妇科全子宫切除手术时,如遇盆腔内器官有解剖变异或广泛粘连,最好首先在病变的以上部位暴露输尿管,沿其行径,向下追踪至盆腔段;然后将膀胱自子宫颈和阴道上段处向下游离,至少达阴道两侧角部的侧方和下方为止。因子宫颈癌行广泛性子宫切除,当处理骨盆漏斗韧带时,应先切开后腹膜,仔细游离卵巢动、静脉,再行高位缝扎。子宫动脉可在输尿管内侧切断结扎,以保留子宫动脉输尿管支的血供。输尿管不可广泛游离,同时要避免损伤输尿管外鞘膜。术中出血时,应冷静对待。如为动脉出血,应在血管近端加压,并用吸管吸净积血后,认清出血点,钳夹后缝扎止血。切忌在出血点盲目大块钳夹或缝扎。如为盆底静脉丛出血,用纱布压迫 10～15 分钟,一般出血能停止。子宫颈癌放射治疗时应严格掌握剂量,后装应选择合适的施源器。使用子宫托治疗子宫脱垂时,必须日放夜取,不得长期放置不取。

(七)治疗

尿瘘一般均需手术治疗,但在个别情况下可先试行非手术疗法,若治疗失败再行手术。此外,对不宜手术者则应改用尿收集器进行治疗。

1.非手术治疗

(1)分娩或手术一周后出现的膀胱阴道瘘,可经尿道留置直径较大的导尿管,开放引流,并给予抗生素预防感染,4～6 周后小的瘘孔有可能愈合,较大者亦可减小导尿管孔径。

(2)手术一周后出现的输尿管阴道瘘,如能在膀胱镜检下将双"J"管插入患侧输尿管损伤以上部位(非插入假道),并予保留,两周后瘘孔有自愈可能。

(3)对针头大小瘘孔,在经尿道留置导尿管的同时,可试用硝酸银烧灼使出现新创面,瘘孔有可能因组织增生粘连而闭合。

(4)结核性膀胱阴道瘘,一般不考虑手术,均应先行抗结核治疗。治疗半年至一年后瘘孔有可能痊愈。只有经充分治疗后仍未愈合者方可考虑手术修补。

(5)年老体弱,不能耐受手术或经有经验的医师反复修补失败的复杂性膀胱阴道瘘,可使用尿收集器,以避免尿液外溢。目前国内试制的尿收集器类型甚多,其区别在于收集器的收尿部分有舟状罩型、三角裤袋型和内用垫吸塞型的不同,而行尿部分和储尿部分则均大同小异。其共同缺点是在患者睡卧时,尿液仍难以达到密闭而有漏溢现象,故仍有待改进。

2.手术治疗

(1)手术治疗时间的选择:尿瘘修补的时间应视其发病原因和患者局部、全身情况不同而异。术时或术后立即发现的直接损伤性尿瘘应争取时间及时修补,否则手术修补时间与缺血坏死性尿瘘相同,即3~6个月后组织炎症消失,局部血供恢复正常后再行手术。有人主张服用泼尼松促使组织软化,加速水肿消失,可将手术提前至损伤后1个月进行。但泼尼松类药物亦将影响伤口愈合情况,故多数学者仍认为提前手术是不适当的。瘘管修补术失败后亦宜等待3个月后再行手术。在等待期间如发现瘘口处有未吸收的缝线应尽早拆除。

放射治疗癌肿引起的尿瘘多在治疗结束后数月出现,且常需要一个较长时间才能完成其坏死脱落过程。一般而言,应在漏尿出现后一年,甚至2~3年瘘孔完全稳定,膀胱黏膜基本恢复正常,且无癌症复发时才考虑修补。

膀胱结核引起的尿瘘应在抗结核治疗一年以上仍未愈合,局部无活动性结核病变后考虑手术。

尿瘘合并膀胱结石,手术应视膀胱黏膜有无水肿、感染而定。凡结石大者宜先经腹取出膀胱结石,待黏膜炎症消失后再行手术修补。结石小且膀胱黏膜正常时,可在取石同时进行修补术。

尿瘘合并妊娠,虽然妊娠期局部血供良好有利于愈合,但妊娠期手术易并发出血,故一般仍以产后月经恢复后修补为宜。但若为高位尿瘘,亦可考虑在行剖宫产时行修补术。

尿瘘合并闭经者,阴道黏膜及膀胱黏膜均菲薄,应先用雌激素,可口服戊酸雌二醇(2 mg×20 天)再行手术。

月经定期来潮者,应选择在月经干净后3~7天内手术。

(2)术前准备:①术前加强营养,增强体质,有贫血者应予纠正。②做好患者思想工作,交代术时及术后注意事项,以争取其主动配合:如术时应做好耐受不适体位的思想准备;术后应长期卧床休息和每天大量饮水,以保持尿管畅流无阻等。③术前常规用1∶5 000高锰酸钾溶液,坐浴3～5天。有外阴皮炎者在坐浴后,可用氧化锌油膏涂擦患部,直至皮炎痊愈后方可手术。④术前尿液常规检查以保证无尿路感染或膀胱结石的存在。尿常规有红、白细胞者应进一步检查确诊和治疗。⑤术前两日进清淡少渣饮食,术前晚及手术日清晨各灌肠一次,一般无需清洁灌肠。

(3)手术途径的选择:手术有经阴道、经腹和经阴腹联合途径之分。原则上应根据瘘孔部位和发生原因选择不同途径,但绝大多数产伤导致尿瘘者应首选经阴道修补手术。

经阴道修补手术优点:①操作较简便,可直接、迅速暴露瘘孔,不损伤身体部位其他正常组织;②对患者全身干扰小,术后较舒适,并发症少,恢复迅速,腹部无任何瘢痕残留;③术时出血少,特别是操作均在膀胱外进行,膀胱组织无损伤和出血,故术后膀胱内无血凝块堵塞,尿流一般畅通无阻;④凡损伤波及尿道者,非经阴道无法修补;⑤有利于各种辅助手术的进行,如利用阴道壁替代缺损的膀胱,做阴道皮瓣移植或球海绵体肌填充等;⑥阴道内局部瘢痕组织一般并不因修补而增多,故经阴道修补术可反复多次进行。

经腹途径适用于:①膀胱高位瘘孔;②输尿管阴道瘘;③反复经阴道手术失败,特别是修补后瘘孔变小,但瘘管迂回曲折者,其特点是在游离阴道黏膜后仍无法直接暴露膀胱黏膜;④阴道狭窄,瘢痕严重,经阴道无法暴露瘘孔者;⑤全子宫切除术后的膀胱阴道瘘。

经腹手术又有下列几种不同途径。①腹膜外膀胱外:适用于单纯的高位膀胱阴道瘘。②腹膜外膀胱内:适用于瘘孔接近输尿管开口,或合并有膀胱结石者。③膜内膀胱外:适用于高位瘘,瘘孔周围瘢痕多,或子宫有病变需切除者。特别是子宫颈有严重撕裂伤,不切除子宫,膀胱不能完全松解者。④腹膜内膀胱内:适用于膀胱有广泛粘连,不易分离,或子宫已切除的膀胱阴道瘘者。近年来腹腔镜手术技术迅速发展,腹腔镜下尿瘘修补也获得很高的成功率。

经阴腹联合途径:适用于瘘孔极大,瘘孔边缘既高又低,特别是尿道有损伤不易从单途径进行分离缝合的复杂性尿瘘患者。

一般而言,经阴道手术简单、安全,凡经阴道可以暴露者,都应优先选用阴道途径。但就医师而言,应熟悉各种手术方法,不能拘泥于单一途径。

术时麻醉、体位和消毒:手术的成功与否与麻醉的配合有密切关系。术时麻醉应达到无痛和肌肉完全松弛,并能根据手术需要而延长麻醉时间。一般连续硬膜外麻醉能满足手术要求。

为了充分暴露手术视野,体位的选择至为重要。经腹手术取平仰卧位,如有可能,最好将双下肢用脚架略抬高分开,以便随时用手放入阴道协助手术。经阴道手术体位有膀胱截石位、俯卧位、侧卧位等不同。一般多采用前两种。凡用鼠齿钳夹住子宫颈能将子宫往下牵引无困难者,均可采取膀胱截石位;子宫固定特别是瘘孔位于耻骨后方,不易暴露者,应采取俯卧位。

消毒:不论经阴道或经腹手术,均应首先用肥皂水擦洗阴道、外阴,然后用生理盐水冲净,拭干后再用碘伏消毒。消毒不彻底往往是手术失败的原因之一。

充分游离瘘孔周围组织:一般均用小弯圆刀做切口。在切开阴道黏膜前,最好先围绕预定的切口注射肾上腺素稀释液(1∶1 000 肾上腺素 1 mL 加入 300 mL生理盐水)至阴道壁与膀胱间的疏松筋膜间隙,直至阴道黏膜隆起变白为止。注射液体后可减少术野渗血,便于找到正确的分离间隙和避免分离的黏膜瓣撕裂。经阴道修补时有两种分离瘘孔法,即离心分离法和向心加离心分离法。离心分离法在距瘘口缘仅 2～3 mm 处做环形切口,切开阴道黏膜层后,用刀或弯剪向外游离阴道黏膜,以使膀胱获得松解。此法适合于中、小瘘孔。向心加离心分离法是在距切口缘 2 cm 以上处做切口,先往内向心分离阴道黏膜至距瘘缘0.5 cm为止,再从原阴道黏膜切口向外做离心分离,以缓解瘘孔缝合缘的张力。向心加离心法特别适用于巨大膀胱阴道瘘,其优点:①可利用部分阴道壁代替膀胱壁覆盖瘘孔,因而有利于巨大瘘孔的闭合;②如输尿管开口接近瘘孔缘时,可避免损伤输尿管口;③瘘孔周围瘢痕较多时,切缘位于瘢痕组织之外,血供多良好,有利于切口愈合;④膀胱黏膜本身未受干扰,膀胱内无出血和血凝块积聚,术后尿道引流通畅。无论离心法或向心加离心分离法,阴道黏膜游离的范围都要充分,原则上应使瘘孔缘游离后自行横向靠拢,或估计缝合无张力方可。

阴道黏膜推进瓣法也可用于瘘的修补,效果良好。根据阴道黏膜的状况,在阴道前、后、侧壁分离出不同形状的黏膜瓣,如"J"形、"U"形,最后将阴道黏膜瓣推进覆盖到瘘口。

如为巨大瘘孔,一般应分离膀胱子宫颈间隙到膀胱腹膜反折处;瘘孔缘紧贴盆壁和耻骨时,须将膀胱组织从骨膜上游离,或游离长约 1 cm 的骨膜片,以便将骨膜片代替膀胱侧缘与瘘孔其余部分缝合;如患者为膀胱尿道瘘,应将尿道远端阴道黏膜广泛游离,以便使瘘孔上缘游离的阴道黏膜瓣能毫无张力地覆盖在尿道远端的尿道壁上,从而将尿道断端包埋在膀胱内。原则上应避免将尿道远侧断端直接与膀胱吻合。

若采用经阴道修补术治疗，术野较差，瘘管不能向下牵拉，瘘孔数目多、位置接近输尿管口，周围瘢痕粘连严重，或合并输尿管阴道瘘、肾盂积水，则应选择经腹或腹腔镜膀胱阴道瘘修补术。首先应当分离膀胱、子宫颈及阴道前壁间隙，因膀胱阴道瘘管周围有瘢痕形成，间隙层次往往不清，瘢痕处致密需锐性切割分离，应注意避免造成膀胱新的创口。若患者已行全子宫切除，术中可用组织钳钳夹纱布球置于阴道残端推向腹腔方向，保持阴道壁张力，这样有利于分离。暴露出瘘口后，充分游离瘘口周围膀胱和相应的阴道前壁，游离出瘢痕组织周围正常膀胱壁 1 cm 左右。游离膀胱瘘口脂肪组织，暴露膀胱肌层组织。剔除膀胱瘘口周围脂肪组织以利于术后伤口愈合。剪切去除膀胱瘘口周围瘢痕组织，瘢痕均应剪切，剪切原则上使用剪刀，尽量不用电切或超声刀，以免对残余膀胱瘘口创面造成热损伤而不利于愈合。分层缝合膀胱瘘口，可将带蒂大网膜瓣或者腹直肌瓣缝合垫衬于膀胱和阴道之间以增加手术成功率。

经腹或腹腔镜途径若评估为复杂膀胱阴道瘘，常规经膀胱外路径分离不能暴露膀胱瘘口或瘘口与阴道壁的瘢痕分离困难时，可以采用膀胱切开膀胱修补术。首先分离与膀胱顶部的粘连，暴露膀胱顶部，并切开膀胱壁全层，于距离瘘口边界约 2 cm 的距离停止，切开膀胱后，显露并辨认清楚瘘口位置，及其与双侧输尿管开口的距离和关系，再辨认瘘口与尿道内口的毗邻关系。找准瘘口位置，在瘘口周围约 5 mm 的距离环形切开膀胱黏膜层和肌层，而瘘口周围瘢痕尽量切除，如切割困难则将其旷置。将切割分离出的正常膀胱黏膜和肌层行全层连续或间断缝合，必要时再加固缝合一层，再全层关闭切开的膀胱壁，并将膀胱顶部浆膜层固定于壁腹膜，从腹壁穿刺植入膀胱引流管行膀胱造瘘。

严实分层缝合瘘孔，共缝合 3 层。第 1 层用 3-0 人工合成可吸收缝线连续或间断缝合膀胱筋膜及肌层，缝针要带够组织，但不应穿透膀胱黏膜，以便使瘘孔缘连同其四周瘢痕组织向内翻转而加强瘘孔屏障，从而有利于瘘缘的愈合，在瘘孔两侧角部的缝合应从角的外侧开始。连续缝合时，每缝合一针应注意随手将缝线拉紧。第 1 层缝合妥当后，即通过尿道导尿管注入生理盐水试漏，肯定无漏尿并用生理盐水洗清局部术野后，再用 3-0 人工合成可吸收缝线或 0 号丝线连续或间断缝合第 2 层（即膀胱筋膜层与部分膀胱肌层）以加固。但两侧角部缝线应从第 1 层缝线的外方开始。最后用 2-0 号可吸收缝线缝合第三层（即阴道黏膜层），黏膜的糙面宜翻向阴道腔。阴道黏膜应紧贴膀胱筋膜，其间不能遗留无效腔，否则可因创口分泌物在该处积聚、感染而导致手术失败。

有助于提高疗效的辅助手术：对一般尿瘘而言，采用上述修补方法可获得满意效果，但在极复杂的尿瘘患者中，有时加用某些辅助手术是必要的。辅助手术基本上可分为两大类：一类可扩大术野，有助于暴露瘘孔，以利于手术的顺利进行，其中包括会阴侧切术、耻骨联合切除术等；另一类是利用异体或自身组织替代、填充和加强缺损处的膀胱、尿道或阴道黏膜以促进瘘孔的愈合。临床上采用的异体移植有羊膜、牛心包等。临床上目前较常采用的为自身带蒂组织如下。①球海绵体肌脂肪垫填充术：即在大阴唇内侧做纵形切口，游离中指大小一段皮下脂肪组织，通过侧方阴道，将游离端拉入瘘孔创面覆盖膀胱，并间断固定缝合，以消灭膀胱与阴道黏膜间无效腔和增强局部血供，并有可能加强膀胱颈和尿道控制排尿的能力。②大、小阴唇皮瓣移植术：可用于覆盖缺损的阴道创面。③股薄肌移植术：用以加强瘘口缝合缘。④阴道壁修补术：取长方形带蒂阴道黏膜覆盖在瘘孔缘，使瘘孔处有两层阴道黏膜覆盖。⑤其他经腹修补术时有用大网膜、腹直肌作为填充材料者。由于放疗后尿瘘周围组织纤维化严重，血管减少，因此应重视修补带蒂组织瓣。

如为输尿管阴道瘘，当瘘口靠近膀胱时，可行经腹或者腹腔镜下输尿管再植术。

术后处理。①一般护理：术后应长期卧床，但体位可不受限制。术后2～3天静脉补液，进少渣饮食，以后宜大量饮水，每天至少3 000 mL饮水量以保持膀胱自净。②留置导尿管引流：凡经阴道修补的尿瘘，一般均置气囊导尿管开放引流，以保持膀胱较长时间处于空虚状态。保留时间以14天为宜，但可根据瘘孔大小和修补难易而有所不同。孔小、缝合无张力、修补满意的瘘孔保留3～4天即可。保留导尿管期间，应每小时记录排出尿量。若出现尿或保留尿管14天仍有尿漏时，可再继续保留导尿管7～10天（注意此时切忌用阴道窥器或手指进行阴道检查），偶尔尿瘘仍有愈合可能。术后如发现无尿液排出和（或）患者自觉下腹胀满时，应及时检查导尿管有无阻塞或脱落。导尿管畅通时不需更换，但连接导尿管的橡皮管及储尿袋，需每天置换。③外阴及阴道护理：每天擦洗外阴1次，大便后应立即增擦1次。除阴道有出血外，应尽量避免做阴道检查或阴道上药。④抗生素的应用：从手术日晨开始，即应预防性给予抗生素。⑤雌激素的应用：凡术前已服用雌激素者，术后仍应继续服用1个月左右。⑥出院注意事项：出院时如观察无尿失禁、尿潴留等异常情况，一般不做阴道检查；术后3个月内禁性行为，以免引起缝合口裂开和感染。⑦如再次妊娠，嘱临产前住院，及早行剖宫产术结束分娩。

二、粪瘘

粪瘘是指人体肠道与其他系统或部位之间有异常沟通,其中妇产科最常见的是直肠阴道瘘(rectovaginal fistula,RVF),指直肠前壁和阴道后壁之间由上皮组织构成的病理性通道。粪瘘可与尿瘘并存。

(一)病因

分娩时胎头长期停滞在阴道内,直肠受压坏死是形成直肠阴道瘘的最主要原因。会阴Ⅲ度撕裂修补后直肠未愈合,或修补会阴撕裂时,缝线透过直肠黏膜而未及时发现拆除,也可引起直肠阴道瘘。直肠手术进行肠管端端吻合时,因距离阴道过近,如果波及阴道或吻合口愈合不良,组织坏死可导致直肠阴道瘘,这种瘘的瘘口位置相对较高,近于穹隆。此外,因阴道直肠间隔薄,进行阴道后壁脱垂修补术、变性手术或阴道成形等手术时,切除过多过厚阴道壁组织,阴道成形造穴时穴道偏向直肠侧或手术不熟练、解剖层次不清等都有可能导致手术创伤性直肠阴道瘘。痔手术或局部注射硬化剂治疗时,局部损伤或注射部位选择不当、注射药物剂量不当使局部坏死后可能形成直肠阴道瘘,注射硬化剂导致的瘘孔,周围的瘢痕往往范围大。长期安放子宫托不取出,阴道内放射源安放不当或过量时亦可导致直肠阴道瘘。此外,晚期生殖道癌肿可并发粪瘘;先天性生殖器发育畸形患者,可伴有先天性直肠阴道瘘,且常与先天性肛门闭锁并存。

(二)临床表现及诊断

凡直肠阴道瘘瘘孔较大者,粪便皆经阴道排出,便溏时更为明显;若瘘孔小,粪便干结成形时,虽无明显粪便自阴道排出,但阴道内不时有分泌物和排气现象。

诊断粪瘘较尿瘘简单,除先天性粪瘘外,一般均有明显发病原因。大的粪瘘可在阴道窥器暴露下直接窥见瘘孔,瘘孔极小者往往仅在阴道后壁见到一处鲜红的小肉芽组织,如从此处用探针探测,而同时用另一手放入直肠内直接触及探针即可确诊。此外还可以尝试亚甲蓝及阴道注水实验来明确小的瘘口:直肠内灌入亚甲蓝,阴道内塞入棉纱条,10~20分钟后观察棉纱条上是否有染色;患者取截石位,用温水灌注阴道,用直肠镜在直肠内通气,观察阴道侧有无气泡溢出。影像学检查包括经直肠超声、阴道造影、钡灌肠造影、CT、MRI等。其中直肠超声最常用,瘘管在超声下显示为低回声或无回声。对于放疗相关的RVF患者,可选择使用阴道镜加造影以明确可能发生的阴道-小肠、结肠瘘,必要时需活检以排除肿瘤复发。肛门直肠黏膜的健康情况可通过钡灌肠造影和结肠镜检查完成。而检查括约肌应成为诊断RVF的必要步骤,术前行直肠内超声、直肠肛管压力测定及阴部神经电生理检查,以明确是否合并括约肌功能障碍。

直肠阴道瘘的分类方法并不统一,在直肠的下 1/3 及阴道的下 1/2 为低位瘘;位于直肠中 1/3 和阴道后穹隆(6 cm 以上)的瘘为高位瘘;位于这两点之间的是中位瘘。目前较为公认的是根据瘘口在阴道内的位置、大小及病因,将 RVF 分为单纯型和复杂型。发生于阴道的中低位,直径<2.5 cm,由创伤或感染因素引起的瘘称为单纯型;发生于阴道高位,直径≥2.5 cm,由炎性肠病、放疗或肿瘤引起的瘘及修补失败的 RVF,称为复杂瘘。有部分学者认为,对那些瘘口比较小的,可首选腹腔镜下修补的高位瘘,也可以视其为单纯型。

(三)预防

预防粪瘘的基本原则与尿瘘相同。产时应注意缩短第二产程,避免会阴严重撕裂,并在缝合会阴后常规行肛门检查,发现有缝线穿透直肠黏膜者应即拆除重缝。此外,应避免长期安放子宫托不取。妇女生殖道癌肿进行放疗时,应注意掌握后装放射量和放射源安放位置。

(四)治疗

虽然有学者报道 RVF 经保守治疗自愈,但大多数学者均认为手术修补是 RVF 唯一的治愈手段。高位巨大直肠阴道瘘,阴道瘢痕严重,暴露困难者,或同时合并有尿瘘者,均应先做暂时性乙状结肠造瘘,待间隔 4 周,阴道无粪便排出后再行粪瘘修补术。

1.术前准备

(1)手术前 3 天进软食,术前一日进流食,术前 4 小时禁饮水。

(2)手术前 3 天每天口服卡那霉素 1.0 g,每天 2 次;甲硝唑 0.4 g,每天 3 次。

(3)术前服用清肠的药剂,术前一晚及术晨用肥皂水清洁灌肠。

2.手术原则

(1)粪瘘的治疗与尿瘘相同,手术创伤或外伤的瘘孔应立即修补;压迫坏死粪瘘在产后 4～6 个月炎症消失后,再行修补。修补失败者可于 3 个月后再次修补。

(2)修补 RVF 的关键在于直肠前壁的重建,恢复直肠及肛管部位的高压力区。应充分游离瘘口旁组织,仔细辨认周围组织层次,完整切除瘘管及周围瘢痕,谨慎止血后分层行无张力缝合,并保持组织间充足的血供。如果无法保证充足血供,则应在阴道与直肠间填充血运丰富的组织以确保缝合部位的愈合。

(3)粪瘘与尿瘘并存时,一般先治疗尿瘘,再治疗粪瘘。

(4)如确系无法修补的巨大粪瘘,可径直行永久性结肠造瘘。

3.手术方法

(1)单纯瘘管切除、分层修补术:该术式有经腹腔、经阴道、经会阴及经肛4种入路。显露瘘管后,切开直肠阴道间连接处黏膜或切除瘘管,适当游离瘘管周围直肠阴道隔后共分3层缝合,先用3-0人工合成可吸收缝线连续或间断缝合肠壁肌层,不透过肠黏膜,以使瘘缘翻转至肠腔内,第二层用同样方法加固,将第一层包埋,最后缝合阴道黏膜层。其中经腹腔入路适用于高位瘘,而其余3种途径适用于中低位瘘。经肛途径优点在于不损伤肛门括约肌。经阴道途径显露效果优于经肛途径,不需要分离括约肌,可同时行括约肌成形术,多数不需要术前或同时行回肠末端或结肠造口,无会阴切口,愈合快,不导致会阴及肛管畸形,并发症发生率低。

(2)直肠推进瓣修补术:该术式由Noble于1902年提出,要点在瘘管周围分离出一个包括直肠黏膜层、黏膜肌层和部分内括约肌的推进瓣,切除部分瘘管后,将推进瓣覆盖缝合,使直肠壁恢复连续性(方法与尿瘘中阴道黏膜推进瓣相似),阴道内的瘘管则敞开引流。该术式可分为经会阴和经肛门两种入路:经会阴入路切口暴露较好,可同时行括约肌成形术;经肛门入路的优点则在于无会阴部切口,疼痛小,愈合好,不损伤括约肌,术后不影响排便功能,能避免术后锁眼畸形及保护性转流性肠造口。该方法是单纯性中低位RVF的首选方法,即使首次失败后仍能再次应用。

(3)经肛门括约肌途径修补术:也称Mason手术,主要用于低位RVF,尤其是合并括约肌损伤者。术中将瘘管至会阴体间的连接部分切开,分层缝合直肠肛管、肛门括约肌和阴道黏膜等。手术时应注意阴道可容二指,肛门通过一指,且有括约肌收缩感。该术式严重术后并发症为直肠皮肤瘘及肛门失禁,其发生率分别为3.8%和18.0%。对于无括约肌损伤的患者需切断括约肌,亦是该手术的不足之处。

(4)组织瓣转移修补术:指通过引入血供良好的组织到瘘管区,并分隔两侧瘘口缝合处。目的是加强直肠、阴道间隙,促进愈合。该方法适用于复杂型瘘。对于中低位瘘,常用的组织瓣有球海绵体肌、肛提肌、阴股沟皮瓣、臀肌皮瓣、单或双侧股薄肌皮瓣等。高位瘘通常在经腹修补术后填充大网膜或折叠下翻的腹直肌等。

(5)经腹手术及腹腔镜手术:适用于高位RVF,术式包括经腹肛拖出式直肠切除术(Maunsell-Weir术式)、结肠肛管吻合术(Parks手术)等,使阴道壁与直肠完全被隔开,彻底消除了窦道形成的最主要因素,Ⅰ期手术成功率高,患者易接受。该术主要用于复杂或复发的 RVF,但操作较复杂,需要术者有低位直肠切除吻合的手术经验,Parks 手术缺点是残存的直肠肌袖病变可能会继续加重并发展至狭窄。随着腹腔镜技术的进步,腹腔镜下修复 RVF 病例也有较多报道,但该术式适应证相对严格,术前应明确患者瘘口大小、位置,同时需操作者具备很高的腹腔镜操作技巧。

4.术后处理

(1)手术后保持肠道空虚数天对修补好的瘘孔愈合非常重要,饮食控制加应用抑制肠蠕动的药物,保持无排便 3 天后可逐渐进食流质,控制第一次排便在术后 5 天或 6 天时,可口服液状石蜡以润滑大便。

(2)术后 3 天每天口服甲硝唑,方法同术前。

(3)保持外阴部清洁,每天擦洗一次。

(五)临床特殊情况的思考和建议

盆底网片重建、尿道中段悬吊以及阴道骶骨固定术等需要补片材料的手术术后若出现生殖道瘘,应及早取出网片,否则瘘管难以愈合,在修补瘘管时应该充分减小切口张力。

第三节 输尿管损伤

绝大多数输尿管损伤是由妇科手术引起的。输尿管损伤应尽早发现,早期手术治疗。

大多数妇科手术导致的输尿管损伤,若损伤后立即发现并成功修补,则预后良好;但若术时未能察觉或修补失败,则将在术后形成输尿管阴道瘘。

一、病因

80%～90%输尿管是由于妇科手术,特别是经腹子宫全部切除术或广泛性全子宫切除术所引起。损伤的部位多见于子宫动脉、主韧带、阴道侧穹隆或骨盆漏斗韧带等部位。损伤的方式包括钳夹、结扎、切开、切断、扭曲成角、缺血坏死。输尿管从沿途经过的每一个血管获得血供,营养输尿管的小血管在输尿管外膜内组成血供丰富的血管吻合网络,过度游离输尿管可能导致血管网被破坏,输尿管发生缺血性坏死。子宫内膜异位症或输卵管卵巢囊肿引起盆腔广泛粘连,或子宫颈巨大肌瘤导致盆腔器官移位而行子宫切除时,如果术者不熟悉异常解剖也可能误伤输尿管,以致形成输尿管阴道瘘。此外,随着电刀的广泛使用,不恰当使用电凝止血导致的输尿管损伤时有发生,输尿管在局部受热损伤后发生物理变化,局部组织坏死,形成瘘口。在使用单极电凝设备时还会发生电传导所致的输尿管组织坏死,现在单极电凝设备已被双极电凝设备所取代,这种损伤很罕见。

二、临床表现及诊断

任何盆腔手术过程中,如发现术野有"水样液体"阵发性渗出或发现有管腔的索状物被切断而无血液流出时,则提示为输尿管损伤。术时出血多而盲目大块钳夹和缝扎出血点亦有可能伤及输尿管。此时应用拇指和示指由上向下扪触输尿管进入膀胱的行径。如扪触到钳夹或缝扎部位紧靠输尿管时,应将该段输尿管游离,以便确认是否有钳夹、缝扎或其他损伤可能。如输尿管损伤未能在术时发现,术后可因损伤方式和程度不同而有不同表现。双侧输尿管结扎术后即无尿;一侧输尿管结扎多表现为术后 3 天该侧腰痛,肾区叩痛伴畏寒、发热;输尿管切断或钳夹伤多在术后 1～3 天内出现阴道漏尿。输尿管被结扎或剥离缺血引起的尿瘘可晚至术后 1～3 周出现漏尿。静脉尿路造影和膀胱镜检查有助于诊断患侧肾盂积水程度和输尿管损伤的部位,从而选择适当的治疗方案。

三、治疗

术中发现输尿管损伤当即治疗,效果良好。输尿管完全断裂应做端端吻合术或输尿管膀胱吻合术。部分断裂者可将创缘修整后进行缝合,此时应注意保护好尚未断裂的管壁,防止撕裂为完全断裂。单纯钳夹或缝扎可在去除钳夹或松解缝扎线结后,打开膀胱,逆行插入输尿管导管,留置 72 小时以促进愈合。如损伤严重,输尿管结扎处活力差,处理方法同输尿管断裂。

术后发现输尿管损伤应尽早手术修复,现多认为只要患者全身情况良好,虽然技术操作较难,但早期修复效果良好。由于 B 超和 CT 技术的进步,也有人主张先做经皮肾穿刺造瘘术以避免肾功能进一步损害,等待 3～4 个月后再进行延期修复。

目前妇产科采用的修复方法,主要有下列几种。

(一)输尿管端端吻合术

其适用于位置较高、距输尿管远端 5 cm 以上而缺损较少的输尿管损伤。操作要点如下:①适当游离输尿管邻近的损伤部位上下段,以期吻合后吻合口无张力。②切除输尿管损伤段后,将两断端分别剪开2~3 mm,从而修整成铲形但方向相反的斜面。③将双"J"形管插入输尿管作为支架,引流上端进入肾盂,下端进入膀胱,2~3周后拔出。④用5-0人工合成可吸收缝线缝合输尿管一端斜面尖端与另一端斜面底部缺口,分别打结;再分别用两端的缝线以2 mm间距连续缝合缺口两侧,关闭缺口,缝合时缝及的外面鞘膜层和肌层要多于黏膜,缝完一侧缺口后和另一端尾线打结。⑤取脂肪或大网膜覆盖吻合口。⑥在吻合口处置引流管,由侧腹壁引出腹壁外,3天后无渗液即拔除引流管。

(二)输尿管膀胱吻合术

其适用于输尿管远端5 cm以内的损伤。妇产科手术导致该处损伤最为多见,且采用此吻合法治疗的效果最好,操作要点如下:①游离输尿管,切除受损段后。切除的远端用7号丝线结扎,近端剪开2~3 mm,并修整成铲形斜面。暂用两根细丝线缝于近端斜面以备牵引。②适当游离膀胱外疏松结缔组织,使膀胱能稍上移以减少吻合后输尿管张力。③切开膀胱,在原输尿管膀胱内开口处稍上方打洞贯通膀胱壁,利用输尿管牵引丝线将输尿管近端引入膀胱内,拆去牵引线。④用5-0人工合成不吸收缝线间断缝合输尿管全层与膀胱黏膜层,一般缝6针。注意防止输尿管扭曲。⑤在膀胱外用细丝线间断缝合,将输尿管鞘膜和浅肌层固定于膀胱肌壁,前后左右共缝四针,以缓解输尿管吻合口张力和促进其愈合。⑥安置耻骨上膀胱内导尿管引流,开放引流14天。⑦缝合膀胱切口,黏膜层用2-0可吸收缝线连续或间断缝合,肌层和其外筋膜层可用细丝线间断缝合。⑧耻骨后膀胱外置烟卷式引流管,3天后无渗出物拔除引流管。

(三)输尿管膀胱瓣吻合术

如输尿管损伤位置较高,可采用部分膀胱壁替代部分输尿管,但目前已极少采用此手术。方法如下:在膀胱前壁做宽3 cm、长4~5 cm的梯形切口,底部保持与膀胱联系。将已游离的膀胱瓣用人工合成5-0可吸收缝线分两层缝合形成膀胱瓣管。在输尿管导管插入膀胱瓣管和输尿管后,将输尿管断端与膀胱瓣管上端吻合。

(四)输尿管回肠、回肠膀胱吻合术

如输尿管下段坏死,粘连不易分离,可采用此吻合法,即游离一段回肠替代输尿管下段,再将回肠与膀胱吻合。但就妇产科而言,目前很少有采用此法的必要。

四、预防和处理

(一)妇科手术引起的尿瘘的术中预防和处理

每位进行盆腔手术的产科和妇科医师应了解如何进入腹膜后隙和辨认输尿管。从圆韧带开始,于骨盆入口处向两侧切开卵巢血管外侧的腹膜直至结肠。此区域不会损伤任何组织或引起出血。向内侧钝性分离卵巢及其血管,进入腹膜后隙。大血管和盆侧壁在外侧,可以很容易地触摸到或直接看到。可看到输尿管疏松地附在内侧腹膜上。输尿管总是在骨盆入口髂内动脉起始处跨过髂血管。用吸引器或器械轻柔地触摸输尿管,输尿管会进行蠕动,这会帮助辨认。在非常肥胖、暴露不佳的妇女,将示指放在腹膜后隙,拇指放在腹膜表面,通过两个手指间滑动感或咔嚓感辨认输尿管。一旦辨认,可以很容易用直角钳钝性分离,暴露输尿管至子宫动脉。开腹手术时在子宫动脉和膀胱间,可以用前述触摸和滑动感技术辨认输尿管。腹腔镜手术时,通常输尿管可以通过腹膜看到和一路跟踪,当不能看到时,可以用超声刀锐性分离,后腹膜辨认出输尿管并跟踪至手术部位。当腹腔镜术中使用向组织发送能量的器械时(如单极或双极电凝、超声刀),手术医师应了解该器械的热损伤范围。虽然多数器械的平均热损伤范围约为 2 mm,但可能会达到 5 mm,所以,在输尿管附近使用这些能量器械有引起未发现的损伤和延期坏死的潜在可能性。

没有数据表明术前做静脉肾盂造影、CT 或预防性放置输尿管支架可减少输尿管损伤的风险。

在妇科手术中,医师要对泌尿系统的损伤保持高度的警惕,了解输尿管的解剖,如遇盆腔内器官有解剖变异或广泛粘连,最好首先在髂血管分叉处暴露输尿管,然后沿其行径,向下追踪至盆腔段;下推膀胱时应注意解剖界限,避免损伤;当高位结扎骨盆漏斗韧带时,应先切开后腹膜,仔细游离卵巢动静脉,暴露输尿管,再行高位缝扎;输尿管不可广泛游离,以尽量保留输尿管的血供,同时要避免损伤输尿管外鞘膜。术中出血时,应冷静对待,切忌在出血点盲目大块钳夹或缝扎。如为动脉出血,应在血管近端加压,并用吸管吸净积血后,认清出血点,钳夹后缝扎止血。

对可疑的膀胱损伤,术中用亚甲蓝液充盈膀胱检查或行膀胱镜检查,有利于及时发现和处理,避免术后出现尿瘘。对可疑的输尿管损伤和缺血,术中置入输尿管支架有利于预防术后输尿管瘘的发生。

(二)术后尿瘘的诊断和处理

术后出现阴道大量排液、大量腹腔引流液、腹膜刺激征时,应立即检查腹腔引流液或阴道排液的肌酐水平,当肌酐水平比血液中的水平明显增加,接近尿肌酐水平时,可以诊断尿瘘。膀胱镜、亚甲蓝试验、静脉肾盂造影有助于了解瘘口位置,有无肾盂积水、输尿管瘘。在保护肾脏功能的前提下,可以首先尝试保守治疗。输尿管瘘在膀胱镜下置入双"J"形管,保持尿管持续开放,一般可以自行愈合。双"J"形管一般在术后2～3个月取出。但对于成功置入输尿管支架的患者,术后有继发输尿管狭窄的可能。需随访泌尿系统的B超和肾功能,以及时发现和处理,避免发生肾积水、肾功能受损或肾无功能。当双"J"形管置入困难,置入后症状不能缓解,保守治疗无效时,需手术治疗。

(三)输尿管瘘的外科手术修复时机

输尿管瘘的外科手术修复时机目前存在争论,有人主张早期修复,亦有人建议最好于瘘发生3个月后进行修复。主张延迟修复的理由包括输尿管血液循环状况改善和瘘可能自行愈合。非手术处理及过久延迟手术的潜在危险是引流不畅或完全的输尿管梗阻而导致肾功能的丧失。有学者主张早期修复,即发现后立即修复,认为延迟修复与早期修复的成功率相等,而患者在等待修复期间存在患侧肾功能受损的危险,在等待期间,阴道漏尿通常带来不必要的心理痛苦和经济损伤。手术时机还取决于手术范围、输尿管损伤的时间、部位和程度,盆腔组织情况及患者一般状态。如患者存在梗阻,且不能及时手术,放置输尿管支架不成功,行肾盂造瘘是避免肾功能损害和丧失的有效措施。由妇科手术引起的输尿管阴道瘘多发生于输尿管的下1/3,髂血管下方,对这种部位瘘的处理多数采用输尿管膀胱再吻合术及抗反流技术。

五、临床特殊情况的思考和建议

易损伤输尿管的妇科手术中是否需要预防性放置输尿管双"J"形管存在争议,因为放置双"J"形管本身可能带来输尿管损伤,而术后尿路感染也比较常见。部分专家推荐术中使用输尿管导管,术中若无明确输尿管损伤,可于术后即刻拔出。

第四节　子　宫　损　伤

一、子宫穿孔

子宫穿孔多发生于刮宫,特别是人工流产钳刮术时,但诊断性刮宫、安放和取出宫内节育器(IUD)亦可导致子宫穿孔。

(一)原因

1.术前未做盆腔检查或判断错误

刮宫术前未做盆腔检查或对子宫位置、大小判断错误,即盲目操作,是子宫穿孔的常见原因之一,特别是当子宫前屈或后屈,而探针、吸引头或刮匙放入的方向与实际方向相反时,最易发生穿孔。双子宫或双角子宫畸形患者,早孕时误在未孕侧操作,亦易导致穿孔。

2.术时不遵守操作常规或动作粗暴

初孕妇子宫颈内口较紧,强行扩宫,特别是跳号扩张子宫颈时,可能发生穿孔。此外,如在宫腔内粗暴操作,过度搔刮或钳夹子宫某局部区域,均可引起穿孔。

3.子宫病变

以往有子宫穿孔史、反复多次刮宫史或剖宫产后瘢痕子宫患者,当再次刮宫时均易发生穿孔。绒毛膜癌或子宫内膜癌累及深肌层者,诊断性刮宫或做宫腔镜检查,可导致或加速其穿孔或破裂。

4.萎缩子宫

当体内雌激素水平低落,如产后子宫过度复旧或绝经后,子宫往往小于正常子宫,且其肌层组织脆弱、肌张力低,探针很容易直接穿透宫壁,甚至可将IUD直接放入腹腔内。

5.强行取出嵌入肌壁的IUD

IUD已嵌入子宫肌壁,甚至部分已穿透宫壁时,如仍强行经阴道取出,有引起子宫穿孔的可能。

(二)临床表现

绝大多数子宫穿孔均发生在人工流产手术,特别是大月份钳刮手术时。子宫穿孔的临床表现可因子宫原有状态、引起穿孔的器械大小、损伤的部位和程度,以及是否并发其他内脏损伤而有显著不同。

1.探针或IUD穿孔

凡探针穿孔,由于损伤小,一般内出血少,症状不明显,检查时除可能扣及宫底部有轻度压痛外,余无特殊发现。产后子宫萎缩,在安放IUD时,有时可穿透宫壁将其直接放入腹腔而未察觉,直至以后B型超声随访IUD或试图取出IUD失败时方始发现。

2.卵圆钳、吸管穿孔

卵圆钳或吸管所致穿孔的孔径较大,特别是当穿孔后未及时察觉仍反复操作时,常伴急性内出血。穿孔发生时患者往往感突发剧痛。腹部检查,全腹均有压痛和反跳痛,以下腹部最为明显,但肌紧张多不显著,如内出血少,移动性浊音可为阴性。妇科检查子宫颈举痛和宫体压痛均极显著。如穿孔部位在子宫峡部一侧,且伤及子宫动脉的下行支时,可在一侧阔韧带内扪及血肿形成的块物;但也有些患者仅表现为阵发性宫颈管内活跃出血,宫旁无块物扪及,宫腔内亦已刮净而无组织残留。绒毛膜癌或葡萄胎刮宫所导致的子宫穿孔,多伴有大量内、外出血,患者在短时间内可出现休克症状。

3.子宫穿孔并发其他内脏损伤

人工流产术发生穿孔后未及时发现,仍用卵圆钳或吸引器继续操作时,往往会夹住或吸住大网膜、肠管等,以致内脏严重损伤。如将夹住的组织强行往外牵拉,患者顿感刀割或牵扯样上腹剧痛,术者亦多觉察往外牵拉的阻力极大,有时可夹出黄色脂肪组织、粪渣或肠管,严重者甚至可将肠管内黏膜层剥脱拉出。因肠管黏膜呈膜样,故即使夹出亦很难肉眼辨认其为何物。肠管损伤后,其内容物溢入腹腔,患者迅速出现腹膜炎症状。如不及时手术,患者可因中毒性休克而死亡。

如穿孔位于子宫前壁,伤及膀胱时可出现血尿。当膀胱破裂,尿液流入腹腔后,则形成尿液性腹膜炎。

(三)诊断

凡经阴道宫腔内操作出现下列征象时,均提示有子宫穿孔的可能。

(1)使用的器械进入宫腔深度超过事先估计或探明的长度,并感到继续放入无阻力时。

(2)扩张子宫颈的过程中,如原有阻力极大,但忽而阻力完全消失,且患者同时感到有剧烈疼痛时。

(3)手术时患者有剧烈上腹痛,检查有腹膜刺激征,或移动性浊音阳性;如看到夹出物有黄色脂肪组织、粪渣或肠管,更可确诊为肠管损伤。

(4)术后子宫旁有块物形成或宫腔内无组织物残留,但仍有反复阵发性宫颈管内出血者,应考虑在子宫下段侧壁阔韧带两叶之间有穿孔可能。

(四)预防

(1)术前详细了解病史和做好妇科检查,并应排空膀胱。产后三个月哺乳期内和宫腔<6 cm者不放置IUD。有剖宫产史、子宫穿孔史或哺乳期受孕而行人

工流产术时,在扩张子宫颈后即予注射子宫收缩剂,以促进子宫收缩变硬,从而减少损伤。

(2)经阴道行宫腔内手术是完全凭手指触觉的"盲目"操作,故应严格遵守操作规程,动作轻柔,安全第一,务求做到每次手术均随时警惕有损伤的可能。

(3)孕 12～16 周而行引产或钳刮术时,术前 2 天分 4 次口服米菲司酮共 150 mg,同时注射依沙吖啶100 mg至宫腔,以促进子宫颈软化和扩张。一般在引产第 3 天,胎儿胎盘多能自行排出。如不排出时,可行钳刮术。钳刮时先取胎盘,后取胎体,如胎块长骨通过子宫颈受阻时,忌用暴力牵拉或旋转,以免损伤宫壁。此时应将胎骨退回宫腔最宽处,换夹胎骨另一端则不难取出。

(4)如疑诊子宫体绒癌或子宫内膜癌而需行诊断性刮宫确诊时,搔刮动作宜轻柔。当取出的组织足以进行病理检查时,则不应再做全面彻底的搔刮术。有条件时最好在宫腔镜直视下取可疑部位组织进行活检。

(五)处理

手术时一旦发现子宫穿孔,应立即停止宫腔内操作。然后根据穿孔大小、宫腔内容物干净与否、出血多少和是否继续有内出血、其他内脏有无损伤,以及妇女对今后生育的要求等而采取不同的处理方法。

(1)穿孔发生在宫腔内容物已完全清除后,如观察无继续内、外出血或感染,三天后即可出院。

(2)凡穿孔较小者(用探针或小号张器所致),无明显内出血,宫腔内容物尚未清除时,应先给予缩宫素以促进子宫收缩,并严密观察有无内出血。如无特殊症状出现,可在 7～10 天后再行刮宫术;但若术者刮宫经验丰富,对仅有部分宫腔内容物残留者,可在发现穿孔后避开穿孔部位将宫腔内容物刮净。

(3)如穿孔直径大,有较多内出血,尤其合并有肠管或其他内脏损伤者,则不论宫腔内容物是否已刮净,应立即剖腹探查,并根据术时发现进行肠修补或部分肠段切除吻合术。子宫是否切开或切除,应根据有无再次妊娠要求而定。不再妊娠者,最好做子宫次全切除术;希望再次妊娠者,在肠管修补后再行子宫切开取胎术。

(4)其他辅助治疗:凡有穿孔可疑或证实有穿孔者,均应尽早经静脉给予抗生素预防和控制感染。

二、子宫颈撕裂

(一)原因

子宫颈撕裂多因宫缩过强但子宫颈未充分容受和扩张,胎儿被迫强行通过子宫颈外口或内口所致。一般见于无足月产史的中孕引产者。加用缩宫素特别是前列腺素引产者发生率更高。

(二)临床表现

临床上可表现为以下3种不同类型。

1.子宫颈外口撕裂

一般与足月分娩时撕裂相同，多发生于宫颈6或9点处，长度可由外口处直达阴道穹隆部不等，常伴有活跃出血。

2.子宫颈内口撕裂

子宫颈内口尚未完全扩张，胎儿即强行通过时，可引起子宫颈内口处黏膜下层结缔组织撕裂，因黏膜完整，故胎儿娩出后并无大量出血，但因子宫颈内口闭合不全以致以后出现习惯性流产。

3.子宫颈破裂

凡裂口在子宫颈阴道部以上者为子宫颈上段破裂，一般同时合并有后穹隆破裂，胎儿从后穹隆裂口娩出。如破裂在子宫颈的阴道部为子宫颈下段破裂，可发生在子宫颈前壁或后壁，但以后壁为多见。裂口呈横向新月形，但子宫颈外口完整，患者一般出血量较多。窥阴器扩开阴道时即可看见裂口，甚至可见到胎盘嵌顿于裂口处。

(三)预防和治疗

(1)凡用依沙吖啶引产时，不应滥用缩宫素，特别是不应采用米索前列醇加强宫缩。引产时如宫缩过强，产妇诉下腹剧烈疼痛，并有烦躁不安，而宫口扩张缓慢时，应立即肌内注射哌替啶100 mg及东莨菪碱0.5 mg以促使子宫松弛，已加用静脉注射缩宫素者应立即停用。

(2)中期妊娠引产后不论出血量多少，应常规检查阴道和子宫颈。发现撕裂者立即用人工合成可吸收缝线修补。

(3)凡因子宫颈内口闭合不全出现晚期流产者，可在非妊娠期进行手术矫正，但疗效不佳。现多主张在妊娠14~19周期间用10号丝线前后各套2 cm长橡皮管绕子宫颈缝合扎紧以关闭颈管。待妊娠近足月或临产前拆除缝线。

(四)临床特殊情况的思考和建议

随着宫腔镜的普及，宫腔镜操作时子宫穿孔日益多见，宫腔镜为可视操作，通常术中发现子宫穿孔，立刻停止操作即可，必要时后穹隆穿刺抽吸进入腹腔的膨宫液。宫腔镜电切时穿破子宫应注意观察有无膀胱及肠管损伤征象。

第四章

女性生殖系统炎症

第一节 外阴及阴道炎症

外阴及阴道炎症是妇科最常见疾病之一。外阴暴露于外,外阴阴道又毗邻尿道、肛门,易受阴道分泌物、经血、尿液和粪便刺激,局部比较潮湿,同时生育年龄妇女性生活频度增加,容易受到损伤及外界微生物感染。幼女及绝经后妇女阴道上皮菲薄,局部抵抗力低,易受感染。

正常健康妇女,由于解剖学及生物化学特点,阴道对病原体的入侵有自然防御功能。近年的研究认为,阴道微生态体系与女性生殖系统正常生理功能的维持和各种炎症的发生、发展,以及治疗转归均直接相关。阴道的自然防御功能遭到破坏,则病原体易于侵入,导致阴道炎症。

外阴及阴道炎临床上以白带的性状发生改变以及外阴瘙痒为主要临床特点,性交痛也较常见,感染累及尿道时,可有尿痛、尿急、尿频等症状。

一、特异性外阴炎

由一般化脓性细菌引起的外阴炎称为非特异性外阴炎,多为混合型细菌感染,常见病原菌有金黄色葡萄球菌、乙型溶血性链球菌、大肠埃希菌、变形杆菌、厌氧菌等。临床上分为单纯性外阴炎、毛囊炎、外阴脓疱、外阴疖病、蜂窝织炎及汗腺炎等。

(一)单纯性外阴炎

1.病因

常见的致病菌为大肠埃希菌。当宫颈或阴道炎症时,阴道分泌物流出刺激外阴可致外阴炎;经常受到经血、尿液、粪便刺激,如不注意保持外阴皮肤清洁容易引起外阴炎,也易导致外阴炎。此外,不透气的尼龙内裤、经期使用卫生巾导致局部透气性差,局部潮湿,均可引起外阴炎。

2.临床表现

炎症多发生在小阴唇内、外侧或大阴唇甚至整个外阴部。急性期主要表现为外阴皮肤黏膜有瘙痒、疼痛、烧灼感,在活动、性交、排尿、排便时加重。妇科检查可见外阴充血、肿胀、糜烂,常见抓痕,严重者可形成溃疡或湿疹。慢性炎症可使皮肤增厚、粗糙、皲裂,甚至有苔藓样变。

3.治疗

治疗原则:保持外阴局部清洁、干燥;局部可使用抗生素;重视消除病因。

(1)急性期避免性交,停用引起外阴皮肤刺激的药物,保持外阴清洁、干燥。

(2)局部治疗:可应用0.1%聚维酮碘溶液或1:5 000高锰酸钾溶液坐浴,每日2次,每次15～30分钟。坐浴后局部涂抗生素软膏或紫草油。

(3)病因治疗:积极治疗宫颈炎、阴道炎。如发现糖尿病、尿瘘、粪瘘应及时治疗。

(二)外阴毛囊炎

1.病因

外阴毛囊炎为细菌侵犯毛囊及其所属皮脂腺引起的急性化脓性感染。常见致病菌为金黄色葡萄球菌、表皮葡萄球菌及白色葡萄球菌。本病多见于外阴皮肤摩擦受损或手术前备皮后,外阴局部不洁或肥胖表皮摩擦受损亦可诱发。

2.临床表现

阴道皮肤毛囊口周围红肿、疼痛,毛囊口可见白色脓头,中央有毛发通过。脓头逐渐增大成锥状脓疱,相邻的多个小脓疱融合成大脓疱,严重者伴外阴充血、水肿及明显疼痛。数日后结节中央组织坏死变软,出现黄色小脓栓,再过数日脓栓脱落,脓液排出,炎症逐渐消退,但常反复发作,可变成疖病。

3.治疗

(1)保持外阴清洁、干燥,勤换内裤,勤洗外阴。

(2)局部治疗:病变早期可用0.1%聚维酮碘溶液或1:5 000高锰酸钾溶液坐浴。已有脓包形成者,可消毒后针刺挑破,脓液流出,局部涂上抗生素软膏。

(3)全身治疗:病变较广泛时,可口服头孢类或大环内酯类抗生素。

(三)外阴疖

1.病因

本病主要由金黄色葡萄球菌或白色葡萄球菌感染引起。潮湿多汗、外阴皮肤摩擦受损后容易发生。此外,糖尿病、慢性肾炎、长期应用糖皮质激素及免疫抑制剂、营养不良者易患本病。

2.临床表现

本病多发生在大阴唇的外侧面。开始时毛囊口周围皮肤轻度充血肿痛,有红点,逐渐形成高于周围皮肤的紫红色硬结,皮肤表面紧张,有压痛,硬结边缘不清楚,常伴腹股沟淋巴结肿大,以后疖肿中央变软,表面皮肤变薄,并有波动感,继而中央顶端出现黄白色点,不久溃破,脓液排出后疼痛减轻,红肿消失,逐渐愈合。多发性外阴疖病可引起患处剧烈疼痛而影响日常生活。

3.治疗

(1)保持外阴清洁、干燥,勤换内裤,勤洗外阴。

(2)局部治疗:早期可用0.1%聚维酮碘溶液或1:5 000高锰酸钾溶液坐浴后局部涂上抗生素软膏,以促使炎症消散或局限化,也可红外线照射、50%酒精湿敷减轻疼痛,促进炎症消散,促使疖肿软化。

(3)全身治疗:有明显炎症或发热者应口服或肌内注射抗生素,必要时培养脓液及根据药敏试验选择药物治疗。

(4)手术治疗:当疖肿变软,有波动感,已形成脓肿时应立即切开引流并局部换药,切口适当扩大以便脓液及坏死组织能流出,切忌挤压以免炎症扩散。

(四)外阴急性蜂窝织炎

1.病因

本病为外阴皮下、筋膜下、肌间隙或深部蜂窝组织的一种急性弥漫性炎症。致病菌以A族B型溶血性链球菌为主,其次为金黄色葡萄球菌及厌氧菌。炎症多由于皮肤或软组织损伤,细菌入侵引起。少数也可由血行感染。

2.临床表现

本病发病较急剧,常有畏寒、发热、头痛等前驱症状。急性外阴蜂窝织炎特点是病变不易局限化,迅速扩散,与正常组织无明显界限。浅表的急性蜂窝织炎局部红肿明显、剧痛,并向四周扩大形成红斑,病变有时可出现水疱甚至坏疽。深部的蜂窝织炎局部红肿不明显,只有局部水肿和深部压痛,疼痛较轻,但病情较严重。患者还表现为高热、寒战、头痛、全身乏力、白细胞计数升高,双侧腹股沟淋巴结肿大、压痛。

3.治疗

(1)全身治疗:早期采用头孢类或青霉素类抗生素口服或静脉滴注,体温降至正常后仍需持续用药2周左右。如有变态反应史患者可使用红霉素类抗生素。

（2）局部治疗：可采用热敷，如不能控制应做广泛多处切开引流，切除坏死组织，伤口用3%过氧化氢溶液冲洗和湿敷。

二、前庭大腺炎

前庭大腺炎是前庭大腺的炎症，生育年龄妇女多见。前庭大腺位于两侧大阴唇下1/3深部，其直径为0.5～1.0 cm，它们的腺管长1.5～2.0 cm，腺体开口位于小阴唇内侧近处处女膜处。由于解剖位置的特殊性，在性交、分娩等情况下，病原体易侵入引起前庭大腺炎。

（一）病因

主要致病菌有葡萄球菌、大肠埃希菌、链球菌、肠球菌、淋病奈瑟球菌及厌氧菌等，近年来，随着性传播疾病发病率增加，淋病奈瑟球菌、沙眼衣原体所致前庭大腺炎有明显增高趋势。本病常为混合感染。

（二）临床表现

前庭大腺炎可分为3种类型：前庭大腺导管炎、前庭大腺脓肿和前庭大腺囊肿。炎症多为一侧。

1.前庭大腺导管炎

初期感染阶段多为导管炎，表现为局部红肿、疼痛及性交痛、行走不便，检查可见患侧前庭大腺开口处有白色小点，有明显触痛。

2.前庭大腺脓肿

导管开口处闭塞，脓性分泌物不能排出，细菌在腺体内大量繁殖，积聚于导管及腺体中，逐渐扩大形成前庭大腺脓肿。患者诉患侧外阴部肿胀，疼痛剧烈，甚至有排尿痛，行走困难。检查时患侧外阴红肿热痛，可扪及肿块，如已形成脓肿，则触知肿块有波动感，触痛明显，多为单侧，脓肿直径为3～6 cm，表面皮肤变薄，脓肿继续增大，可自行破溃，症状随之减轻；若破口小，脓液引流不畅，症状可反复发作。部分患者伴随发热等全身症状，白细胞计数增高，患侧腹股沟淋巴结肿大等。

3.前庭大腺囊肿

炎症急性期后，脓液被吸收，腺体内的液体被黏液代替，成为前庭大腺囊肿。也有部分患者的囊肿不是因为感染引起，而是因为分娩过程中，会阴侧切时，将腺管切断，腺体内的液体无法排出，长期积累到一定程度后，就会引起前庭大腺囊肿。囊肿小时，患者多无症状，肿物增大后，外阴患侧肿大。检查时见外阴患侧肿大，可触及囊性肿物，与皮肤有粘连，该侧小阴唇被展平，阴道口被挤向健侧，囊肿较大时可有局部肿胀感及性交不适，如果不及时治疗，一旦合并细菌感染,又会引起前庭大腺脓肿。也有的患者是因为前次治疗不彻底,以后机体抵抗力降低时,细菌乘机大量繁殖,又形成新的脓肿。这个过程可以反复多次,形成恶性循环。

(三)诊断

大阴唇下 1/3 部位红、肿,有硬结,触痛明显,甚至行走困难,就应该考虑前庭大腺炎。一般为单侧,与外阴皮肤有粘连或无粘连,可自其开口部压挤出的分泌物做病原微生物检查及抗生素的敏感试验。根据肿块的部位、外形,有无急性炎症等特点,一般都可确诊。必要时可以穿刺进行诊断,脓肿抽出来的是脓液,而囊肿抽出来的是浆液。

(四)治疗

(1)在前庭大腺炎早期,可以使用全身性抗生素治疗。由于近年淋病奈瑟球菌所致的前庭大腺炎有增加的趋势,所以在用药前最好挤压尿道口,或者取宫颈管分泌物送细菌培养,并做细菌药物敏感试验。在药敏试验结果出来之前,根据经验选择抗生素。一般而言,青霉素类抗生素疗效较好。也可以根据情况,使用局部热敷或理疗,促使炎症消退。同时应保持外阴局部清洁卫生。

一旦形成了脓肿,单纯使用抗生素是无效的,应该切开引流。手术时机要选择波动感最明显的时候。一般在大阴唇内侧下方切开,切口不要过小,要使脓液能够全部彻底地排出来。脓液排出后,炎症开始消退时,用 0.1% 聚维酮碘溶液或 1∶5 000 高锰酸钾溶液坐浴。

(2)对于前庭大腺囊肿的治疗,囊肿造口术方法简单、损伤小,造口术切口选择在囊肿的下方,让囊液能够全部流出来,同时用引流条以防造口粘连,用 0.1% 聚维酮碘溶液或 1∶5 000 高锰酸钾溶液坐浴。预后一般都比较好,前庭大腺的功能也可以得到很好的保存。

三、外阴溃疡

(一)病因

外阴溃疡常见于中、青年妇女,按其病程可分为急性外阴溃疡与慢性外阴溃疡两种。溃疡可单独存在,也可以使多个溃疡融合而成一大溃疡。外阴溃疡多为外阴炎症引起,如非特异性外阴炎、单纯疱疹病毒感染、贝赫切特综合征、外阴结核、梅毒性淋巴肉芽肿,约有 1/3 外阴癌在早期表现为溃疡。

(二)临床表现

外阴溃疡可见于外阴各个部位,以小阴唇和大阴唇内侧为多,其次为前庭黏膜及阴道口周围。

1.急性外阴溃疡

(1)非特异性外阴炎:溃疡多发生于搔抓后,可伴有低热及乏力等症状,局部疼痛严重。溃疡部位表浅,数目较少,周围有明显炎症。

(2)疱疹病毒感染:起病急,接触单纯疱疹性病毒传染源后一般有 2～7 天的潜伏期,随着后出现发热等不适,伴有腹股沟淋巴结肿大和疱疹。溃疡大小不等,底部灰黄,周围边际稍隆起,并高度充血及水肿。初起为多个疱疹,疱疹破溃后呈浅表的多发性溃疡,有剧痛。溃疡多累及小阴唇,尤其在其内侧面。溃疡常在1～2 周内自然愈合,但易复发。

(3)贝赫切特综合征:急性外阴溃疡常见于贝赫切特综合征。其病因不明确,病变主要为小动静脉炎。溃疡可广泛发生于外阴各部,而以小阴唇内外侧及阴道前庭为多。本病起病急,常反复发作。临床上分为 3 型,可单独存在或混合发生,以坏疽型最严重。

坏疽型:多先有全身症状,如发热乏力等。病变部位红肿明显,溃疡边缘不整齐,有穿掘现象,局部疼痛严重。溃疡表面附有大量脓液,或污黄至灰黑色的坏死伪膜,除去后可见基底不平。病变发展迅速,可形成巨大蚕食性溃疡,造成小阴唇缺损,外表类似外阴癌,但边缘及基底柔软,无浸润。

下疳型:较常见。一般症状轻,病程缓慢。溃疡数目较多、位置较浅。溃疡周围红肿,边缘不整齐。本型常在数周内愈合,但常在旧病灶痊愈阶段,其附近又有新溃疡出现。

粟粒型:溃疡如针头至米粒大小,数目多,痊愈快。患者自觉症状轻微。

(4)性传播疾病:如梅毒、软下疳及性病性淋巴肉芽肿均可引起外阴溃疡。

2.慢性外阴溃疡

(1)外阴结核:罕见,偶继发于严重的肺、胃肠道、内生殖器官、腹膜或骨结核。好发于阴唇或前庭黏膜。病变发展缓慢。初起常为一局限性小结节,不久即溃破为边缘软薄而穿掘的浅溃疡。溃疡形状不规则,基底凹凸不平,覆以干酪样结构。病变部位无痛,但受尿液刺激或摩擦后可有剧痛。溃疡经久不愈,并可向周围扩展。

(2)外阴癌:外阴恶性肿瘤在早期可表现为丘疹、结节或小溃疡。病灶多位于大、小阴唇,阴蒂和后联合等处,伴或不伴有外阴白色病变。癌性溃疡与结核性溃疡肉眼难以鉴别,需做活组织检查确诊。

对急性外阴溃疡的患者应注意检查全身皮肤、眼、口腔黏膜等处有无病变。诊断时要明确溃疡的大小、数目、形状、基底情况,有时溃疡表面覆以一些分泌物容易漏诊。故应细心、认真检查，分泌物涂片培养，做血清学检查或组织学病理检查有助于诊断。

(三)治疗

因病因往往不是很明确，故治疗上主要以对症治疗为主。

1.全身治疗

注意休息及补充营养，补充大量 B 族维生素、维生素 C。有继发感染时应考虑应用抗生素。

2.局部治疗

应用 0.1%聚维酮碘溶液或 1:5 000 高锰酸钾溶液坐浴。局部用抗生素软膏涂抹。急性期可给予类固醇皮质激素局部应用缓解症状。注意保持外阴清洁干燥，减少摩擦。

3.病因治疗

尽早明确病因，针对不同病因进行治疗。

四、外阴前庭炎综合征

外阴前庭炎综合征好发于性生活频繁的妇女，多数既往有反复细菌或尖锐湿疣感染史。Friedrich 将该综合征定义为：①触摸外阴前庭部，或将阴茎插入阴道，或将栓剂送入阴道时，患者即感严重疼痛；②压迫外阴前庭部时，局部有压痛；③前庭部出现不同程度的红斑。

其特征是患者主诉当阴道撑开时，发生插入疼痛、不适，触诊时局部有红斑，用棉签轻轻压迫处女膜环上的腺体开口或阴道后系带时有点状疼痛。性交时疼痛异常，甚至在性交后 24 小时内都感到外阴部有灼热疼痛，严重者根本不能有正常的性生活。一般而言，凡病变 3 个月之内者属急性，超过 3 个月者属慢性。

(一)病因

病因尚不清楚，可能存在以下因素。

(1)感染：可能与人乳头瘤病毒在外阴前庭部的亚临床感染有关，此外，与阴道加德纳菌、念珠菌和解脲支原体感染也可能有一定关系。

(2)异常神经纤维增生。

(3)阴道痉挛、阴道 pH 的改变、外阴某些疾病治疗之后的反应、尿道的压力与变异等亦是相关病因。

(二)临床表现

严重性交疼痛，持续 1～24 小时。外阴前庭部位疼痛，压痛明显，女性可见前庭部位充血、肿胀。

（三）治疗

（1）保守治疗：主要针对原发性疾病进行抗感染治疗或抗真菌治疗，特异性外阴炎如白色念珠菌导致的，应给予抗真菌药物治疗。

（2）尖锐湿疣可参照性传播疾病的治疗。

（3）前庭切除术：于外阴部沿处女膜内侧边缘做一切口，同时沿黏膜皮肤交界处向会阴方向做一平行切口，两切口于 3 点及 9 点处吻合，前庭后部深入 5 mm 做切除术。切口行间断缝合，14 天后拆线，术后 21 天开始用扩张器（2 cm），逐渐扩大阴道口至 4 cm，大部分患者术后疼痛可缓解。

第二节 宫 颈 炎 症

宫颈炎是妇科常见疾病。在正常情况下，子宫颈是预防阴道内病原菌侵入子宫腔的重要防线，因子宫颈可分泌黏稠的分泌物形成黏液栓，抵抗病原体侵入子宫腔。但宫颈同时容易受到性生活、分娩、经宫腔操作等损伤，长期阴道炎症，宫颈外部长期浸在分泌物内，宫颈也易受病原体感染，从而发生宫颈炎。

一、急性宫颈炎

急性宫颈炎多发生于感染性流产、产褥感染、宫颈急性损伤或阴道内异物并发感染后。

（一）病因

急性宫颈炎多由性传播疾病的病原菌如淋病奈瑟球菌及沙眼衣原体感染所致，淋病奈瑟球菌感染时约 50% 合并沙眼衣原体感染。葡萄球菌、链球菌、大肠埃希菌等较少见。此外也有病毒感染所致，如单纯疱疹病毒、人乳头瘤病毒、巨细胞病毒等。临床常见的急性宫颈炎为黏液脓性宫颈炎（mucopurulent cervicitis，MPC），其特点为宫颈管或宫颈管棉拭子标本上，肉眼可见脓性或黏液脓性分泌物；棉拭子擦拭宫颈管容易诱发宫颈管内出血。黏液脓性宫颈炎的病原体主要为淋病奈瑟球菌及沙眼衣原体。但部分 MPC 的病原体不清。沙眼衣原体及淋病奈瑟球菌均感染宫颈管柱状上皮，沿黏膜面扩散引起浅层感染，病变以宫颈管外最明显。

（二）病理

急性宫颈炎的病理变化为宫颈红肿，宫颈管黏膜水肿，组织学表现为血管充血,宫颈黏膜及黏膜下组织、腺体周围见大量中性粒细胞浸润,腺腔内见脓性分泌物。

(三)临床表现

白带增多是急性宫颈炎最常见的、有时是唯一的症状,常呈脓性甚至脓血性白带。分泌物增多刺激外阴而伴有外阴瘙痒、灼热感,以及阴道不规则出血、性交后出血等。由于急性宫颈炎常与尿道炎、膀胱炎或急性子宫内膜炎等并存,不同程度出现下腹部不适、腰骶部坠痛及尿急、尿频、尿痛等膀胱刺激症状。急性淋菌性宫颈炎时,可有不同程度的体温升高和白细胞增多;炎症向上蔓延可导致上生殖道感染,如急性子宫内膜炎、盆腔结缔组织炎。

妇科检查可见宫颈充血、水肿、黏膜外翻,宫颈有触痛,触之容易出血,可见脓性分泌物从宫颈管内流出。淋病奈瑟球菌感染的宫颈炎,尿道、尿道旁腺、前庭大腺可同时感染,而见充血、水肿甚至脓性分泌物。沙眼衣原体性宫颈炎可无症状,或仅表现为宫颈分泌物增多,点滴状出血。妇科检查可见宫颈外口流出黏液脓性分泌物。

(四)诊断

根据病史、症状及妇科检查,诊断并不困难,但需明确病原体,应取宫颈管内分泌物做病原体检测,可选择革兰氏染色、分泌物培养＋药物敏感试验、酶联免疫吸附测定及核酸检测。革兰氏染色对检测沙眼衣原体敏感性不高;培养法是诊断淋病的金标准,但要求高且费时长,而衣原体培养其方法复杂,临床少用;酶联免疫吸附测定及核酸检测对淋病奈瑟球菌及衣原体感染的诊断敏感性及特异性高。

诊断黏液脓性宫颈炎:在擦去宫颈表面分泌物后,用小棉拭子插入宫颈管内取出,肉眼观察棉拭子上见白色或黄色黏液脓性分泌物,将分泌物涂片做革兰氏染色,如光镜下平均每个油镜中有 10 个以上或高倍视野有 30 个以上中性粒细胞,即可诊断 MPC。

诊断需注意是否合并上生殖道感染。

(五)治疗

急性宫颈炎治疗以全身治疗为主,需针对病原体使用有效抗生素。未获得病原体检测结果可根据经验给药,对于有性传播疾病高危因素的年轻妇女,可给予阿奇霉素 1 g 单次口服或多西环素 100 mg,每天 2 次口服,连续 7 天。已知有病原体者针对性使用有效抗生素。

1.急性淋病奈瑟球菌性宫颈炎

原则是及时、足量、规范、彻底。常用药物：头孢曲松，125 mg 单次肌内注射；或头孢克肟，400 mg 单次口服；大观霉素，4 g 单次肌内注射。因淋病奈瑟球菌感染半数合并沙眼衣原体感染，故在治疗同时需联合使用抗衣原体感染的药物。

2.沙眼衣原体性宫颈炎

常用四环素类、红霉素类及喹诺酮类药物。多西环素，100 mg 口服，每日2次，连用 7天。阿奇霉素，1 g 单次口服；红霉素，500 mg，每日 4 次，连续 7 天（红霉素，250 mg，每日 2 次，连续 14 天）。氧氟沙星，300 mg 口服，每日 2 次，连用 7 天；左氧氟沙星，500 mg，每日 1 次，连用 7 天。

3.病毒性宫颈炎

重组人 α_2 干扰素栓抑制病毒复制的同时可调节机体的免疫功能，每晚 1 枚，6 天为 1 个疗程，能促进鳞状上皮化生，而达到治疗效果。

4.其他

一般化脓菌感染的宫颈炎最好根据药敏试验进行抗生素的治疗。合并有阴道炎者如细菌性阴道病者需同时治疗。疾病反复发作者其性伴侣亦需治疗。

二、宫颈炎症相关性改变

(一)宫颈柱状上皮异位

子宫颈上皮在女性一生中都在发生变化，青春期、妊娠期和绝经期尤为明显，并且受外源女性甾体激素、宫颈管和阴道内微环境及 pH 的影响。有性生活特别是高危性行为女性中由原始柱状和早期或中期鳞状化生上皮构成的移行带的变化有相关性。随着循环中雌激素和孕激素水平升高，阴道微环境的酸性相对更强，造成宫颈外翻，暴露出宫颈管柱状上皮末端，导致翻转即原始柱状上皮暴露增加，此现象也称为"宫颈柱状上皮异位"。

1.临床表现

常表现为白带增多，而分泌物增多可导致外阴不适或瘙痒。若继发感染时白带可为黏稠的或脓性的，有时可带有血丝或少量血液，有时会出现接触性出血，也可出现下腹或腰背部下坠痛。

检查见宫颈表面呈红色黏膜状，是鳞状上皮脱落，为柱状上皮所代替，上皮下血管显露的结果。柱状上皮与鳞状上皮有清楚的界限，因非真正"糜烂"，界限可自行消失。

临床常根据宫颈柱状上皮异位的面积将其分成轻、中、重度。凡异位面积小于子宫颈总面积 1/3 者为轻度,占 1/3～1/2 者为中度,超过 1/2 总面积者为重度。

2.治疗

有症状的宫颈柱状上皮异位可行宫颈局部物理治疗。常用的方法如下。

(1)电凝(灼)法:适用于宫颈柱状上皮异位面较大者。将电灼器接触糜烂面,均匀电灼,范围略超过糜烂面。电熨深度约 0.2 cm,过深可致出血,愈合较慢;过浅会影响疗效。深入宫颈管内 0.5～1.0 cm,过深易导致宫颈管狭窄、粘连。电熨后创面喷洒呋喃西林粉或涂以金霉素甘油。术后阴道出血可用纱布填塞止血,24 小时后取出。此法简便,治愈率达 90%。

(2)冷冻疗法:系一种超低温治疗,利用制冷剂快速产生低温效果而使柱状上皮异位面冻结、坏死而脱落,修复创面而达到治疗目的。制冷源为液氮,快速降温至 −196 ℃。治疗时根据糜烂情况选择适当探头。为提高疗效可采用冻—溶—冻法,即冷冻 1 分钟,复温 3 分钟,再冷冻 1 分钟。其优点是操作简单,治愈率高约为 80%。术后很少发生出血及颈管狭窄。缺点是术后阴道排液多。

(3)激光治疗:是一种高温治疗,温度可达 700 ℃以上。主要使柱状上皮异位组织炭化、结痂,待痂脱落后,创面为新生的鳞状上皮覆盖达到修复治疗目的。一般采用二氧化碳激光器,波长为 10.6 μm 的红外光。其优点除热效应外,还有压力、光化学及电磁场效应,因而在治疗上有消炎(刺激机体产生较强的防御免疫机能)、止痛(使组织水肿消退,减少对神经末梢的化学性与机械性刺激)及促进组织修复(增强上皮细胞的合成代谢作用,促进上皮增生,加速创面修复),故治疗时间短,治愈率高。

(4)微波治疗:微波电极接触局部病变组织,快速产生高热效应,使得局部组织凝固、坏死,形成非炎性表浅溃疡,新生鳞状上皮覆盖溃疡面而达到治疗目的,且微波治疗可促进凝固性血栓形成而止血。此法出血少,无宫颈管粘连,治愈率约 90%。

(二)宫颈息肉

炎症的长期刺激导致宫颈管黏膜局部增生,由于子宫具有排异作用,增生的黏膜逐渐往宫颈口突出,形成宫颈息肉。镜下宫颈息肉表面覆盖一层柱状上皮,中心为结缔组织,伴充血、水肿及炎性细胞浸润。宫颈息肉极易复发,恶变率低。

1.临床表现

常表现为白带增多或白带中带有血丝或少量血液,有时会出现接触性出血。

<<<

也可无任何症状。

检查时见宫颈息肉为一个或多个,色红,呈舌状,直径一般在 1 cm 以下,质软而脆,触之易出血,其蒂细长,多附于宫颈外口。

2.治疗

宫颈息肉应行息肉摘除术,术后标本常规送病理检查。

(三)宫颈腺囊肿

子宫颈鳞状上皮化生过程中,柱状上皮的腺口阻塞,或其他原因致腺口阻塞,而导致腺体内的分泌物不能外流而潴留于内,致腺腔扩张,形成大小不等的囊形肿物。其包含的黏液常清澈透明,也可能由于合并感染而呈混浊脓性。腺囊肿一般小而分散,可突出于子宫颈表面。小的仅有小米粒大,大的可达玉米粒大,呈青白色,常见于表面光滑的子宫颈。

(四)宫颈肥大

可能由于炎症的长期刺激,宫颈组织反复发生充血、水肿,炎性细胞浸润及结缔组织增生,致使子宫颈肥大,严重者可较正常子宫颈增大 1 倍以上。

第三节　盆腔炎性疾病

盆腔炎性疾病(pelvic inflammatory disease,PID)是病原体感染导致女性上生殖道及其周围组织(子宫、输卵管、卵巢、宫旁组织及腹膜)炎症的总称,包括子宫炎、输卵管炎、卵巢炎、输卵管卵巢炎、盆腔腹膜炎及盆腔结缔组织炎,以输卵管炎、输卵管卵巢炎最常见。PID 大多发生于性活跃期妇女,月经初潮前、绝经后或未婚者很少发生 PID,若发生往往是邻近器官炎症的扩散。PID 可引起弥漫性腹膜炎、败血症、感染性休克,严重者可危及生命。既往 PID 被分为急性或慢性盆腔炎两类,但慢性盆腔炎实际为 PID 的后遗症,如盆腔粘连、输卵管阻塞,从而导致不孕、异位妊娠、慢性盆腔疼痛,目前已摒弃慢性盆腔炎的称呼。PID 严重影响妇女身体健康,增加家庭及社会经济负担。

一、输卵管卵巢炎、盆腔腹膜炎、盆腔结缔组织炎

在 PID 中以输卵管炎最常见,因此在临床上有时将急性输卵管炎等同于 PID,代表内生殖器的急性感染。由于解剖结构邻近的关系,输卵管炎、卵巢炎以及盆腔腹膜炎甚至结缔组织炎往往同时并存,相互影响。

(一)发病机制

1.病原体

PID 的病原体可达 20 多种,主要有两个来源:①内源性病原体,99％的 PID 是阴道或宫颈的菌群上行性感染引起,包括需氧菌和厌氧菌,以两者混合感染多见。主要的需氧菌和兼性厌氧菌有溶血性链球菌、金黄色葡萄球菌、大肠埃希菌和厌氧菌。厌氧菌有脆弱类杆菌、消化球菌、消化链球菌。感染厌氧菌容易引起盆腔脓肿。②外源性病原体,主要为性传播疾病的病原体,如淋病奈瑟球菌、沙眼衣原体、支原体,前两者只感染柱状上皮及移行上皮,尤其衣原体感染常导致严重输卵管结构及功能破坏,并引起盆腔广泛粘连。在美国,40％～50％的 PID 是由淋病奈瑟球菌引起,10％～40％的 PID 可分离出沙眼衣原体。在我国,淋病奈瑟球菌或沙眼衣原体引起的 PID 明显增加,但目前缺乏大宗流行病学资料。性传播疾病可同时伴有需氧及厌氧菌感染,可能是淋病奈瑟球菌或衣原体感染造成输卵管损伤后容易继发需氧菌和厌氧菌感染。其他病原体包括放线菌、结核分枝杆菌、病毒(如巨细胞病毒、腮腺炎病毒)以及寄生虫亦可引起盆腔炎性疾病。

2.感染途径

(1)沿生殖道黏膜上行蔓延:病原体经宫颈、子宫内膜、输卵管黏膜至卵巢及腹腔,是非妊娠期、非产褥期 PID 的主要感染途径。淋病奈瑟球菌、衣原体及葡萄球菌常沿此途径扩散。

(2)经淋巴系统蔓延:病原体经外阴、阴道、宫颈及宫体创面的淋巴管侵入盆腔结缔组织及生殖器其他部分,是产褥感染、流产后感染及宫内节育器放置后感染的主要感染途径。链球菌、大肠埃希菌、厌氧菌多沿此途径蔓延。

(3)经血液循环传播:病原体先侵入人体的其他系统,再经血液循环感染生殖器,为结核菌感染的主要途径。

(4)直接蔓延:腹腔其他脏器感染后,直接蔓延到内生殖器引起相应器官的感染,如阑尾炎可引起右侧输卵管炎。

(二)病理

1.急性输卵管炎、卵巢炎、输卵管卵巢脓肿

急性输卵管炎因病原体传播途径不同而有不同的病变特点。炎症经子宫内膜向上蔓延时,首先为输卵管内膜炎,输卵管黏膜血管扩张、淤血,黏膜肿胀,间质充血、水肿及大量中性粒细胞浸润,黏膜血管极度充血时,可出现含大量红细胞的血性渗出液,称为出血性输卵管炎,炎症反应迅即蔓延至输卵管壁,最后至浆膜层。输卵管壁红肿、粗大,近伞端部分的直径可达数厘米。管腔内的炎性分泌物易经伞端外溢导致盆腔腹膜炎及卵巢周围炎。重者输卵管内膜上皮可有退行性变或成片脱落,引起输卵管管腔粘连闭塞或伞端闭塞,如有渗出物或脓液积聚,可形成输卵管积脓,肿大的输卵管可与卵巢紧密粘连而形成较大的包块,临床上称之为附件炎性包块。若病原体通过子宫颈的淋巴管播散至子宫颈旁的结缔组织,首先侵及输卵管浆膜层再到达肌层,输卵管内膜受侵较轻或不受累。病变部位以输卵管间质为主,由于输卵管管壁增粗,可压迫管腔变窄,轻者管壁充血、肿胀,重者输卵管肿胀明显、弯曲,并有炎性渗出物,引起周围组织的粘连。

卵巢表面有白膜,很少单独出现炎症反应,卵巢多与输卵管伞端粘连,发生卵巢周围炎,也可形成卵巢脓肿,如脓肿壁与输卵管粘连穿通形成输卵管卵巢脓肿。

2.急性盆腔腹膜炎

盆腔腹膜的受累程度与急性输卵管炎的严重程度及其渗出物多少有关。盆腔腹膜受累后,充血明显,并可渗出含有纤维蛋白的浆液,而形成盆腔脏器的粘连,渗出物积聚在粘连的间隙内,可形成多个小的脓肿,或积聚于子宫直肠陷凹内形成盆腔脓肿。

(三)临床表现

可因炎症轻重及范围大小而有不同的临床表现。衣原体感染引起 PID 常无明显临床表现。炎症轻者无症状或症状轻微。常见症状为阴道分泌物增多、下腹痛、不规则阴道流血、发热等;下腹痛为持续性,活动或性交后加重。若病情严重可有寒战、高热、头痛、食欲缺乏。月经期发病可有经量增多、经期延长。若有腹膜炎,则出现消化系统症状如恶心、呕吐、腹胀、腹泻。若有脓肿形成,可有下腹包块及局部压迫刺激症状。包块位于子宫前方可出现膀胱刺激症状如排尿困难、尿频,若包块引起膀胱肌炎,可出现尿痛等;若包块位于子宫后方可有直肠刺激症状;若包块在腹膜外可导致腹泻、里急后重和排便困难。若有输卵管炎的患者同时有右上腹部疼痛,应怀疑有肝周炎存在。

PID 患者体征差异大,轻者无明显异常发现,或妇科检查仅发现宫颈举痛或宫体压痛或附件区压痛。严重病例呈急性病容,体温升高,心率增快,下腹有压痛、反跳痛及肌紧张,叩诊鼓音明显,肠鸣音减弱或消失。盆腔检查:阴道内可见脓性分泌物;宫颈充血、水肿,若见脓性分泌物从宫颈口流出,说明宫颈管黏膜或宫腔有急性炎症。穹隆触痛明显,须注意是否饱满;宫颈举痛;宫体稍大有压痛,活动受限;子宫两侧压痛明显,若为单纯输卵管炎,可触及增粗的输卵管,压痛明显;若为输卵管积脓或输卵管卵巢脓肿,可触及包块且压痛明显,不活动;宫旁结缔组织炎时,可扪及宫旁一侧或两侧片状增厚,宫旁两侧宫骶韧带高度水肿、增粗,压痛明显;若有盆腔脓肿形成且位置较低时,可扪及后穹隆或侧穹隆有肿块且有波动感,三合诊检查能协助进一步了解盆腔情况。

若有输卵管炎的症状及体征同时有右上腹部疼痛,考虑肝周炎存在,即被称为 Fitz-Hugh-Curtis 综合征。

(四)实验室检查及辅助检查

外周血白细胞计数仅在 44% 的患者中升高,有非特异性;炎症标志物如C反应蛋白(CRP)及红细胞沉降率的敏感性为 74%～93%,特异性为 25%～90%。

阴道分泌物生理盐水涂片检查:每高倍视野中 3～4 个白细胞,对上生殖道感染高度敏感性为 87%～91%,涂片中未见白细胞时,阴性预测值可达 94.5%。

阴道超声:特异性为 97%～100%,但敏感性较低,为 32%～85%,但若是超声无异常发现,并不能因此就排除盆腔炎性疾病的诊断。

(五)诊断

根据病史、临床症状、体征及实验室检查可作出初步诊断。但由于 PID 的临床表现差异大,临床诊断准确性不高。

目前尚无单一的病史、体格检查或实验室检查对盆腔炎性疾病的诊断既高度敏感又特异。2006 年美国疾病控制与预防中心(CDC)制定的盆腔炎性疾病临床诊断标准如下。

1.基本标准

宫体压痛,附件区压痛或宫颈触痛。

2.附加标准

体温超过 38.3 ℃(口表),宫颈或阴道有异常黏液脓性分泌物,阴道分泌物生理盐水涂片见到白细胞,实验室检查证实宫颈淋病奈瑟球菌或衣原体阳性,红细胞沉降率升高,CRP 水平升高。

3.特异标准

子宫内膜活检证实子宫内膜炎,阴道超声或磁共振检查显示充满液体的增粗输卵管,伴或不伴有盆腔积液、输卵管卵巢肿块,腹腔镜检查发现盆腔炎性疾病征象。

基本标准为诊断 PID 所必需的,附加诊断标准有利于提高 PID 诊断的特异性,特异标准基本可诊断 PID,但除超声检查外,其他检查均为有创或费用较高,特异标准仅适用于一些有选择的病例。腹腔镜检查被认为是诊断 PID 的金标准,具体包括:①输卵管表面明显充血;②输卵管壁水肿;③输卵管伞端或浆膜面有脓性渗出物。腹腔镜诊断输卵管炎的准确率高,并能直接采取感染部位的分泌物行细菌培养,但仅针对抗生素治疗无效以及需要进一步明确诊断的患者,所以临床应用有一定的局限性。

PID 诊断明确后应进一步明确病原体。宫颈管分泌物及后穹隆穿刺液的涂片、培养及核酸扩增检测病原体,虽不及剖腹或用腹腔镜直接采样行分泌物检测准确,但临床较实用。

(六)鉴别诊断

需与急性阑尾炎、卵巢囊肿扭转、异位妊娠、盆腔子宫内膜异位症等鉴别。

1.急性阑尾炎

右侧急性输卵管卵巢炎易与急性阑尾炎混淆。一般而言,急性阑尾炎起病前常有胃肠道症状,如恶心、呕吐、腹泻等,腹痛多初发于脐周围,然后逐渐转移并固定于右下腹。检查时急性阑尾炎仅麦氏点压痛,左下腹不痛,体温及白细胞增高的程度不如急性输卵管卵巢炎。急性输卵管卵巢炎的腹痛则起于下腹左右两侧。右侧急性输卵管卵巢炎常在麦氏点以下压痛明显,妇科检查宫颈举痛,双附件均有触痛。偶有急性阑尾炎和右侧急性输卵管卵巢炎两者同时存在。如诊断不确定,应尽早剖腹探查。

2.卵巢肿瘤蒂扭转

卵巢囊肿蒂扭转可引起急性下腹痛伴恶心,甚至呕吐。扭转后囊腔内常有出血或伴感染,则可有发热,故易与输卵管卵巢炎混淆。仔细询问病史及进行妇科检查,并借助 B 超可明确诊断。

3.异位妊娠或卵巢黄体囊肿破裂

异位妊娠或卵巢黄体囊肿破裂均可发生急性下腹痛并可能有低热,但异位妊娠常有停经史,有腹腔内出血,甚至出现休克,尿人绒毛膜促性腺激素(HCG)阳性,而急性输卵管卵巢炎多无这些症状。卵巢黄体囊肿仅限于一侧,块物边界明显。

4.盆腔子宫内膜异位症

患者在经期有剧烈下腹痛,多合并不孕病史,须与输卵管卵巢炎鉴别,妇科检查子宫可增大,盆腔有结节状包块,可通过 B 超及腹腔镜检查作出诊断。

(七)治疗

治疗的目的首先是减轻急性期症状,减少远期并发症,而保留生育能力是盆腔炎性疾病治疗中的另一个重要目标。

治疗原则：选择广谱抗生素，联合抗厌氧菌药物治疗，根据药敏试验选择最有效的抗生素，疗程应持续 14 天。美国 CDC 推荐对于符合 PID 基本诊断标准的性活跃期妇女应立即开始经验性治疗，兼顾杀灭淋病奈瑟球菌或沙眼衣原体，同时对性伴侣进行积极治疗。2006 年美国 CDC 推荐的 PID 治疗方案如下。

1.门诊治疗

若患者症状轻微，一般情况良好，能耐受口服抗生素，具备随访条件，可在门诊给予治疗。

常用方案：①氧氟沙星 400 mg，口服，每日 2 次，或左氧氟沙星 500 mg，口服，每日 1 次，同时加甲硝唑 400 mg，每日 2～3 次，连用 14 天。②头孢西丁钠 2 g，单次肌内注射，同时口服丙磺舒，然后改为多西环素 100 mg，每日 2 次，连用 14 天；或选用其他第三代头孢菌素如头孢曲松钠与多西环素、甲硝唑合用。

2.住院治疗

若患者一般情况差，病情严重，伴有发热、恶心、呕吐或有盆腔腹膜炎；或有输卵管卵巢脓肿；或门诊治疗无效；或不能耐受口服抗生素；或诊断不明确，均应住院给予以抗生素为主的综合治疗。

(1)支持治疗：卧床休息，半卧位有利于炎症局限；加强营养，补充液体，注意维持水电解质平衡。避免不必要的妇科检查以免引起炎症扩散。

(2)抗生素治疗：建议静脉途径给药，收效快，常用的配伍方案如下。

第二代头孢菌素或相当于第二代头孢菌素的药物及第三代头孢菌素或相当于第三代头孢菌素的药物：如头孢西丁钠 1～2 g，静脉注射，每 6 小时 1 次。头孢替坦二钠 1～2 g，静脉注射，每 12 小时 1 次。其他可选用头孢呋辛钠、头孢唑肟、头孢曲松钠、头孢噻肟钠。第二代头孢菌素及第三代头孢菌素多用于革兰氏阴性杆菌及淋病奈瑟球菌感染的治疗。若考虑有支原体或衣原体感染，应加用多西环素 100 mg，12 小时 1 次口服，持续 10～14 天。对不能耐受多西环素者，可服用阿奇霉素，每次 500 mg，每日 1 次，连用 3 天。对输卵管卵巢脓肿的患者，加用克林霉素或甲硝唑，可更有效对抗厌氧菌。

克林霉素与氨基糖苷类药物联合方案：克林霉素 900 mg，每 8 小时 1 次，静脉滴注；庆大霉素先给予负荷量（2 mg/kg），然后给予维持量（1.5 mg/kg），每 8 小时 1 次，静脉滴注。临床症状、体征改善后继续静脉应用 24～48 小时，克林霉素改口服，每次 450 mg，每日 4 次，连用 14 天；或多西环素 100 mg，每日 2 次口服，连用 14 天。

喹诺酮类药物与甲硝唑联合方案:氧氟沙星 400 mg,每 12 小时 1 次,或左氧氟沙星 500 mg,静脉滴注,每日 1 次。甲硝唑 500 mg,静脉滴注,每 8 小时 1 次。

青霉素与四环素类药物联合方案:氨苄西林/舒巴坦 3 g,静脉注射,每 6 小时 1 次,加多西环素 100 mg,每日 2 次口服,连用 14 天。

(3)手术治疗:主要适用于抗生素治疗不满意的输卵管卵巢脓肿等有盆腔脓肿形成者。

二、子宫内膜炎

子宫内膜炎虽常与输卵管炎同时存在,但子宫内膜炎具有某些独特的临床特征。

(一)病因

子宫内膜炎多与妊娠有关,如产褥感染及感染性流产;与宫腔手术有关如黏膜下肌瘤摘除、放置宫内节育器及剖宫产中胎盘人工剥离等。子宫内膜炎特殊的高危因素包括近 30 天内阴道冲洗、近期宫内节育器的放置等。病原体大多为寄生于阴道及宫颈的菌群,细菌突破宫颈的防御机制侵入子宫内膜而发生炎症。

若宫颈开放,引流通畅,可很快清除宫腔内的炎性分泌物。各种引起宫颈管狭窄的原因如绝经后宫颈萎缩、宫颈物理治疗后、宫颈锥形切除等,可使炎症分泌物不能向外引流或引流不畅,而形成宫腔积脓。

(二)临床表现

主要为轻度发热、下腹痛、白带增多,妇科检查子宫有轻微压痛。炎症若未及时治疗,则向深部蔓延而感染肌层,在其中形成小脓肿,可形成子宫肌炎、输卵管卵巢炎、盆腔腹膜炎等,甚至可导致败血症而有相应的临床表现。

(三)诊断

子宫内膜炎的症状和体征比较轻微,容易被忽视。因此有时可能需要行子宫内膜活检来协助诊断。子宫内膜活检是诊断子宫内膜炎的金标准,组织学的诊断标准为 120 倍的视野下子宫内膜间质中至少有一个浆细胞以及 400 倍视野下浅表子宫内膜上皮中有 5 个或更多的白细胞。

(四)治疗

子宫内膜炎的治疗同输卵管炎患者的门诊治疗方案,持续 14 天。2006 年 CDC 推荐的治疗方案如下:①氧氟沙星 400 mg,口服,每日 2 次,或左氧氟沙星 500 mg,口服,每日 1 次,连用 14 天;②头孢曲松钠 250 mg 单次肌内注射,多西环素 100 mg,每日 2 次,连用 14 天。若患者有细菌性阴道病,加甲硝唑 500 mg,每日 2 次,连用 14 天。

若宫颈引流不畅，或宫腔积留炎性分泌物时，需在大剂量抗生素治疗的同时清除宫腔内残留物、分泌物或扩张宫颈使宫腔分泌物引流通畅。若怀疑有感染或坏死的子宫黏膜下肌瘤或息肉存在时，应摘除赘生物。

三、输卵管卵巢脓肿、盆腔脓肿

输卵管卵巢脓肿和盆腔脓肿是盆腔炎性疾病最严重的并发症。输卵管积脓、卵巢积脓、输卵管卵巢脓肿也属于盆腔脓肿，但各有特点，亦有相同之处。输卵管卵巢脓肿是输卵管、卵巢及其周围组织的化脓性包块。在需要住院治疗的PID患者中约1/3形成输卵管卵巢脓肿。盆腔脓肿多由急性盆腔结缔组织炎未及时治疗或治疗不彻底而化脓形成。这种脓肿可局限于子宫的一侧或双侧，脓液流入盆腔深部，甚至可达直肠阴道隔中。

（一）临床表现

患者多有高热及下腹痛，常以后者为主要症状。亦有部分患者发病迟缓，缓慢形成脓肿，症状不明显，甚至无发热。Landers等发现50%的输卵管卵巢脓肿有寒战及发热，常常伴有恶心、阴道分泌物增多，以及不规则阴道流血；但值得注意的是约35%的输卵管卵巢脓肿患者无发热。妇科检查可在子宫一侧或两侧扪及包块，或在子宫后方子宫直肠陷凹处触及包块，并向后穹隆膨隆，有波动感和触痛明显。此外直肠受脓肿刺激可有排便困难、排便疼痛及便意频数等。常伴外周血白细胞计数升高。但Landers等发现，23%的患者白细胞计数正常。

脓肿可自发破裂引起严重的急性腹膜炎甚至脓毒血症、败血症以致死亡。偶见盆腔脓肿自发穿破阴道后穹隆或直肠，此时患者症状可迅速缓解。

（二）诊断

典型的临床表现为盆腔疼痛、包块形成以及发热、白细胞计数增多。

超声和CT检查是最常见的协助诊断输卵管卵巢脓肿的影像学检查手段。超声检查作为一种简便、无创的辅助检查手段能有效辨认输卵管卵巢脓肿，超声的影像图为一侧或双侧附件结构消失，可见囊性或多房分隔的包块，其中无法辨认输卵管或卵巢，斑点状液体与积聚在腹腔及子宫直肠陷凹的脓液有关。

与超声检查（75%～82%）相比，CT检查具有更好的敏感性（78%～100%），但价格相对昂贵。CT检查中可见增厚、不规则及回声增强的脓肿壁，多房，囊内液稠厚，同时可发现输卵管系膜增厚，肠壁增厚。

（三）治疗

盆腔脓肿建议住院治疗，警惕脓肿破裂的症状。输卵管卵巢脓肿以往多行经腹全子宫及双附件切除术,近30年来随着广谱抗生素的发展,初步治疗从手术治疗转变为抗生素治疗。抗生素的选择强调针对感染的病原体,应能渗透入脓腔,且疗程更长。大多数研究提示保守性药物治疗的成功率约为70%或更高,某些研究的结果为16%～95%。药物治疗的成功率被认为与脓肿的大小有关,Reed等在119例输卵管卵巢脓肿的研究中发现脓肿直径>10 cm者60%以上需要进一步手术治疗,而脓肿直径为4～6 cm,约少于20%的患者需要手术治疗。文献报道,老年输卵管卵巢脓肿患者对抗生素的敏感性差。

是否需要手术治疗除了需要评估抗生素的治疗效果外,还取决于临床症状和是否有脓肿破裂。约25%的输卵管卵巢脓肿经药物保守治疗失败后将采取手术治疗。手术治疗仅限于脓肿破裂者或抗生素治疗不敏感者,可行手术切除脓肿或脓肿切开引流,原则以切除病灶为主。手术指征如下。

1.药物治疗无效

盆腔脓肿或输卵管卵巢脓肿经药物治疗48～72小时,体温持续不降,患者中毒症状加重或包块增大者,白细胞计数持续升高,应及时手术。

2.脓肿持续存在

经药物治疗病情有好转,继续控制炎症数日(2～3周),包块未消失,但已局限,应手术切除。

3.脓肿破裂

突然腹痛剧烈,有寒战、高热、恶心、呕吐、腹胀,腹部拒按或有中毒性休克表现,考虑脓肿破裂应立即剖腹探查。

多数学者认为对于抗生素治疗48～72小时无效者应积极行手术治疗切除脓肿,手术中注意操作轻柔,避免损伤肠管或脓液溢入腹腔内。因输卵管卵巢脓肿常发生于年轻妇女,应努力保留生育功能,可行输卵管卵巢脓肿造口术;为防止复发,可行一侧附件切除术联合有效抗生素治疗,尽可能保留卵巢功能;对于无生育要求的年龄较大患者,应行全子宫及双附件切除术减少复发。

随着影像学检查技术的进步以及引流技术的提高,盆腔脓肿的手术治疗发生了很大的改变。对复杂的盆腔脓肿可采取腹腔镜下脓腔抽吸引流,减少脓肿切除导致的周围组织的损伤。对位置已达盆底的脓肿常采用阴道后穹隆切开引流,可自阴道后穹隆穿刺,如能顺利吸出大量脓液则在局部切开排脓后插入引流管,如脓液明显减少可在3天后取出引流管。此种方法对盆腔结缔组织炎所致的脓肿,尤其是子宫切除术后所形成的脓肿效果好。一旦脓液全部引流,患者即可达到治愈。但如形成腹腔脓肿,即使引流只能达到暂时缓解症状,常需进一步剖腹探查切除脓肿。据报道,在积极抗生素和手术治疗后因为盆腔脓肿破裂引起的死亡率为 5%~10%。

目前对于穿刺引流后的不孕和异位妊娠发生率尚难以定论。有资料表明若脓肿未破裂,药物治疗联合 24 小时内腹腔镜下脓肿引流,日后妊娠率为 32%~63%,明显较脓肿行单纯药物治疗(4%~15%)或脓肿破裂后行保守性手术者(25%)增加,因此,腹腔镜下脓肿引流术术后恢复快,且缩短患者住院时间,可减少日后不孕的发生率。

第五章

妇科肿瘤

第一节 子宫颈癌

子宫颈癌(简称宫颈癌)是最常见的妇科恶性肿瘤。我国每年新增宫颈癌病例约 13.5 万,占全球发病数量的 1/3。宫颈癌以鳞状细胞癌为主,高发年龄为 50～55 岁。近 40 年由于宫颈细胞学筛查的普遍应用,使宫颈癌和癌前病变得以早期发现和治疗,宫颈癌的发病率和病死率已有明显下降。但是,近年来宫颈癌发病有年轻化的趋势。

一、组织发生和发展

宫颈转化区为宫颈癌好发部位。目前认为宫颈癌的发生、发展是由量变到质变,由渐变到突变的过程。在转化区形成过程中,宫颈上皮化生过度活跃,加上外来物质刺激(如人乳头瘤病毒感染、精液组蛋白及其他致癌物质),未成熟的化生鳞状上皮或增生的鳞状上皮细胞可出现间变或不典型的表现,即不同程度的不成熟或分化不良,核异常有丝分裂象增加,形成宫颈上皮内病变。随着宫颈上皮内病变的继续发展,突破上皮下基底膜,浸润间质,则形成宫颈浸润癌。一般从宫颈上皮内病变发展为浸润癌需 10～15 年,但约 25% 在 5 年内发展为浸润癌。

二、病理

(一)宫颈鳞状细胞癌

宫颈鳞状细胞癌占宫颈癌的 80%～85%,以具有鳞状上皮分化(即角化)、细胞间桥,而无腺体分化或黏液分泌为病理诊断要点。多数起源于鳞状上皮和柱状上皮交接处移行带区的非典型增生上皮或原位癌。老年妇女宫颈鳞状细胞癌可位于宫颈管内。

1.巨检

镜下早期浸润癌及极早期宫颈浸润癌肉眼观察常类似宫颈糜烂，无明显异常。随病变发展，可有以下4种类型。

(1)外生型：最常见，癌灶向外生长呈乳头状或菜花样，组织脆，易出血。癌瘤体积较大，常累及阴道，较少浸润宫颈深层组织及宫旁组织。

(2)内生型：癌灶向宫颈深部组织浸润，宫颈表面光滑或仅有轻度糜烂，宫颈扩张、肥大变硬，呈桶状；常累及宫旁组织。

(3)溃疡型：上述两型癌组织继续发展合并感染坏死，脱落后形成溃疡或空洞，似火山口状。

(4)颈管型：指癌灶发生于宫颈管内，常侵入宫颈及子宫下段供血层或转移至盆腔淋巴结。

2.显微镜检

(1)镜下早期浸润癌：指在原位癌基础上镜检发现小滴状、锯齿状癌细胞团突破基底膜，浸润间质。

(2)宫颈浸润癌：指癌灶浸润间质范围已超出镜下早期浸润癌，多呈网状或团块状浸润间质。根据癌细胞分化程度可分以下几级。①Ⅰ级：高分化鳞癌(角化性大细胞型)，多为大细胞，有明显角化珠形成，可见细胞间桥，瘤细胞异型性较轻，少或无不正常核分裂(<2/HPF)。②Ⅱ级：中分化鳞癌(非角化性大细胞型)，多为大细胞，少或无角化珠，细胞间桥不明显，异型性明显，核分裂象较多($2\sim4$/HPF)。③Ⅲ级：低分化鳞癌即小细胞型，多为未分化小细胞，无角化珠及细胞间桥，细胞异型性明显，核分裂多见(>4/HPF)，常需做免疫组织化学检查(如细胞角蛋白等)及电镜检查确诊。

(二)宫颈腺癌

宫颈腺癌占宫颈癌15%～20%，近年来其发病率有上升趋势。

1.巨检

大体形态与宫颈鳞状细胞癌相同。病灶来自宫颈管内，浸润管壁；或自颈管内向宫颈外口突出生长；常可侵犯宫旁组织；病灶向宫颈管内生长时，宫颈外观可正常但因宫颈管向宫体膨大，宫颈管形如桶状。

2.显微镜检

主要组织学类型有3种。

(1)黏液腺癌：最常见，来源于宫颈管柱状黏液细胞，镜下可见腺体结构，腺上皮细胞增生呈多层，异型性明显，可见核分裂象，腺癌细胞可呈乳突状突入腺腔。

本型可分为高、中、低分化腺癌,随分化程度降低腺上皮细胞和腺管异型性增加,黏液分泌量减少,低分化腺癌中癌细胞呈实性巢、索或片状,少或无腺管结构。

(2)宫颈恶性腺瘤:又称微偏腺癌(MDC),属高分化宫颈内膜腺癌。腺上皮细胞无异型性,但癌性腺体多,大小不一,形态多变,呈点状突起伸入宫颈间质深层,常伴有淋巴结转移。

(三)宫颈腺鳞癌

宫颈腺鳞癌较少见,占宫颈癌的 3%~5%,是由储备细胞同时向腺癌和鳞状上皮非典型增生鳞癌发展而形成。癌组织中含有腺癌和鳞癌两种成分。两种癌成分的比例及分化程度均可不同,低分化者预后极差。

(四)其他病理类型

少见病理类型如神经内分泌癌、未分化癌、混合性上皮/间叶肿瘤、间叶肿瘤、黑色素瘤、淋巴瘤等。

三、转移途径

主要为直接蔓延及淋巴结转移,血行转移少见。

(一)直接蔓延

直接蔓延最常见。癌组织局部浸润,向邻近器官及组织扩散。向下累及阴道壁,向上由宫颈管累及宫腔;癌灶向两侧扩散可累及主韧带及阴道旁组织直至骨盆壁;病灶晚期可向前、后蔓延侵及膀胱或直肠,形成癌性膀胱阴道瘘或直肠阴道瘘。癌灶压迫或侵及输尿管时,可引起输尿管阻塞及肾积水。

(二)淋巴结转移

癌灶局部浸润后累及淋巴管,形成瘤栓,并随淋巴液引流进入局部淋巴结经淋巴引流扩散。淋巴结转移一级组包括宫旁、宫颈旁、闭孔、髂内、髂外、髂总、骶前淋巴结;二级组为腹股沟深浅、腹主动脉旁淋巴结。

(三)血行转移

血行转移极少见,晚期可转移至肺、肝或骨骼等。

四、分期

子宫颈癌的分期是临床分期,国际妇产科学联盟(FIGO)的分期见表 5-1。分期应在治疗前进行,治疗后分期不再更改。

五、临床表现

早期宫颈癌常无症状和明显体征,宫颈可光滑或与慢性宫颈炎无区别;宫颈管癌患者,宫颈外观正常亦易漏诊或误诊。病变发展后可出现以下症状和体征。

表 5-1 宫颈癌的临床分期

期别	肿瘤范围
Ⅰ期	癌灶局限在宫颈(包括累及宫体)
ⅠA	肉眼未见癌灶,仅在显微镜下可见浸润癌
ⅠB	肉眼可见癌灶局限于宫颈,或显微镜下可见病变＞ⅠA2期
ⅠB1	肉眼可见癌灶最大径线≤4 cm
ⅠB2	肉眼可见癌灶最大径线＞4 cm
Ⅱ期	病灶已超出子宫颈,但未达骨盆壁。癌累及阴道,但未达阴道下1/3
ⅡA	无宫旁浸润
ⅡA1	肉眼可见病灶最大径线≤4 cm
ⅡA2	肉眼可见病灶最大径线＞4 cm
ⅡB	有宫旁浸润,但未扩展至盆壁
Ⅲ期	癌肿扩展到骨盆壁和(或)累及阴道下1/3,导致肾盂积水或无功能肾
ⅢA	癌累及阴道下1/3,但未达骨盆壁
ⅢB	癌已达骨盆壁和(或)引起肾盂积水或无功能肾
Ⅳ期	癌播散超出真骨盆或癌浸润膀胱黏膜或直肠黏膜
ⅣA	癌扩散至邻近盆腔器官
ⅣB	远处转移

(一)症状

1.阴道流血

早期多为接触性出血,发生在性生活后或妇科检查后;后期则为不规则阴道流血。出血量根据病灶大小、侵及间质内血管情况而变化;晚期因侵蚀大血管可引起大出血。年轻患者也可表现为经期延长,经量增多;老年患者则常以绝经后出现不规则阴道流血就诊。一般外生型癌出血较早,量多;内生型癌则出血较晚。

2.阴道排液

多数有阴道排液增多,可为白色或血性,稀薄如水样或米泔状,有腥臭。晚期因癌组织坏死伴感染,可有大量泔水样或脓性恶臭白带。

3.晚期症状

根据癌灶累及范围,可出现不同的继发症状。邻近组织器官及神经受累时,可出现尿频尿急、便秘、下肢肿胀、疼痛等症状;癌肿压迫或累及输尿管时可引起输尿管梗阻、肾积水及尿毒症;晚期患者可有贫血、恶病质等全身衰竭症状。

（二）体征

宫颈上皮内病变和镜下早期浸润癌肉眼观局部均无明显病灶,宫颈光滑或为轻度糜烂。随宫颈浸润癌生长发展可出现不同体征。外生型者宫颈可见息肉状、菜花状赘生物,常伴感染,质脆易出血;内生型者表现为宫颈肥大,质硬,颈管膨大。晚期癌组织坏死脱落形成溃疡或空洞伴恶臭。阴道壁受累时可见阴道穹隆消失及赘生物生长;宫旁组织受累时,三合诊检查可扪及宫颈旁组织增厚、缩短、质硬、呈结节状或形成冷冻盆腔。

六、诊断

根据病史和临床表现,尤其有接触性阴道出血者,通过"三阶梯"诊断程序,或对宫颈肿物直接进行活体组织检查可以明确诊断。病理检查确诊为宫颈癌后,应由两名有经验的妇科肿瘤医师通过详细全身检查和妇科检查,确定临床分期。根据患者具体情况进行 X 线检查、静脉肾盂造影、膀胱镜及直肠镜检查、超声检查和 CT、MRI、PET 等影像学检查评估病情。

（一）宫颈细胞学检查

宫颈细胞学检查是宫颈癌筛查的主要方法,应在宫颈转化区取材,行染色和镜检。临床宫颈细胞学诊断的报告方式主要为巴氏 5 级分类法和 The Bethesda System（TBS）系统分类。巴氏 5 级分类法是1943 年由 G. N. Papanicolaou 提出的,曾作为宫颈细胞学的常规检查方法在我国部分基层医院细胞室沿用至今,是一种分级诊断的报告方式。TBS 系统是近年来提出的描述性细胞病理学诊断的报告方式,也是世界卫生组织和美国细胞病理学家积极提倡的规范细胞学诊断方式。巴氏Ⅲ级及以上或 TBS 分类中有上皮细胞异常时,均应重复刮片检查并行阴道镜下宫颈活组织检查。

（二）人乳头瘤病毒（human papilloma virus, HPV）检测

因 HPV 感染是导致宫颈癌的主要病因,目前国内外已经将检测 HPV 感染作为宫颈癌的一种初步筛查手段。其作为筛查手段可浓缩高危人群,比通常采用的细胞学检测更有效。

（三）碘试验

正常宫颈阴道部鳞状上皮含丰富糖原,碘溶液涂染后呈棕色或深褐色,不能染色区说明该处上皮缺乏糖原,可为炎性或有其他病变区。在碘不染色区取材行活检,可提高诊断率。

（四）阴道镜检查

宫颈细胞学检查巴氏Ⅱ级以上、TBS 分类上皮细胞异常,均应在阴道镜下观

察宫颈表面病变状况,选择可疑癌变区行活组织检查,提高诊断准确率。

(五)宫颈和宫颈管活组织检查

宫颈和宫颈管活组织检查为宫颈癌及其癌前病变确诊的依据。宫颈无明显癌变可疑区时,可在移行区 3、6、9、12 点 4 处取材或行碘试验、阴道镜观察可疑病变区取材做病理检查;所取组织应包括一定间质及邻近正常组织。若宫颈有明显病灶,可直接在癌变区取材。宫颈细胞学检查阳性但宫颈光滑或宫颈活检阴性,应用小刮匙搔刮宫颈管,刮出物送病理检查。

(六)宫颈锥切术

宫颈细胞学检查多次阳性,而宫颈活检阴性;或活检为高级别宫颈上皮内病变需确诊者,均应做宫颈锥切做病理组织学检查。宫颈锥切可采用冷刀切除、环形电刀切除术(LEEP)或冷凝电刀切除术;宫颈组织应做连续病理切片(24～36 张)检查。

七、鉴别诊断

应与有临床类似症状或体征的各种宫颈病变鉴别,主要依据是活组织病理检查。①宫颈良性病变:宫颈柱状上皮异位、息肉、宫颈内膜异位、宫颈腺上皮外翻和宫颈结核性溃疡等。②宫颈良性肿瘤:宫颈黏膜下肌瘤、宫颈管肌瘤、宫颈乳头瘤。③宫颈转移性肿瘤:子宫内膜癌宫颈转移应与原发性宫颈癌相鉴别,同时应注意原发性宫颈癌可与子宫内膜癌并存。

八、处理

应根据临床分期、年龄、全身情况结合医院医疗技术水平及设备条件综合考虑,制订治疗方案,选用适宜措施,重视首次治疗及个体化治疗。主要治疗方法为手术、放疗及化疗,应根据具体情况配合应用。

(一)手术治疗

主要用于ⅠA～ⅡA的早期患者,其优点是年轻患者可保留卵巢及阴道功能。①ⅠA1 期:对于无淋巴管脉管浸润、无生育要求者可选用筋膜外全子宫切除术,对要求保留生育功能者可行宫颈锥形切除术(术后病理应注意检查切缘);有淋巴管脉管浸润、无生育者要求建议行改良广泛性子宫切除术和盆腔淋巴结清扫术±腹主动脉旁淋巴结取样术,有生育要求者则建议行锥切术或广泛性宫颈切除术及盆腔淋巴结清扫术±腹主动脉旁淋巴结清扫术。②ⅠA2～ⅡA 期:选用广泛性子宫切除术及盆腔淋巴结清扫术,必要时行腹主动脉旁淋巴清扫或取样术,年轻患者卵巢正常可予以保留。近年来,对ⅠA1～ⅠB1 期,肿瘤直径

＜2 cm的未生育年轻患者可选用广泛子宫颈切除术及盆腔淋巴结清扫术,保留患者的生育功能。

（二）放疗

放疗适用于ⅡB晚期、Ⅲ、Ⅳ期患者,或无法手术患者,包括近距离放疗及体外照射。近距离放疗采用后装治疗机,放射源为^{137}Cs、^{192}Ir等;体外照射多用直线加速器、^{60}Co等。近距离放疗用以控制局部原发病灶;腔外照射则治疗宫颈旁及盆腔淋巴结转移灶。早期病例以局部近距离放疗为主,体外照射为辅;晚期则体外照射为主,近距离放疗为辅。

（三）手术及放疗联合治疗

若局部病灶较大,可先做放疗待癌灶缩小后再手术。手术治疗后有盆腔淋巴结阳性、宫旁组织阳性或手术切缘阳性等高危因素者,可术后补充盆腔放疗＋顺铂同期化疗±阴道近距离放疗;阴道切缘阳性者,阴道近距离放疗可以增强疗效。

（四）化疗

主要用于:①宫颈癌灶直径＞4 cm的手术前化疗,目的是使肿瘤缩小,便于手术切除。②与放疗同步化疗,现有的临床试验结果表明,以铂类为基础的同步放化疗较单纯放疗能明显改善ⅠB~ⅣA期患者的生存期,使宫颈癌复发危险度下降了40%~60%,死亡危险度下降了30%~50%。③不能耐受放疗的晚期或复发转移的患者行姑息治疗。常用的一线抗癌药物有顺铂、卡铂、紫杉醇、吉西他滨、托泊替康。常用联合化疗方案有顺铂＋紫杉醇、卡铂＋紫杉醇、顺铂＋托泊替康和顺铂＋吉西他滨。用药途径可采用静脉或动脉灌注化疗。

九、预后

预后与临床期别、病理类型及治疗方法密切相关。ⅠB与ⅡA期手术与放疗效果相近。有淋巴结转移者预后差。宫颈腺癌放疗疗效不如鳞癌,早期易有淋巴结转移,预后差。晚期死亡主要原因有尿毒症、出血、感染及全身恶病质。

十、随访

宫颈癌治疗后50%在1年内复发,75%~80%在2年内复发;盆腔局部复发占70%,远处为30%。随访内容应包括盆腔检查、阴道涂片细胞学检查(保留宫颈者行宫颈细胞学检查)和高危型HPV检查、胸片及血常规等。治疗后2年内每3月复查1次;3~5年内每6月1次;第6年开始每年复查1次。

十一、预防

(1)普及防癌知识,开展性卫生教育,提倡晚婚少育。

（2）注意及重视高危因素及高危人群，有异常症状者应及时就医。

（3）积极治疗性传播疾病，早期发现及诊治，阻断浸润性宫颈癌的发生。

（4）健全及发挥妇女防癌保健网的作用，开展宫颈癌普查、普治，做到早期发现、早期诊断、早期治疗。30岁以上妇女初诊均应常规做宫颈刮片检查和 HPV 检测，异常者应进一步处理。

（5）HPV 疫苗目前已用于 HPV 感染及癌前病变的预防，是目前世界上第一个用于肿瘤预防的疫苗，但其效果和安全性有待进一步评价确定。

第二节 卵巢肿瘤

一、卵巢上皮性肿瘤

卵巢上皮性肿瘤为最常见的卵巢肿瘤，多见于中老年妇女，很少发生在青春期前女孩和婴幼儿。卵巢上皮性肿瘤分为良性、交界性和恶性。交界性肿瘤是指上皮细胞增生活跃及核异型，核分裂象增加，表现为上皮细胞层次增加，但无间质浸润，是一种低度潜在恶性肿瘤，生长缓慢，转移率低，复发迟。恶性的卵巢上皮性肿瘤称卵巢上皮性癌，卵巢上皮性癌发展迅速，不易早期诊断，治疗困难，死亡率高。

（一）发病原因及高危因素

卵巢上皮性癌的发病原因一直未明。近年的研究证据表明，卵巢癌由卵巢表面生发上皮起源假说缺乏科学依据，卵巢外起源学说则引起高度重视，并提出了卵巢上皮性癌发生的二元理论。二元论将卵巢上皮性癌分为两型，Ⅰ型卵巢癌包括了低级别卵巢浆液性癌及低级别卵巢子宫内膜样癌、透明细胞癌、黏液性癌和移行细胞癌；Ⅱ型卵巢癌包括了高级别卵巢浆液性癌及高级别卵巢子宫内膜样癌、未分化癌和恶性中胚叶混合性肿瘤（癌肉瘤）。Ⅰ型卵巢癌起病缓慢，常有前驱病变，多为临床早期，预后较好；Ⅱ型卵巢癌发病快，无前驱病变，侵袭性强，多为临床晚期，预后不良。两型卵巢癌的发生、发展可能有两种不同的分子途径，因而具有不同的生物学行为。高级别卵巢浆液性癌大多起源于输卵管的观点已被国际上多数学者所接受。

此外，下列因素也可能与卵巢上皮性癌的发病密切相关。

1.遗传因素

5％～10％的卵巢上皮性癌具有遗传异常。卵巢上皮性癌的发生与 3 个遗传性癌有关,即遗传性乳腺癌-卵巢癌综合征(HBOC)、遗传性位点特异性卵巢癌综合征(HSSOC),和遗传性非息肉病性结直肠癌(HNPCC),最常见的是HBOC。真正的遗传性卵巢癌和乳腺癌一样,主要是由于 $BRCA1$ 和 $BRCA2$ 基因突变所致,属于常染色体显性遗传。

2.子宫内膜异位症

相关的形态学和分子遗传学的证据提示,卵巢子宫内膜样癌和透明细胞癌可能来源于子宫内膜异位症的病灶恶变。抑癌基因 $ARID1A$ 基因突变不仅见于卵巢子宫内膜样癌和透明细胞癌的癌组织,同时见于邻近的子宫内膜异位症和癌变前期病灶,这是卵巢子宫内膜样癌和透明细胞癌起源异位子宫内膜的有力证据。

3.持续排卵

持续排卵使卵巢表面上皮不断损伤与修复,其结果是在修复过程中卵巢表面上皮细胞突变的可能性增加。减少或抑制排卵可减少卵巢上皮由排卵引起的损伤,可能减少卵巢癌发病危险。流行病学调查发现卵巢癌危险因素有未产、不孕,而多次妊娠、哺乳和口服避孕药有保护作用。

(二)病理

1.组织学类型

卵巢上皮性肿瘤组织学类型主要有以下几类。

(1)浆液性肿瘤。①浆液性囊腺瘤:约占卵巢良性肿瘤的 25％。多为单侧,球形,大小不等,表面光滑,囊性,壁薄,肿瘤内充满淡黄色清亮液体。浆液性囊腺瘤有单纯性及乳头状两型,前者多为单房,囊壁光滑;后者常为多房,可见乳头,向囊外生长。镜下见囊壁为纤维结缔组织,内为单层柱状上皮,乳头分支较粗,间质内见砂粒体(成层的钙化小球状物)。②交界性浆液性囊腺瘤:中等大小,多为双侧,乳头状生长在囊内较少,多向囊外生长。镜下见乳头分支纤细而密,上皮复层不超过3层,细胞核轻度异型,核分裂象＜1/HP,无间质浸润,预后好。对于存在浸润性种植患者,晚期和复发概率增加。③浆液性囊腺癌:占卵巢恶性肿瘤的40％～50％。多为双侧,体积较大,半实质性;呈结节状或分叶状,灰白色,或有乳突状增生,切面为多房,腔内充满乳头,质脆,出血,易坏死。镜下见囊壁上皮明显增生,复层排列,一般在 4 层以上。癌细胞为立方形或柱状,细胞异型明显,并向间质浸润。

（2）黏液性肿瘤：黏液性肿瘤组织学上分为肠型、宫颈型或混合型，由肠型黏膜上皮或宫颈管黏膜上皮组成。①黏液囊腺瘤：占卵巢良性肿瘤的 20%，多为单侧，圆形或卵圆形，体积较大，表面光滑，呈灰白色。切面常为多房，囊腔内充满胶冻样黏液，含黏蛋白和糖蛋白，囊内很少有乳头生长。镜下见囊壁为纤维结缔组织，内衬单层柱状上皮；可见杯状细胞及嗜银细胞。黏液囊腺瘤恶变率为 5%～10%。偶可自行破裂，瘤细胞种植在腹膜上继续生长并分泌黏液，在腹膜表面形成胶冻样黏液团块，极似卵巢癌转移，称腹膜假性黏液瘤。腹膜假性黏液瘤主要继发于肠型分化的肿瘤，瘤细胞呈良性，分泌旺盛，很少见细胞异型和核分裂，多限于腹膜表面生长，一般不浸润脏器实质。手术是主要治疗手段，术中应尽可能切净所有肿瘤。然而，手术很少能根治，本病复发率高，患者需要多次手术，常死于肠梗阻。②交界性黏液性囊腺瘤：一般较大，少数为双侧，表面光滑，常为多房。切面见囊壁增厚，有实质区和乳头状形成，乳头细小、质软。镜下见上皮不超过 3 层，细胞轻度异型，细胞核大、染色深，有少量核分裂，增生上皮向腔内突出形成短粗的乳头，无间质浸润。③黏液性囊腺癌：占卵巢恶性肿瘤的 10%，多为单侧，瘤体较大，囊壁可见乳头或实质区，切面为囊、实性，囊液混浊或血性。镜下见腺体密集，间质较少，腺上皮超过 3 层，细胞明显异型，并有间质浸润。

（3）卵巢子宫内膜样肿瘤：良性瘤较少见，为单房，表面光滑，囊壁衬以单层柱状上皮，似正常子宫内膜。囊内被覆扁平上皮，间质内可有含铁血黄素的吞噬细胞。子宫内膜样交界性瘤很少见。卵巢子宫内膜样癌占卵巢恶性肿瘤的 10%～24%，肿瘤单侧多，中等大，囊性或实性，有乳头生长，囊液多为血性。镜下特点与子宫内膜癌极相似，多为高分化腺癌或腺棘皮癌，常并发子宫内膜异位症和子宫内膜癌，不易鉴别何者为原发或继发。

（4）透明细胞肿瘤：来源于苗勒氏管上皮，良性罕见，交界性者上皮由 1～3 层多角形靴钉状细胞组成，核有异型性但无间质浸润，常合并透明细胞癌存在。透明细胞癌占卵巢癌的 5%～11%，患者均为成年妇女，平均年龄 48～58 岁，10% 合并高血钙症。本病常合并子宫内膜异位症（25%～50%），易转移至腹膜后淋巴结，对常规化疗不敏感。肿瘤呈囊实性，单侧多，较大；镜下瘤细胞质丰富或呈泡状，含丰富糖原，排列成实性片、索状或乳头状；瘤细胞核异型性明显，深染，有特殊的靴钉状细胞附于囊内及管状结构。

（5）勃勒纳瘤：由卵巢表面上皮向移行上皮分化而形成，占卵巢肿瘤的 1.5%～2.5%。本型多数为良性，单侧，体积小（直径<5 cm），表面光滑，质硬，切

面呈灰白色漩涡或编织状。小肿瘤常位于卵巢髓质近卵巢门处。本型亦有交界性及恶性肿瘤。

（6）未分化癌：在未分化癌中，小细胞癌最有特征。患者发病年龄为 9～43 岁，平均 24 岁，70％患者有高血钙。病灶常为单侧，较大，表面光滑或结节状，切面为实性或囊实性，质软、脆，呈分叶或结节状，褐色或灰黄色，多数伴有坏死出血。镜检癌细胞为未分化小细胞，圆形或梭形，胞质少，核圆或卵圆有核仁，核分裂多见。细胞排列紧密，呈弥散、巢状，片状生长。未分化癌恶性程度极高，预后极差，90％患者在 1 年内死亡。

2.组织学分级

2014 年版 WHO 女性生殖器官肿瘤分类中，对卵巢上皮性癌的组织学分级达成共识。浆液性癌分为低级别癌与高级别癌两类。子宫内膜样癌根据 FIGO 分级系统分 3 级，1 级实性区域＜5％，2 级实性区域5％～50％，3 级实性区域＞50％。黏液性癌不分级，但分为 3 型：非侵袭性（上皮内癌）、侵袭性（膨胀性或融合性）、侵袭性（浸润型）。浆黏液性癌按不同的癌成分各自分级。透明细胞癌和未分化癌本身为高级别癌，不分级。恶性 Brenner 瘤其恶性成分参照尿路上皮癌分级，分为低级别和高级别。

肿瘤组织学分级对患者预后有重要的影响，应引起重视。

(三)治疗

1.良性肿瘤

若卵巢肿块直径＜5 cm，疑为卵巢瘤样病变，可做短期观察。一经确诊为卵巢良性肿瘤，应手术治疗。根据患者年龄、生育要求及对侧卵巢情况决定手术范围。年轻、单侧良性肿瘤者应行患侧卵巢囊肿剥出或卵巢切除术，尽可能保留正常卵巢组织和对侧正常卵巢；即使是双侧良性囊肿，也应争取行囊肿剥出术，保留正常卵巢组织。围绝经期妇女可行单侧附件切除或子宫及双侧附件切除术。术中剖开肿瘤肉眼观察区分良、恶性，必要时做冷冻切片组织学检查明确性质，确定手术范围。若肿瘤大或可疑恶性，尽可能完整取出肿瘤，防止囊液流出及瘤细胞种植于腹腔。巨大囊肿可穿刺放液，待体积缩小后取出，穿刺前须保护穿刺周围组织，以防囊液外溢，放液速度应缓慢，以免腹压骤降患者发生休克。

2.交界性肿瘤

手术是卵巢交界性肿瘤最重要的治疗手段，手术治疗的目标是将肿瘤完全切除。卵巢交界瘤建议行全面分期手术，是否要行腹膜后淋巴结系统切除或取样活检，多数学者倾向否定意见，尤其是卵巢黏液性肿瘤。年轻患者可考虑行保留生育功能治疗。晚期复发是卵巢交界瘤的特点,78%患者在5年后甚至10~20年后复发。复发的肿瘤一般仍保持原病理形态,即仍为交界性肿瘤,复发的肿瘤一般仍可切除。

卵巢交界性瘤一般不主张进行术后化疗,化疗仅在以下几种情况考虑应用:①肿瘤期别较晚,有广泛种植,术后可施行3~6个疗程化疗。②有大网膜,淋巴结或其他远处部位浸润性种植的患者更可能发生早期复发,这些患者应按照低级别浆液性癌进行化疗。

3.恶性肿瘤

治疗原则是以手术为主,辅以化疗、放疗及其他综合治疗。

(1)手术:治疗卵巢上皮性癌的主要手段。应根据术中探查及冷冻病理检查结果,决定手术范围,卵巢上皮性癌第一次手术彻底性与预后密切相关。

早期(FIGO Ⅰ~Ⅱ期)卵巢上皮性癌应行全面确定分期的手术,包括留取腹水或腹腔冲洗液进行细胞学检查;全面探查盆、腹腔,对可疑病灶及易发生转移部位多处取材做组织学检查;全子宫和双附件切除(卵巢动静脉高位结扎);盆腔及腹主动脉旁淋巴结清除;大网膜和阑尾切除。一般认为,对于卵巢上皮性癌施行保留生育功能(保留子宫和对侧附件)的手术应是谨慎和严格选择的,必须具备以下条件方可施行:①患者年轻,渴望生育;②ⅠA期;③细胞分化好(G1);④对侧卵巢外观正常、剖腹探查阴性;⑤有随诊条件。亦有学者主张完成生育后视情况再行手术切除子宫及对侧附件。对于有高危因素而要求保留生育功能的患者则需充分知情。

晚期卵巢癌(FIGO Ⅲ~Ⅳ期),应行肿瘤细胞减灭术,术式与全面确定分期的手术相同,手术的主要目的是尽最大努力切除卵巢癌的原发灶和转移灶,使残余肿瘤直径<1 cm,必要时可切除部分肠管或脾脏等。对于手术困难的患者可在组织病理学确诊为卵巢癌后,先行1~2程先期化疗后再进行手术。

复发性卵巢癌的手术治疗价值尚有争议,主要用于以下几方面:①解除肠梗阻;②对二线化疗敏感的复发灶(化疗后间隔>12月)的减灭;③切除孤立的复发灶。对于复发癌的治疗多数只能缓解症状,而不是为了治愈,患者的生存质量是最应该考虑的因素。

(2)化疗:为主要的辅助治疗。本法常用于术后杀灭残留癌灶,控制复发,也可用于复发病灶的治疗。化疗可以缓解症状,延长患者存活期。暂无法施行手术的晚期患者,化疗可使肿瘤缩小,为以后手术创造条件。

一线化疗是指首次肿瘤细胞减灭术后的化疗。常用化疗药物有顺铂、卡铂、紫杉醇、环磷酰胺、异环磷酰胺、氟尿嘧啶、博来霉素、长春新碱、依托泊苷（VP16）等。近年来多以铂类药物和紫杉醇为主要的化疗药物。根据患者病情可采用静脉化疗或静脉腹腔联合化疗。腹腔内化疗不仅能控制腹水，又能使小的腹腔内残存癌灶缩小或消失。化疗疗程数一般为 6～9 个疗程。二线化疗主要用于卵巢癌复发的治疗。选择化疗方案前应了解一线化疗用什么药物及药物累积量；一线化疗疗效如何，毒性如何，反应持续时间及停药时间。患者一线治疗中对铂类的敏感性对选择二线化疗药物具重要参考价值。二线化疗的用药原则：①以往未用铂类者可选用含铂类的联合化疗；②在铂类药物化疗后 6 个月以上出现复发用以铂类为基础的二线化疗通常有效；③难治性患者不应再选以铂类为主的化疗，而应选用与铂类无交叉耐药的药物，如紫杉醇、托扑替康、异环磷酰胺、六甲蜜胺、吉西他滨、脂质体阿霉素等。

（3）放疗：外照射对于卵巢上皮性癌的治疗价值有限，可用于锁骨上和腹股沟淋巴结转移灶和部分紧靠盆壁的局限性病灶的局部治疗。对上皮性癌不主张以放疗作为主要辅助治疗手段，但在ⅠC期，或伴有大量腹水者经手术后仅有细小粟粒样转移灶或肉眼看不到有残留病灶的可辅以放射性同位素^{32}P腹腔内注射以提高疗效，减少复发，腹腔内有粘连时禁用。

（4）免疫治疗：靶向药物治疗是目前改善晚期卵巢癌预后的主要趋势。近几年，贝伐珠单抗在卵巢癌的一线治疗及复发卵巢癌的治疗中都取得了较好的疗效，可提高患者的无瘤生存期，但其昂贵的价格还需进行价值医学方面的评价。

（四）预后

预后与分期、组织学分类及分级、患者年龄及治疗方式有关，以分期最重要，期别越早预后越好。据文献报道Ⅰ期卵巢癌，病变局限于包膜内，5 年生存率达90％。若囊外有赘生物、腹腔冲洗液找到癌细胞则 5 年生存率降至68％；Ⅲ期卵巢癌，5 年生存率为30％～40％；Ⅳ期卵巢癌仅为10％。低度恶性肿瘤疗效较恶性程度高者为佳，细胞分化良好者疗效较分化不良者好。对化疗药物敏感者，疗效较好。术后残余癌灶直径＜1 cm者，化疗效果较明显，预后良好。

（五）预防

卵巢上皮性癌的病因不清，难以预防。但若能积极采取措施对高危人群严密监测随访，早期诊治可改善预后。

（1）高危人群严密监测：40 岁以上妇女每年应行妇科检查；高危人群每半年检查一次，早期发现或排除卵巢肿瘤。若配合超声检查、癌抗原125（CA125）检测等则更好。

（2）早期诊断及处理：卵巢实性肿瘤或囊肿直径＞5 cm 者,应及时手术切除。青春期前、绝经后或生育年龄口服避孕药的妇女发现卵巢肿大,应及时明确诊断。盆腔肿块诊断不清或治疗无效者,应及早行腹腔镜检查或剖腹探查,早期诊治。

（3）乳腺癌和胃肠癌的女性患者,治疗后应严密随访,定期做妇科检查,确定有无卵巢转移癌。

（4）家族史和基因检测是临床医师决定是否行预防性卵巢切除的主要考虑因素,基因检测是最关键的因素。

二、卵巢生殖细胞肿瘤

卵巢生殖细胞肿瘤是指来源于胚胎性腺的原始生殖细胞,而具有不同组织学特征的一组肿瘤,其发病率仅次于上皮性肿瘤,多发生于年轻的妇女及幼女,绝经后发生的女性仅占 4％。卵巢恶性生殖细胞肿瘤恶性程度大,病死率高。由于找到有效的化疗方案,其预后大为改观。卵巢恶性生殖细胞肿瘤的存活率分别由过去的 10％提高到目前 90％,大部分患者可行保留生育功能的治疗。

（一）病理分类

1.畸胎瘤

畸胎瘤是由多胚层组织结构组成的肿瘤,偶见含一个胚层成分。肿瘤组织多数成熟,少数未成熟;多数为囊性,少数为实性。肿瘤的良、恶性及恶性程度取决于组织分化程度,而不决定于肿瘤质地。

（1）成熟畸胎瘤：又称皮样囊肿,属良性肿瘤,占卵巢肿瘤的 10％～20％,占生殖细胞肿瘤的 85％～97％,占畸胎瘤的 95％以上。肿瘤可发生于任何年龄,以20～40 岁居多;多为单侧,双侧占 10％～17％;中等大小,呈圆形或卵圆形,壁光滑、质韧;多为单房,腔内充满油脂和毛发,有时可见牙齿或骨质。囊壁内层为复层鳞状上皮,壁上常见小丘样隆起向腔内突出称"头节"。肿瘤可含外、中、内胚层组织,偶见向单一胚层分化,形成高度特异性畸胎瘤,如卵巢甲状腺肿,分泌甲状腺激素,甚至引起甲亢。成熟囊性畸胎瘤恶变率为 2％～4％,多见于绝经后妇女;"头节"的上皮易恶变,形成鳞状细胞癌,预后较差。

（2）未成熟畸胎瘤：属恶性肿瘤,含 2～3 个胚层,占卵巢畸胎瘤的 1％～3％。肿瘤由分化程度不同的未成熟胚胎组织构成,主要为原始神经组织。未成熟畸胎瘤多见于年轻患者,平均年龄 11～19 岁。肿瘤多为实性,可有囊性区域。肿瘤的恶性程度根据未成熟组织所占比例、分化程度及神经上皮含量而定。该肿瘤的复发及转移率均较高,但复发后再次手术可见未成熟肿瘤组织具有向成熟肿瘤组织转化的特点,即恶性程度的逆转现象。

2.无性细胞瘤

无性细胞瘤为中度恶性的实性肿瘤,占卵巢恶性肿瘤的 5%,好发于青春期及生育期妇女,单侧居多,右侧多于左侧。肿瘤为圆形或椭圆形,中等大,实性,触之如橡皮样;表面光滑或呈分叶状;切面为淡棕色,镜下见圆形或多角形大细胞,细胞核大,胞质丰富,瘤细胞呈片状或条索状排列,有少量纤维组织相隔,间质中常有淋巴细胞浸润。对放疗特别敏感、纯无性细胞瘤者的 5 年存活率可达90%;混合型者预后差。

3.卵黄囊瘤

卵黄囊瘤来源于胚外结构卵黄囊,其组织结构与大鼠胎盘的内胚窦特殊血管周围结构相似,又名内胚窦瘤。卵黄囊瘤占卵巢恶性肿瘤 1%,但其是恶性生殖细胞肿瘤的常见类型,恶性程度高,常见于儿童及年轻妇女。肿瘤多为单侧,较大,呈圆形或卵圆形。切面部分为囊性,组织质脆,多有出血坏死区,呈灰红或灰黄色,易破裂。镜下见疏松网状和内皮窦样结构。瘤细胞为扁平、立方、柱状或多角形,产生甲胎蛋白(AFP),故患者血清 AFP 浓度很高,其浓度与肿瘤消长相关,是诊断及治疗监测时的重要标志物。肿瘤生长迅速,易早期转移,患者预后差,既往平均生存期仅 1 年,现经手术及联合化疗后,生存期明显延长。

4.胚胎癌

胚胎癌是一种未分化并具有多种分化潜能的恶性生殖细胞肿瘤,极少见,发生率占卵巢恶性生殖细胞瘤的 5% 以下。胚胎癌具有向胚体方向分化的潜能,可形成不同程度分化的畸胎瘤;向胚外方向分化则形成卵黄囊结构或滋养细胞结构。胚胎癌形态上与睾丸的胚胎癌相似,但发生在卵巢的纯型胚胎癌远较在睾丸少见,其原因尚不明。肿瘤体积较大,有包膜,质软,常伴出血、梗死和包膜破裂。切面为实性,灰白色,略呈颗粒状;与其他生殖细胞瘤合并存在时,则依所含的成分和占的比例不同呈现出杂色多彩状,囊性变和出血坏死多见。瘤组织由较原始的多角形细胞聚集形成的实性上皮样片块和细胞巢与原始幼稚的黏液样间质构成。肿瘤细胞和细胞核的异型性突出,可见瘤巨细胞。在稍许分化的区域,瘤细胞有形成裂隙和乳头的倾向,细胞略呈立方或柱状上皮样,但不形成明确的腺管。胚胎癌具有局部侵袭性强、播散广泛及早期转移的特性;早期经淋巴结转移,晚期合并血行播散。

5.原发性绒癌

原发性卵巢绒癌也称为卵巢非妊娠性绒癌,是由卵巢生殖细胞中的多潜能细胞向胚外结构(滋养细胞或卵黄囊等)发展而来的一种恶性程度极高的卵巢肿瘤,它可分为单纯型或混合型。混合型卵巢绒癌,即除绒癌成分外,还同时合并存在其他恶性生殖细胞肿瘤,如未成熟畸胎瘤、卵黄囊瘤、胚胎癌及无性细胞瘤等。原发性卵巢绒癌多见的是混合型,单纯型极为少见。妊娠性绒癌一般不合并其他恶性生殖细胞肿瘤。典型的肿瘤体积较大,单侧,实性,质软,出血坏死明显。镜下形态如同绒毛膜癌,由细胞滋养细胞和合体滋养细胞构成。因其他生殖细胞肿瘤特别是胚胎性癌常有不等量的合体细胞,诊断必须同时具备两种滋养细胞。非妊娠性绒癌预后较妊娠性绒癌差,治疗效果不好,病情发展快,短期内即死亡。

(二)诊断

卵巢恶性生殖细胞肿瘤在临床表现方面具有一些特点,如患者发病年龄轻、肿瘤较大、肿瘤标记物异常、很易产生腹水、病程发展快等。若能注意到这些肿瘤的特点,诊断并不难。特别是血清 AFP 和人绒毛膜促性腺激素(HCG)的检测可以起到明确诊断的作用。卵黄囊瘤可以合成 AFP,卵巢绒癌可分泌 HCG,这些都是很特异的诊断方法。血清 AFP 和 HCG 的动态变化与患者病情的好转和恶化是一致的,临床完全缓解的患者其血清 AFP 或 HCG 值轻度升高也预示癌瘤的残存或复发。虽然血清 AFP 和 HCG 的检测对卵巢内胚窦瘤和卵巢绒癌有明确诊断的意义,但卵巢恶性生殖细胞肿瘤的最后确诊还是依靠组织病理学的诊断。

(三)治疗

1.良性生殖细胞肿瘤

单侧肿瘤应行卵巢肿瘤剥除或患侧附件切除术;双侧肿瘤争取行卵巢肿瘤剥除术;围绝经期妇女可考虑行全子宫双附件切除术。

2.恶性生殖细胞肿瘤

(1)手术治疗:由于绝大部分恶性生殖细胞肿瘤患者是希望生育的年轻女性,常为单侧卵巢发病,即使复发也很少累及对侧卵巢和子宫,并且,卵巢恶性生殖细胞肿瘤对化疗十分敏感。因此,手术的基本原则是无论期别早晚,只要对侧卵巢和子宫未受肿瘤累及,均应行保留生育功能的手术,即仅切除患侧附件,同时行全面分期探查术。对于复发的卵巢生殖细胞肿瘤仍主张积极手术。

(2)化疗:恶性生殖细胞肿瘤对化疗十分敏感。根据肿瘤分期、类型和肿瘤标记物的水平,术后可采用 3～6 个疗程的联合化疗。

(3)放疗:为手术和化疗的辅助治疗。无性细胞瘤对放疗最敏感,但由于无性细胞瘤的患者多年轻,要求保留生育功能,目前放疗已较少应用。对复发的无性细胞瘤,放疗仍能取得较好疗效。

三、卵巢性索间质肿瘤

卵巢性索间质肿瘤来源于原始性腺中的性索及间质组织,占卵巢肿瘤的4.3%～6%。在胚胎正常发育过程中,原始性腺中的性索组织,在男性将演变成睾丸曲细精管的支持细胞,在女性将演变成卵巢的颗粒细胞;而原始性腺中的特殊间叶组织将演化为男性睾丸的间质细胞或女性卵巢的泡膜细胞。卵巢性索间质肿瘤即是由上述性索组织或特殊的间叶组织演化而形成的肿瘤,它们仍保留了原来各自的分化特性。肿瘤可由单一细胞构成,如颗粒细胞瘤、泡膜细胞瘤、支持细胞瘤、间质细胞瘤;亦可由不同细胞组合形成,当含两种细胞成分时,可以形成颗粒-泡膜细胞瘤、支持-间质细胞瘤;而当肿瘤含有上述四种细胞成分时,此种性索间质肿瘤称为两性母细胞瘤。许多类型的性索间质肿瘤能分泌类固醇激素,临床出现内分泌失调症状,但是肿瘤的诊断依据是肿瘤特有的病理形态,临床内分泌紊乱和激素水平异常仅能做参考。

(一)病理分类和临床表现

1.颗粒细胞-间质细胞瘤

颗粒细胞-间质细胞瘤由性索的颗粒细胞及间质的衍生成分如成纤维细胞及卵泡膜细胞组成。

(1)颗粒细胞瘤:在病理上颗粒细胞瘤分为成人型和幼年型两种。95%的颗粒细胞瘤为成人型,属低度恶性的肿瘤,可发生于任何年龄,高峰为45～55岁。肿瘤能分泌雌激素,故有女性化作用。青春期前患者可出现假性性早熟,生育年龄患者出现月经紊乱,绝经后患者则有不规则阴道出血,常合并子宫内膜增生过长,甚至发生腺癌。肿瘤多为单侧,圆形或椭圆形,呈分叶状,表面光滑,实性或部分囊性;切面组织脆而软,伴出血坏死灶。镜下见颗粒细胞环绕成小圆形囊腔,菊花样排列,中心含嗜伊红物质及核碎片。瘤细胞呈小多边形,偶呈圆形或圆柱形,胞质嗜淡伊红或中性,细胞膜界限不清,核圆,核膜清楚。患者预后较好,5年生存率达80%以上,但有远期复发倾向。幼年型颗粒细胞瘤罕见,仅占5%,是一种恶性程度极高的卵巢肿瘤。此型主要发生在青少年,98%为单侧。镜下见细胞呈卵泡样,缺乏核纵沟,胞质丰富,核分裂更活跃,极少含核碎片小体,10%～15%呈重度异型性。

(2)卵泡膜细胞瘤:卵泡膜细胞瘤为有内分泌功能的卵巢实性肿瘤,因能分泌雌激素,故有女性化作用。常与颗粒细胞瘤合并存在,但也有纯卵泡膜细胞瘤。该瘤为良性肿瘤,多为单侧,呈圆形、卵圆形或分叶状,表面被覆薄的有光泽的纤维包膜。切面为实性,呈灰白色。镜下见瘤细胞为短梭形,胞质富含脂质,细胞交错排列呈漩涡状。瘤细胞团为结缔组织分隔。卵泡膜细胞瘤常合并子宫内膜增生过长,甚至子宫内膜癌。恶性卵泡膜细胞瘤较少见,可直接浸润邻近组织,并发生远处转移。其预后较一般卵巢癌为佳。

(3)纤维瘤:纤维瘤为较常见的良性肿瘤,占卵巢肿瘤的 2%～5%,多见于中年妇女,单侧居多,中等大小,表面光滑或结节状,切面灰白色,实性,坚硬。镜下见肿瘤由梭形瘤细胞组成,排列呈编织状。偶见患者伴有腹水或胸腔积液,称梅格斯综合征,腹水经淋巴或横膈至胸腔,右侧横膈淋巴丰富,故多见右侧有胸腔积液。手术切除肿瘤后,胸腔积液、腹水自行消失。

2.支持细胞-间质细胞瘤

支持细胞-间质细胞瘤又称睾丸母细胞瘤,罕见,多发生在 40 岁以下妇女。肿瘤单侧居多,通常较小,可局限在卵巢门区或皮质区,实性,表面光滑而滑润,有时呈分叶状,切面灰白色伴囊性变,囊内壁光滑,含血性浆液或黏液。镜下见不同分化程度的支持细胞及间质细胞。高分化者属良性,中低分化者为恶性,具有男性化作用;少数肿瘤无内分泌功能具有女性化作用,雌激素可由瘤细胞直接分泌或由雄激素转化而来。10%～30%肿瘤呈恶性行为,患者 5 年生存率为70%～90%。

(二)治疗

1.良性的性索间质肿瘤

年轻妇女患单侧肿瘤,应行卵巢肿瘤剥除或患侧附件切除术;双侧肿瘤争取行卵巢肿瘤剥除术;围绝经期妇女可考虑行全子宫双附件切除术。卵巢纤维瘤、卵泡膜细胞瘤和硬化性间质瘤是良性的,可按上述处理。

2.恶性的性索间质肿瘤

颗粒细胞瘤、间质细胞瘤、环管状性索间质瘤是低度或潜在恶性的。Ⅰ期的卵巢性索间质肿瘤希望生育的年轻患者,可考虑行患侧附件切除术,保留生育功能,但应进行全面细致的手术病理分期;不希望生育者应行全子宫双附件切除术和确定分期手术。晚期肿瘤应采用肿瘤细胞减灭术。与卵巢上皮性癌不同,对于复发的性索间质肿瘤仍主张积极手术。术后辅助治疗并没有公认有效的方案。以铂类为基础的多药联合化疗可作为术后辅助治疗的选择,尤其是晚期和复发患者的治疗。本瘤有晚期复发的特点,应长期随诊。

四、卵巢转移性肿瘤

体内任何部位原发性癌均可能转移到卵巢,乳腺、肠、胃、生殖道、泌尿道等是常见的原发肿瘤器官。库肯勃瘤,即印戒细胞癌,是一种特殊的转移性腺癌,原发部位在胃肠道,肿瘤为双侧性,中等大,多保持卵巢原状或呈肾形。一般无粘连,切面实性,呈胶质样。镜下见典型的印戒细胞,能产生黏液,周围是结缔组织或黏液瘤性间质。

卵巢转移瘤的处理取决于原发灶的部位和治疗情况,需要多学科协作,共同诊治。治疗的原则是有效地缓解和控制症状。如原发瘤已经切除且无其他转移和复发迹象,卵巢转移瘤仅局限于盆腔,可采用原发性卵巢恶性肿瘤的手术方法,尽可能切除盆腔转移瘤,术后应按照原发瘤进行辅助治疗。大部分卵巢转移性肿瘤的治疗效果不好,患者预后很差。

第三节 输卵管肿瘤

一、输卵管良性肿瘤

输卵管肿瘤占女性生殖系统肿瘤的 0.5%～1.1%,其中良性肿瘤罕见,来源于副中肾管或中肾管。大致可分为:①上皮细胞肿瘤,如腺瘤、乳头瘤;②内皮细胞肿瘤,如血管瘤、淋巴管瘤;③间皮细胞肿瘤,如平滑肌瘤、脂肪瘤、软骨瘤、骨瘤;④混合性畸胎瘤,如囊性畸胎瘤。

(一)输卵管腺瘤样瘤

输卵管腺瘤样瘤为最常见的一种输卵管良性肿瘤,以生育期年龄妇女为多见。80%以上患者伴有子宫肌瘤,未见恶变报道。腺瘤样瘤由 Golden 和 Ash 于1945 年首先报道并命名,它的组织发生一直有争议,近几年的免疫组化和超微结构研究均认为肿瘤起源于多能性间叶细胞。

输卵管良性肿瘤无特异症状,多数患者是以其并发疾病如子宫肌瘤、慢性输卵管炎的症状而就诊,易被其他疾病所蒙蔽,临床极少有确诊病例。常在妇科手术时无意中被发现者居多,造成大体标本检查易忽略而漏诊,导致检出率低。肿瘤体积较小,直径为 1～3 cm,位于输卵管肌壁或浆膜下。大体形态为实性,灰白色或灰黄色,与周围组织有分界,但无包膜。镜下可见紧密排列的腺体,呈隧道样、微囊样或血管瘤样结构,被覆低柱状上皮,核分裂象罕见。间质由纤维、弹力纤维及平滑肌组成。肿瘤可以浸润性的方式生长到管腔皱襞的支持间质中去。诊断有困难时组织化学检查和免疫组化检查可帮助诊断。治疗为手术切除患侧输卵管,预后良好。

(二)输卵管乳头状瘤

输卵管乳头状瘤多发生于生育期妇女,与输卵管积水并发率较高,偶尔亦与输卵管结核或淋病并存。

肿瘤直径一般为 1～2 cm,一般生长在输卵管黏膜,突向管腔,呈疣状或菜花状,剖面见肿瘤自输卵管黏膜长出。镜下典型特点:见乳头结构,大小不等,表面被覆无纤毛细胞或少数纤毛细胞,细胞扁平,呈立方或柱形,核有中等程度的多形性但是核分裂象很少见,组织学上需要将这种良性病变与输卵管腺癌进行鉴别。输卵管周围及管壁内可见少量的嗜碱性粒细胞和淋巴细胞为主的炎症细胞浸润。

肿瘤早期患者无症状,常常合并输卵管周围炎,常因不孕、腹痛等原因就诊,随肿瘤发展逐渐出现阴道排液,无臭味,合并感染时呈脓性。管腔内液体经输卵管伞端流向腹腔即形成盆腔积液,当有多量液体向阴道排出时,可出现腹部绞痛。盆腔检查可触及附件形成的肿块,超声检查和腹腔镜检查可协助诊断,但最后诊断有赖于病理检查。治疗为手术切除患侧输卵管,如有恶变者按输卵管癌处理。

(三)输卵管息肉

输卵管息肉可发生于生育年龄和绝经后,女性患者一般无症状,多在不孕患者行检查时发现。输卵管息肉的发生不明,息肉多位于输卵管腔内,与正常黏膜上皮有连续,镜下可无炎症证据。宫腔镜检查和子宫输卵管造影均可发现,但前者优于后者。乳头瘤和息肉的鉴别是前者具有乳头结构。

(四)输卵管平滑肌瘤

输卵管平滑肌瘤较少见。输卵管平滑肌瘤的发生与胃肠道平滑肌瘤相似,而与雌激素无关。与子宫平滑肌瘤一样,亦可发生退行性病变。临床上患者常无症状,多在行其他手术时偶尔发现。肿瘤较小,单个,实质,表面光滑。肿瘤较大时可压迫管腔而致不育及输卵管妊娠,亦可引起输卵管扭转而发生腹痛。处理方法是可手术切除患侧输卵管。

(五)输卵管成熟性畸胎瘤

输卵管成熟性畸胎瘤比恶性畸胎瘤还少见。文献上仅有少数病例报道,大多数为良性,其来源于副中肾管或中肾管,认为可能是胚胎早期,生殖细胞移行至卵巢的过程中,在输卵管区形成。一般病变多为单侧,双侧少见,常位于输卵管峡部或壶腹部,以囊性为主,少数为实性病变,少数位于输卵管肌层内或缚于浆膜层,肿瘤体积一般较小,直径为 $1\sim2$ cm,也有直径为 $10\sim20$ cm 者,镜下同卵巢畸胎瘤所见,可含有 3 个胚层成熟成分。

患者年龄一般在 $21\sim60$ 岁。常见症状为盆腔或下腹部疼痛、痛经、月经不规律及绝经后流血,由于无典型的临床症状或无症状,因此术前很难作出诊断。输卵管畸胎瘤可合并输卵管妊娠,治疗仅行肿瘤切除或输卵管切除。

(六)输卵管血管瘤

输卵管血管瘤罕见。有学者认为女性性激素与血管瘤有关。但一般认为在输卵管内的扩张海绵样血管是由于扭转、损伤或炎症。

血管瘤一般较小。肿瘤位于浆膜下肌层内,分界不清,可见很多不规则小血管空隙,上覆扁平内皮细胞。血管被疏松结缔组织及管壁平滑肌纤维分隔。患者通常无症状,常在行其他手术时发现,偶可因血管瘤破裂出血而引起腹痛。处理可做患侧输卵管切除术。

二、输卵管恶性肿瘤

(一)原发性输卵管癌

原发性输卵管癌是少见的女性生殖道恶性肿瘤。发病高峰年龄为 $52\sim57$ 岁,超过 60% 的输卵管癌发生于绝经后妇女,占妇科恶性肿瘤的 0.1%~1.8%。在美国,每年的发病率为 3.6/10 万。其发生率排列于子宫颈癌、卵巢癌、宫体癌、外阴癌和阴道癌之后居末位。在临床上常容易与卵巢癌发生混淆,而造成临床和病理诊断上的困难。子宫与输卵管皆起源于副中肾管,原发性输卵管癌由于早期诊断困难,其 5 年生存率一直较低,过去仅为 5% 左右。目前随着治疗措施的改进,生存率为 50% 左右。

肉眼所见的原发性输卵管癌与卵巢癌的比例在 1:50 左右。卵巢上皮性癌的卵巢外起源学说认为输卵管浆液性癌可能是卵巢高级别浆液性癌的先期病变,所谓的"原发性"上皮性浆液性卵巢癌很可能是原发性输卵管癌的继发性种植病变。很多卵巢高级别浆液性癌病例经严格标准的输卵管病理取材,可见到输卵管上皮内癌或早期癌病变。临床上见到的单纯输卵管癌可能是因为输卵管炎症粘连阻碍了输卵管癌播散形成浆液性卵巢癌。因此,输卵管癌的真正发病率可能远高于传统概念上的数字,预计将来输卵管癌和卵巢癌的诊断及分期病理标准可能将会发生变化。

1.病因

本病病因不明,慢性输卵管炎通常与输卵管癌并存,多数学者认为慢性炎症刺激可能是原发的诱因。由于慢性输卵管炎患者相当多见,而原发输卵管癌患者却十分罕见,因此两者是否有病因学联系尚不清楚。另外,患输卵管结核者有时亦与输卵管癌并存,这可能是因为在输卵管结核基础上,上皮过度增生而导致恶变,但两者并发率不高。此外,遗传因素可能在输卵管癌的病因中扮演着重要角色,输卵管癌可能是遗传性乳腺癌-卵巢癌综合征的一部分。输卵管癌患者易并发乳腺癌、卵巢癌等其他妇科肿瘤,发病年龄及不孕等一些特点也与卵巢癌、子宫内膜癌相似,故认为其病因可能与卵巢癌、子宫内膜癌的一些致病因素相关。

2.病理

(1)巨检:肿瘤一般为单侧,双侧占 $10\%\sim26\%$。病灶多见于输卵管壶腹部,其次为伞端。早期输卵管外观可正常,多表现为输卵管增粗,直径在 $5\sim10\ cm$,类似输卵管积水、积脓或输卵管卵巢囊肿,局部呈结节状肿大,形状不规则呈腊肠样,病灶可呈局限性结节状向管腔中生长,随病程的进展病灶向输卵管伞端蔓延,管壁变薄,伞端常闭锁。剖面上可见输卵管腔内有灰白色乳头状或菜花状组织,质脆,可有坏死团块。晚期癌内有肿瘤组织可由伞端突出于管口外,亦可穿出浆膜面。肿瘤侵入卵巢时能产生肿块,与输卵管卵巢炎块相似,常合并有继发感染或坏死,腔内容物呈浑浊脓性液体。

(2)显微镜检查:90%以上的输卵管癌是乳头状腺癌,其中 50% 为浆液性癌。其他类型包括透明细胞癌、子宫内膜样癌、鳞癌、腺鳞癌、黏液癌等。其组织病理分级如下:Gx,组织分级无法评估;G1,高分化(乳头状);G2,中分化(乳头状-囊泡状);G3,低分化(囊泡状-髓样)。

3.组织学分型

按组织学分型可分3级。

Ⅰ级(即乳头状癌):肿瘤分化较好,呈分枝乳头状,乳头覆以单层或多层异型上皮,呈柱状或立方状,细胞大小不等,核浓染,核分裂象少见。通常癌组织从输卵管壁呈乳头状向管腔内生长。乳头轴心为数量不等的血管纤维组织,较少侵犯输卵管肌层。检查可见到正常黏膜上皮和癌组织过渡形态。因而有学者将其称为原位癌,此型癌为临床预后最好的类型。

Ⅱ级(即乳头状腺癌):分化程度较乳头状癌低,癌组织形成乳头或腺管状结构。癌细胞异型间变明显,核分裂象增多,常侵犯输卵管壁。

Ⅲ级（即腺泡状髓样癌）：分化程度最差。癌细胞排列成实性条索或片块状，在某些区域呈腺泡状结构。癌细胞间变及异型性明显，可出现巨细胞。核分裂象多见，并易见病理性核分裂象。管壁明显浸润，常侵犯淋巴管，临床预后差。

4.转移途径

原发性输卵管癌的转移方式主要有3种，血行转移较少见。

（1）直接扩散：癌细胞可经过输卵管伞端口或直接穿过管壁而蔓延到腹腔、卵巢、肝脏、大网膜等处。经过输卵管子宫口蔓延到子宫腔，甚至到对侧输卵管；穿透输卵管浆膜层扩散到盆腔及邻近器官。

（2）淋巴结转移：近年来已注意到淋巴结转移的重要性。输卵管癌可循髂部、腰部淋巴结至腹主动脉旁淋巴结，亦常见转移至大网膜。因子宫及卵巢与输卵管间有密切的淋巴管沟通，故常被累及。偶亦可见沿阔韧带及腹股沟淋巴结转移。淋巴结是复发病灶最常见的部位。癌细胞充塞输卵管的淋巴管后，淋巴回流将癌细胞带到对侧输卵管形成双侧输卵管癌。

（3）血性转移：晚期癌症患者可通过血行转移至肺、脑、肝、肾、骨等器官。

5.诊断

（1）根据病史。①发病年龄：2/3原发性输卵管癌发生于绝经期后，以40～60岁的妇女多见。其发病年龄高于宫颈癌，低于外阴癌而与卵巢上皮性癌和子宫内膜癌相近。Peters和Eddy报道的输卵管癌的发病年龄分别为36～84岁和21～85岁。②不育史：原发性输卵管癌患者的不育率比一般妇女要高，1/3～1/2病例有原发或继发不育史。

（2）根据临床表现。临床上常表现为阴道排液、腹痛、盆腔包块，即所谓输卵管癌"三联症"。在临床上表现为这种典型的"三联症"患者并不多见，约占11%。输卵管癌的症状及体征常不典型或早期无症状，故患者易被忽视而延误诊断。

阴道排液或阴道流血：阴道排液是输卵管癌最常见且具有特征性的症状。其排泄液为浆液性稀薄黄水，有时呈粉红色血清样，排液量多少不一，一般无气味。液体可能是输卵管上皮在癌组织刺激下所产生的渗液，由于输卵管伞端闭锁或被肿瘤组织阻塞而通过宫腔从阴道排出。当输卵管癌有坏死或浸润血管时，可产生阴道流血。水样阴道分泌物占患者主诉的第三位，分泌物多时个别患者误认为尿失禁而就医。有时白带色黄，类似琥珀色（个别患者在输卵管黏膜内含有较多胆固醇，但胆固醇致白带色黄的机制不清），有时为血水样或较黏稠。

下腹疼痛：为输卵管癌的常见症状，约有半数患者发生。疼痛多发生在患侧，常表现为阵发性、间歇性钝痛或绞痛。阴道排出水样或血样液体后，疼痛可缓解。经过一阶段后逐渐加剧而呈痉挛性绞痛。其发生的机制可能是在癌肿发展的过程中，管腔伞端被肿瘤堵塞，输卵管腔内容物潴留增多，内压增加，引起输卵管蠕动增加，克服输卵管部分梗死将积液排出。

下腹部或盆腔肿块：妇科检查时可扪及肿块，亦有患者自己能扪及下腹部肿块，但很少见。肿块可为癌肿本身，也可为并发的输卵管积水或广泛盆腔粘连形成的包块。肿块常位于子宫的一侧或后方，活动受限或固定不动。

外溢性输卵管积液：患者经阴道大量排液后，疼痛减轻，盆腔包块缩小或消失，但不常见。当管腔被肿瘤堵塞后，分泌物郁积至一定程度，会产生大量的阴道排液，随之管腔内压力减少，腹痛减轻，肿块缩小。由于输卵管积水的病例也可出现此现象，因此该症状的出现对关注输卵管疾病有价值，但并不是输卵管癌的特异症状。

腹水：较少见，约10%的病例伴有腹水。其来源有二：①管腔内积液经输卵管伞端开口流入腹腔；②因癌瘤种植于腹膜而产生腹水。

其他：当输卵管癌肿增大或压迫附近器官或癌肿广泛转移时可出现腹胀、尿频、肠功能紊乱及腰骶部疼痛等，晚期可出现腹水及恶病质。

（3）根据辅助检查手段。①细胞学检查：若在阴道脱落细胞内找到癌细胞，特别是腺癌细胞，而宫颈及子宫内膜检查又排除癌症存在者，则应考虑输卵管癌的诊断。但按文献报道阴道脱落细胞的阳性率都较低，在50%以下，其原因可能是因为腺癌细胞在脱落和排出的过程中易被破坏变形，也可能与取片方式有关。对于有大量阴道排液的患者，癌细胞可能被排出液冲走，导致细胞学阴性，需重复做涂片检查。可行阴道后穹隆穿刺和宫腔吸出液的细胞学检查，亦可用子宫帽或月经杯收集排出液，增加阳性率，以提高输卵管恶性肿瘤的诊断。当肿瘤穿破浆膜层或有盆腹腔扩散时可在腹水或腹腔冲洗液中找到恶性细胞。②子宫内膜检查：黏膜下子宫肌瘤、子宫内膜癌、宫体癌、宫颈癌均可出现阴道排液增多的症状，因此宫腔探查及全面的分段诊刮很有必要。若宫腔探查未发现异常，颈管及子宫内膜病理检查阴性，则应想到输卵管癌的可能。若内膜检查发现癌灶，虽然首先考虑子宫内膜癌，但亦不能排除输卵管癌向宫腔转移的可能。③宫腔镜及腹腔镜检查：通过宫腔镜检查，在观察子宫内膜情况的同时，还可以看到输卵管开口，并吸取液体做脱落细胞学检查；通过腹腔镜检查可直接观察输卵管及卵巢情况，对可疑的病例，可通过腹腔镜检查以明确诊断，早期输卵管癌可见到输卵管增粗,如癌灶已穿破输卵管管壁或已转移至周围脏器,并伴有粘连,则不易与卵巢癌鉴别。④B型超声检查及CT扫描:B型超声检查是常用的辅助诊断方法,B型超声检查及CT扫描均可确定肿块的部位、大小、形状和有无腹水,并了解盆腔其他脏器及腹膜后淋巴结有无转移的情况。⑤血清CA125测定:到目前为止,CA125是输卵管癌仅有的较有意义的肿瘤标志物,CA125可作为诊断和随诊原发性输卵管癌的指标。亦有报道CA125结果阳性的病例术后临床分期均为Ⅲ、Ⅳ期,术后一周检查CA125值明显降低,甚至达正常范围,提示CA125可能对中、晚期输卵管癌术后监测有参考意义,并对预后判断有指导意义。⑥子宫输卵管碘油造影:对输卵管恶性肿瘤的诊断有一定的价值,但有引起癌细胞扩散的危险,也难以区分输卵管肿瘤、积水、炎症,故一般不宜采用。

6.治疗

输卵管癌的治疗原则应与卵巢癌一致,即进行分期手术、肿瘤细胞减灭术、术后辅助治疗等。至于早期患者是否应行淋巴结清扫术,现仍有争议。输卵管癌的治疗遵循以手术治疗为主、化学治疗等为辅的原则,应强调首次治疗的彻底性。

(1)手术治疗:彻底的手术切除是输卵管癌最根本的治疗方法。手术原则应同于卵巢上皮性癌。早期患者行全面的分期手术,包括全子宫、双侧附件、大网膜切除和腹膜后淋巴结清扫;晚期病例行肿瘤细胞减灭术,手术时应该尽可能切净原发病灶及其转移病灶。输卵管癌的播散方式与卵巢癌相同,即盆腹腔的局部蔓延和淋巴结转移。输卵管癌的双侧发生率为17%～26%,子宫及卵巢转移常见,盆腹膜转移率高,故手术应该采用正中切口,进行以下操作:①仔细评估整个盆、腹腔,全面了解肿瘤的范围;②全子宫切除,两侧输卵管卵巢切除;③盆腔、腹主动脉旁淋巴结取样;④横结肠下大网膜切除;⑤腹腔冲洗;⑥任何可疑部位活检,包括腹腔和盆腔腹膜。

早期输卵管癌的处理如下。①原位癌的处理:输卵管原位癌手术切除后不提倡辅助治疗。②FIGOⅠ期、FIGOⅡ期的处理:此期患者应该进行手术分期。若最终的组织学诊断为腺癌原位癌或Ⅰ期、分化Ⅰ级,手术后不必辅助化疗。其他患者,应该考虑以铂类为基础的化疗。偶然发现的输卵管癌(例如,患者术前诊断为良性疾病,术后组织学诊断含有恶性成分)应该再次行分期手术,若有残留病灶,要尽可能行细胞减灭术,患者应该接受以铂类为基础的化疗。

晚期输卵管癌的处理如下。①FIGOⅢ期的处理:除非另有论述,所有输卵管癌都指腺癌,和卵巢癌类似,应该采用以铂类为基础的化疗。患者接受减灭术后应该行以铂类为基础的化疗。若患者初次诊断时因为医学禁忌证而未行理想的减灭术，应该接受以铂类为基础的化疗，然后再重新评估。化疗3个周期以后，再次评估时可以考虑二次探查，如有残留病灶，应该行二次细胞减灭术。然而，这种治疗未经任何前瞻性研究证实。②FIGOⅣ期的处理：患者若有远处转移，必须有原发病灶的组织学证据。手术时应尽可能切出肿瘤病灶，如果有胸膜渗出的症状，术前要抽胸腔积液。患者如果情况足够好，应该接受以铂类为基础的化疗。其他患者若不能耐受化疗，应该对症治疗。

保留生育功能的手术：少数情况下，患者年轻，希望保留生育功能，只有在分期为原位癌的情况下，经过仔细评估和充分讨论，可以考虑保守性手术。然而，如果双侧输卵管受累的可能性很大，则不提倡保守性手术。确诊的癌症患者，不考虑保守手术。

（2）化疗：化疗是主要的术后辅助治疗手段，输卵管癌的化疗与卵巢癌相似。紫杉醇和铂类联合化疗在卵巢癌的成功应用现在也用于输卵管癌。很多回顾性分析提示，对于相同的组织学类型，这个方案的疗效优于烷化剂和铂类的联合化疗。因此，目前紫杉醇和铂类联合的化疗方案是治疗输卵管癌的优先考虑方案。

（3）内分泌治疗：由于输卵管上皮源于副中肾管，对卵巢激素有反应，所以可用激素的药物治疗。若输卵管癌肿瘤中含有雌、孕激素受体，可应用抗雌激素的药物如他莫昔芬及长期避孕激素如己酸孕酮、甲羟孕酮等治疗。但目前对激素的治疗作用还没得到充分的肯定。

（4）放疗：放疗仅作为输卵管癌的综合治疗的一种手段，一般以体外放射为主。对术时腹水内找到癌细胞者，可在腹腔内注入^{32}P。对于Ⅱ、Ⅲ期手术无肉眼残留病灶，腹水或腹腔冲洗液细胞学阴性，淋巴结无转移者，术后可辅以全腹加盆腔放疗或腹腔内同位素治疗。对不能切除肿瘤的患者，放疗可使癌块缩小，粘连松动，以便争取获得手术的机会，但残留病灶者效果不及术后辅助化疗。盆腔照射量不应低于5 000 cGy/4～6周；全腹照射剂量不超过3 000 cGy/5～6周。有学者认为在外照射后再应用放射性胶体^{32}P则效果更好。在放疗后可应用化疗维持。

（5）复发的治疗：在综合治疗后的随诊过程中，如出现局部盆腔复发或原有未切除的残留癌灶经化疗后可考虑第二次手术。

7.预后

原发性输卵管癌预后差，但随着对输卵管癌的认识、诊断及治疗措施的提高和改进,其5年生存率明显提高。因此对晚期的患者术后应积极地放、化疗,虽不能根除癌瘤,但能延长生存期。输卵管癌的预后更多地取决于期别,因此分期和区分肿瘤是原发性抑或转移性更为重要。转移性输卵管癌远远多于原发性输卵管癌。影响预后的因素如下。

(1)临床分期:是重要的影响因素,期别愈晚预后愈差。随期别的提高患者生存率逐渐下降。Peter等研究了115例输卵管癌患者,发现管壁浸润越深,预后越差,术后残留病灶大者预后差。

(2)初次术后残存瘤的大小:也是影响预后的重要因素。Eddy分析了38例输卵管癌病例,初次手术后未经顺铂治疗的患者中,肉眼无瘤者的5年生存率为29%,残存瘤≥2 cm者仅为7%。初次手术后用顺铂治疗的病例,肉眼无瘤者的5年生存率为83%,残存瘤≥2 cm者的为29%。

(3)输卵管浸润深度:肿瘤仅侵犯黏膜层者预后好,相反穿透浆膜层有则预后差。

(4)辅助治疗:是否接受辅助治疗对其生存率的影响有显著性差别,接受了以顺铂为主的化疗患者其生存时间明显多于没有接受化疗者。

(5)病理分级:关于肿瘤病理分期对预后的影响尚有争议,近年来多数研究报道病理分期与预后无明显关系,其对预后的影响不如临床分期及其他重要。

(二)其他输卵管恶性肿瘤

1.原发性输卵管绒毛膜癌

本病极为罕见,多数发生于妊娠后妇女,与体外受精(IVF)有关,临床表现不典型,故易误诊。输卵管绒毛膜癌大多数来源于输卵管妊娠的滋养叶细胞,少数来源于异位的胚胎残余或具有形成恶性畸胎瘤潜能的未分化胚细胞。来源于前者的绒癌发生于生育期,临床症状同异位妊娠或伴有腹腔内出血,常被误诊为输卵管异位妊娠而行手术治疗;来源于后者的绒癌,多数在7~14岁发病,可出现性早熟症状,由于滋养叶细胞有较强的侵袭性,能迅速破坏输卵管壁,在早期就侵入淋巴及血管而发生广泛转移,转移至肺脏、肝脏、骨及阴道等处。

肿瘤在输卵管表面呈暗红色或紫红色,切面见充血、水肿、管腔扩张,腔内充满坏死组织及血块。镜下见细胞滋养层细胞及合体滋养层细胞大量增生,不形成绒毛。

诊断主要依据临床症状及体征,结合血、HCG的测定,X线等检查,但最终确诊有待病理结果。本病应与以下疾病鉴别。

(1)子宫内膜癌:可出现阴道排液,但主要临床症状为不规则阴道出血,诊刮病理组织可鉴别。

（2）附件炎性包块：有不孕或盆腔包块史，妇科检查可在附件区触及活动受限的囊性包块。

（3）异位妊娠：两者子宫均正常，子宫外部有规则包块，均可发生大出血，但异位妊娠患者 HCG 滴度增高程度低于输卵管绒癌，病理检查有助确诊。

本病治疗同子宫绒毛膜癌，可以治愈。先采用手术治疗，然后根据预后因素采用化疗。如果肿瘤范围局限，希望保留生育功能者可以考虑保守性手术，如输卵管绒毛膜癌来源于输卵管妊娠的滋养叶细胞，其生存率约 50％，如来源于生殖细胞，预后很差。

2.原发性输卵管肉瘤

罕见，其与原发性输卵管腺癌之比为 1∶25。迄今文献报道不到 50 例。主要为纤维肉瘤和平滑肌肉瘤。肿瘤表面常呈多结节状，可见充满弥散性的原发性输卵管肉瘤，质软、大小不等的包块。本病可发生在任何年龄妇女，临床症状同输卵管癌，主要为阴道排液，呈浆液性或血性，继发感染时排出液呈脓性。部分患者亦以腹胀、腹痛或下腹部包块为症状。肉瘤生长迅速常伴有全身乏力、消瘦等恶病质症状。此病需与以下疾病相鉴别。

（1）附件炎性包块：两者均可表现腹痛、白带多及下腹包块，但前者有盆腔炎症病史，抗感染治疗有效。

（2）子宫内膜癌：有阴道排液的患者需要与子宫内膜癌鉴别，分段诊刮病理检查可确诊。

（3）卵巢肿瘤：多无临床症状，伴有腹水，B 超检查可协助诊断。

治疗参考子宫肉瘤治疗方案，以手术治疗为主，再辅以化疗或放疗，患者预后差。

3.输卵管未成熟畸胎瘤

输卵管未成熟畸胎瘤极少见。本病可以发生在有生育要求的年轻女性，虽然治愈率高，但进展较快，因此早期诊断、早期治疗十分重要，输卵管未成熟畸胎瘤预后较差。虽然直接决定患者的预后因素是临床分期，但肿瘤组织分化程度、幼稚成分的多少和预后有密切关系。治疗采用手术治疗，然后根据相关预后因素采用化疗。如果要保留生育功能，任何期别的患者均可以行保守性手术。化疗方案采用卵巢生殖细胞肿瘤的化疗方案。

4.转移性输卵管癌

转移性输卵管癌较多见，占输卵管恶性肿瘤的 80％～90％。其主要来自卵巢癌、子宫体癌、子宫颈癌,远处如直肠癌、胃癌及乳腺癌亦可转移至输卵管。临床表现因原发癌的不同而有差异。镜下其病理组织形态与原发癌相同。其诊断标准如下。

(1)癌灶主要在输卵管浆膜层,肌层、黏膜层正常或显示慢性炎症。若输卵管黏膜受累,其表面上皮仍完整。

(2)癌组织形态与原发癌相似,最多见为卵巢癌、宫体癌和胃肠癌等。

(3)输卵管肌层和系膜淋巴管内一般有癌组织存在,而输卵管内膜淋巴管很少有癌细胞存在。

治疗按原发癌已转移的原则处理。

5.临床特殊情况的思考和建议

(1)临床特征:对于输卵管癌的临床表现,应对此病有一定认识并提高警惕,并通过进一步的辅助检查,尽可能在术前作出早期诊断。因此,有以下情况下者应考虑输卵管癌的可能:①有阴道排液、腹痛、腹块三大特征者;②持续存在不能解释的不规则子宫出血,尤其是年龄35岁以上,对于细胞学涂片阴性,刮出子宫内膜也阴性的患者;③持续存在不能解释的异常阴道排液,排液呈血性,患者年龄>35岁;④持续存在不能解释的下腹及(或)下背疼痛;⑤在宫颈涂片中出现一种不正常的腺癌细胞;⑥在绝经前后发现附件肿块。

(2)输卵管癌术前的诊断问题:输卵管癌常误诊,过去术前诊断率为2%,近数年来由于提高认识及进一步的辅助诊断,术前诊断率提高到25%～35%。术前不易作出确诊的原因可能是:①由于输卵管癌少见,常被忽视;②输卵管位于盆腔内,常不能感觉到;③较多患者肥胖,而且由于激素低落而阴道萎缩,所以检查不够正确;④肿瘤发展早期症状很不明显,下腹疼痛常伴有其他不同的盆腔疾病,故常误诊为绝经期的功能紊乱。

(3)双侧输卵管癌究竟是原发还是继发问题:双侧输卵管均由副中肾管演化而来,在同一致癌因素下,可以同时发生癌。文献报道0～Ⅱ期输卵管癌双侧性占7%,Ⅲ～Ⅳ期占30%。因此,晚期输卵管癌转移是引起双侧累及的主要原因。转移而来的腺癌首先侵犯间质和肌层,而黏膜皱襞上皮常保持完好。但现在也有不少学者认为卵巢癌可能为输卵管癌灶转移而来,尚待进一步证明。

(4)输卵管腺癌合并子宫内膜癌是原发还是继发问题:①两者病灶均较早,无转移可能性,应视两者均为原发性。②子宫内膜转移病灶是局部病灶侵犯间质,并见有正常腺体夹杂其中,对四周组织常有压迫,无过渡形态。

(5)输卵管肿瘤合并妊娠问题:输卵管肿瘤是一种较罕见的女性生殖系统的

肿瘤。输卵管良性肿瘤较恶性肿瘤更少见。输卵管肿瘤患者常伴有不孕史,故其合并妊娠仅见个案报道。由于常无临床症状,很少在术前作出诊断。1996 年周培莉报道 1 例妊娠合并输卵管畸胎瘤扭转。患者 25 岁,因停经超过 5 个月,反复左下腹疼痛入院,B 型超声检查提示宫内妊娠 5 个月,左侧卵巢肿块为 7 cm×6.5 cm×6 cm 大小,故诊断"中期妊娠,左侧卵巢肿瘤蒂扭转"而手术。术时见子宫增大 5 个月,左输卵管肿物为 10 cm×7 cm×6 cm,呈囊性,灰黑色,蒂长 1.5 cm,扭转 180°行患侧输卵管切除术。病理检查:输卵管畸胎瘤。

原发性输卵管癌合并妊娠亦罕见。国外有学者报道一患者 40 岁,当足月妊娠时入院检查胎先露呈臀位而行剖宫产,术时发现左侧输卵管伞端有 4.5 cm×3 cm×2.3 cm 暗色、实质包块,做部分输卵管切除术,病理检查为输卵管腺癌。术后 6 天再行全子宫、双附件及部分大网膜切除术,后继化疗及放疗。国内蔡体铮报道 5 例原发性输卵管癌一其中有 1 例因停经 45 天行人流扎管术,术时发现右侧输卵管肿胀积液、粘连,切除右侧输卵管,病理检查为原发性输卵管腺癌,再次手术治疗。胡世昌报道原发性输卵管癌 11 例,有不孕史者 9 例(占 81.8%),其中 1 例为原发性输卵管癌伴对侧输卵管妊娠破裂。

第四节 外 阴 肿 瘤

一、外阴良性肿瘤

外阴良性肿瘤较少见。根据良性肿瘤的性状可划分为两大类:囊性或实质性。根据肿瘤的来源也可将其划分为四大类:①上皮来源的肿瘤;②上皮附件来源的肿瘤;③中胚叶来源的肿瘤;④神经源性肿瘤。本节将常见的外阴良性肿瘤按肿瘤的来源归类,介绍如下。

(一)上皮来源的肿瘤

1.外阴乳头瘤

外阴部鳞状上皮的乳头瘤较少见。病变多发生在大阴唇,也可见于阴阜、阴蒂和肛门周围。外阴乳头瘤多见于中老年妇女,发病年龄大多在 40~70 岁。

(1)病理特点:①大体见单发或多发的突起,呈菜花状或乳头状,大小可由数毫米至数厘米直径,质略硬。②显微镜下见复层鳞形上皮中的棘细胞层增生肥厚,上皮向表面突出形成乳头状结构,上皮脚变粗向真皮层伸展。但上皮细胞排列整齐,细胞无异型性。

(2)临床表现:常常无明显的症状,有一些患者有外阴瘙痒。如果肿瘤较大,因反复摩擦,表面可溃破、出血和感染。有时,妇科检查时才发现外阴部有乳头状肿块,可单发或多发,质略硬。

(3)诊断和鉴别诊断:根据临床表现,可作出初步的诊断。确诊应根据活检后病理学结果。诊断时应与外阴尖锐湿疣进行鉴别。外阴尖锐湿疣系 HPV 感染,在显微镜下可见典型的挖空细胞。据此,可进行鉴别。

(4)治疗:以局部切除为主要的治疗方法,在病灶外 0.5～1 cm 处切除整个肿瘤,切除物必须送病理组织学检查。

2.软垂疣

软垂疣有时也称为软纤维瘤、纤维上皮性息肉或皮垂,常常较小且软,多见于大阴唇。

(1)病理特点:①大体见外形呈球形,直径为 1～2 cm,可有蒂。肿瘤表面有皱襞,肿瘤质地柔软。②显微镜下见肿瘤由纤维结缔组织构成,表面覆盖较薄的鳞形细胞上皮层,无细胞增生现象。

(2)临床表现:通常无症状,当蒂扭转或破溃时出现症状,主要为疼痛、溃破、出血和感染。有时肿块受摩擦而有不适感。妇科检查时可见外阴部有肿块,质地偏软。

(3)诊断和鉴别诊断:根据临床表现,基本可作出诊断。如肿瘤表面皱襞较多,需与外阴乳头瘤进行鉴别,显微镜下检查可鉴别。

(4)治疗:如患者因肿瘤而担忧、有症状,或肿瘤直径超过 1～2 cm,则肿瘤应予以切除。同样,切除物应送病理组织学检查。

(二)上皮附件来源的肿瘤

1.汗腺瘤

汗腺瘤是由汗腺上皮增生而形成的肿瘤,一般为良性,极少数为恶性。由于大汗腺在性发育成熟后才有功能,因此这种汗腺瘤发生于成年之后。生长部位主要在大阴唇。

(1)病理特点:①大体见肿块直径一般<1 cm,结节质地软硬不一。有时囊内的乳头状生长物可突出于囊壁。②显微镜下见囊性结节,囊内为乳头状结构的腺体和腺管,腺体为纤维小梁所分隔。乳头部分表面有两层细胞:近腔面为立方形或低柱状上皮,胞质示淡伊红色呈顶浆分泌状,核圆形位于底部;其外为一

层梭形或圆形、胞质透亮的肌上皮细胞。

（2）临床表现：汗腺瘤病程长短不一，有些汗腺瘤可长达十余年而无变化。汗腺瘤小而未破时，一般无症状，仅偶然发现外阴部有一肿块。有时患者有疼痛、刺痒、灼热等症状。如继发感染则局部有疼痛、溢液、出血等症状。

妇科检查时可发现外阴部肿块，肿块可为囊性、实质性或破溃而成为溃疡型。

（3）诊断和鉴别诊断：诊断常常需要根据病理组织学检查结果。因汗腺瘤易与皮脂腺囊肿、乳头状腺癌等混淆，若单凭肉眼观察，确实不易鉴别，故必须在活组织检查以后，才能确诊。

（4）治疗：汗腺瘤一般为良性，预后良好，故治疗方法大都先做活组织检查，明确诊断后再做局部切除。

2.皮脂腺腺瘤

皮脂腺腺瘤为一圆形或卵圆形的肿块，发生于外阴者较少，一般为黄豆大小，单发或多发，稍隆起于皮肤。

（1）病理特点。大体所见：肿块为黄色，直径 1～3 mm 大小，有包膜，表面光滑，质地偏硬。显微镜下所见：镜下见皮脂腺腺瘤的细胞集合成小叶，小叶的大小轮廓不一。瘤细胞有 3 种：①成熟的皮脂腺细胞，细胞大呈多边形，胞质透亮有空泡；②较小色深的鳞形样细胞，相当于正常皮脂腺的边缘部分细胞，即生发细胞；③介于两者之间的为成熟中的过渡细胞。

（2）临床表现：一般无症状。妇科检查时可发现肿块多发生于小阴唇，一般为单个，扪之质地偏硬。

（3）诊断和鉴别诊断：诊断可根据临床表现而作出。有时需行切除术，术后做病理检查才能确诊。

（4）治疗：一般可行手术切除。

（三）中胚叶来源的肿瘤

1.粒细胞成肌细胞瘤

粒细胞成肌细胞瘤可发生于身体的很多部位，其中 35％发生于舌，30％在皮肤及其邻近组织，7％发生于外阴，其余的发生于其他部位，包括上呼吸道、消化道和骨骼肌等。

（1）病理特点：①大体见肿瘤直径一般为 0.5～3 cm，肿块质地中等，淡黄色。②显微镜下见瘤细胞集合成粗条索状或巢状，为细纤维分隔，细胞大，胞质丰富，含有细伊红色颗粒，核或大或小，位于中央，核仁清晰。

特殊染色提示细胞质颗粒并非黏液,也不是糖原,但苏丹黑 B 染色结果为阳性,经 PAS 染色、经酶消化后仍为阳性,说明细胞质颗粒很有可能是糖蛋白并有类脂物,这一点支持其为神经源性的组织来源学说。

(2)临床表现:一般无特异的症状,有时患者偶然发现外阴部的肿块,生长缓慢,无压痛,较常发生于大阴唇。妇科检查时可见外阴部肿块质地中等,常为单个,有时为多个,无压痛。

(3)诊断和鉴别诊断:一般需病理检查后才能确诊。同时,需与纤维瘤、表皮囊肿进行鉴别。

(4)治疗:治疗原则是要有足够的手术切除范围,一般在切除标本的边缘应做仔细的检查,如切缘有病变存在,则需再做扩大的手术切除范围。一般预后良好。

2.平滑肌瘤

平滑肌瘤发生于外阴部者还是很少见的,常发生于外阴的平滑肌、毛囊的立毛肌或血管的平滑肌组织中。外阴平滑肌瘤与子宫平滑肌瘤有相似的地方,如好发于生育年龄的妇女,肌瘤小,可无任何症状。

(1)病理特点:①大体见肿块为实质性,表面光滑,切面灰白色,有光泽。②显微镜见平滑肌细胞排列成束状,内含胶原纤维,有时可见平滑肌束形成漩涡状结构,有时也可见肌瘤的变性。

(2)临床表现:患者一般无不适症状,有时会感到外阴不适,有下坠感,也有患者因自己发现外阴肿块而就诊。外阴平滑肌瘤常常发生在大阴唇,有时可位于阴蒂、小阴唇。妇科检查可见外阴部有实质性肿块,边界清楚,可推动,无压痛。

(3)诊断和鉴别诊断:外阴平滑肌瘤的诊断并不困难,有时需与纤维瘤、肉瘤进行鉴别。纤维瘤质地较平滑肌瘤更硬;而肉瘤边界一般不清,有时在术前鉴别困难。

(4)治疗:以手术切除,如果肌瘤位于浅表,可行局部切除;如果位置较深,可打开包膜,将肌瘤剜出。切除之组织物送病理组织学检查。

3.血管瘤

血管瘤实际上是先天性血管结构异常形成的,所以,应该说它不是真正的肿瘤。血管瘤多见于新生儿或幼儿。

(1)病理特点:①大体见肿块质地柔软,呈红色或暗红色。②显微镜下见常表现为两种结构:一种为无数毛细血管,有的血管腔不明,内皮细胞聚积在一起,有人称其为毛细血管瘤；另一种为腔不规则扩大、壁厚薄不一的海绵状血管瘤，管壁衬以单层扁平内皮细胞，扩大的腔内常有血栓形成，有人称此种血管瘤为海绵状血管瘤。

(2)临床表现：多见于婴幼儿，直径从数毫米至数厘米；常高出皮肤，色鲜红或暗红，质软，无压痛；有时因摩擦而出血。

(3)诊断和鉴别诊断：主要根据临床表现，进行初步的诊断。有时需与色素痣进行鉴别诊断。

(4)治疗：如果血管瘤不大，可手术切除；如果面积大或部位不适合手术，则可用冷冻治疗，也可应用激光进行治疗。

(四)神经源性肿瘤

1.神经鞘瘤

发生于外阴部的神经鞘瘤常常为圆形，生长缓慢。目前一般认为它是来源于外胚层的雪旺细胞。以往有人认为其来源于中胚层神经鞘。

(1)病理特点：①大体见肿块大小不等，一般为中等大小，有完整的包膜。②显微镜下见肿瘤组织主要由神经鞘细胞组成。此种细胞呈细长的梭形或星形，细胞质嗜酸，胞核常深染，大小一致，疏松排列成束状、螺旋状或漩涡状结构。

(2)临床表现：外阴部的神经鞘瘤常表现为圆形的皮下结节，一般无症状，质地偏实。

(3)诊断：根据临床表现，进行初步的诊断，确诊需要病理组织学检查结果。

(4)治疗：手术切除，切除物送病理组织学检查。

2.神经纤维瘤

外阴神经纤维瘤为孤立的肿块，常位于大阴唇。它主要由神经束衣、神经内衣和神经鞘细胞组成。此肿瘤为中胚层来源。

(1)病理特点：①大体见肿瘤无包膜，边界不清。②显微镜下见主要为细纤维，平行或交错排列，其中有鞘细胞和轴索的断面，还有胶原纤维。

(2)临床表现：一般无症状，检查发现肿块质地偏实，与周围组织分界不清。

(3)诊断：根据临床表现，进行初步的诊断，确诊需要病理组织学检查结果。

(4)治疗：手术切除，切除物送病理组织学检查。

二、外阴恶性肿瘤

外阴恶性肿瘤主要发生于老年妇女，尤其是60岁以上者。外阴恶性肿瘤占女性生殖系统恶性肿瘤的3%～5%。外阴恶性肿瘤包括来自表皮的癌，例如外阴鳞状细胞癌、基底细胞癌、Paget病、汗腺癌和恶性黑色素瘤；来自特殊腺体的腺癌,例如前庭大腺癌和尿道旁腺癌;来自表皮下软组织的肉瘤,例如平滑肌肉瘤、横纹肌肉瘤、纤维肉瘤和淋巴肉瘤。

(一)外阴鳞状细胞癌

外阴鳞状细胞癌是外阴最常见的恶性肿瘤,占外阴恶性肿瘤的90%,好发于大、小阴唇和阴蒂。

1.发病因素

确切的病因不清,可能与下列因素有一定的关系。

(1)人乳头瘤病毒感染:人乳头瘤病毒感染与宫颈癌的发生有密切的关系。目前研究发现,人乳头瘤病毒与外阴癌前病变及外阴癌也有相关性。

(2)外阴上皮内非瘤变:外阴上皮内非瘤变中的外阴鳞状上皮细胞增生及硬化性苔藓合并鳞状上皮细胞增生有一定的恶变率,其恶变率为2%～5%。有时,对可疑病变需行活检以明确诊断。

(3)吸烟:吸烟抑制了人体的免疫力,导致人体的抵抗力下降,不能抵抗病毒等感染,可导致肿瘤的发生。

(4)与外阴上皮内瘤变关系密切:如外阴上皮内瘤变未及时发现和治疗,可缓慢发展至浸润癌,尤其是3级外阴上皮内瘤变的患者。

(5)其他:性传播疾病和性卫生不良也与此病的发生有一定的关系。

2.病理

大体检查:肿瘤可大可小,直径一般为1～8 cm,常为质地较硬的结节,常破溃而成溃疡,周围组织僵硬。显微镜下可分为:①角化鳞形细胞癌,细胞大而呈多边形,核大而染色深,在底部钉脚长短大小和方向不一,多而紊乱,侵入间质。癌细胞巢内有角化细胞和角化珠形成。②非角化鳞形细胞癌,癌细胞常为多边形大细胞,细胞排列紊乱,核质比例大,核分裂多,无角化珠,角化细胞偶见。③基底样细胞癌,由类似鳞形上皮基底层组成。癌细胞体积小,不成熟,核质比例很大。角化细胞偶尔可见或见不到。

3.临床表现

(1)症状:最常见的症状是外阴瘙痒,外阴疼痛或排尿时灼痛,自己发现外阴肿块,肿瘤破溃出血和渗液;若肿瘤累及尿道,可影响排尿;偶尔患者扪及腹股沟肿大的淋巴结而就诊。

(2)体征:病灶可发生于外阴的任何部位,常见于大、小阴唇。肿瘤为结节状质硬的肿块,与周围分界不清,可见破溃和出血。检查时,需注意有无腹股沟淋巴结的肿大,还须注意阴道和宫颈有无病变。

4.转移途径

以直接浸润和淋巴结转移为主,晚期可为血行转移。

(1)直接浸润:肿瘤在局部不断增殖和生长,体积逐渐增大,并向周围组织延伸和侵犯:向前方扩散可波及尿道和阴蒂,向后方扩散可波及肛门和会阴,向深部扩散可波及脂肪组织和泌尿生殖膈,向内扩散至阴道。进一步扩散还可累及到膀胱和直肠。

(2)淋巴结转移:外阴淋巴回流丰富,早期单侧肿瘤的淋巴回流多沿同侧淋巴管转移,而位于中线部位的肿瘤,如近阴蒂和会阴处的淋巴回流多沿双侧淋巴管转移,一般先到达腹股沟浅淋巴结,再回流至腹股沟深淋巴结,然后进入盆腔淋巴结。若癌灶累及直肠和膀胱,可直接回流至盆腔淋巴结。

(3)血行转移:肿瘤细胞进入静脉,常播散至肺和脊柱,也可播散至肝脏。

5.诊断

(1)根据患者病史、症状和检查结果,初步得出结果。

(2)活组织检查:在病灶处取活检,送病理学检查。取活检时,需一定的组织,组织少,会给病理诊断造成困难;同时,也应避开取坏死处组织活检。

(3)其他辅助检查:宫颈细胞学检查、CT 或 MRI 检查了解腹股沟和盆腔淋巴结的情况。必要时可行膀胱镜检查或直肠镜检查,了解有无膀胱黏膜或直肠黏膜的侵犯情况。

6.鉴别诊断

需与外阴鳞状上皮细胞增生、外阴尖锐湿疣和外阴良性肿瘤相鉴别,确诊需根据活检病理学检查结果。

7.治疗

外阴癌的治疗强调个体化和综合治疗,了解病史和体格检查,血常规、活检、影像学检查、麻醉下膀胱镜或直肠镜检查、HPV 检测结果及戒烟或咨询情况。对早期患者,在不影响预后的基础上,尽量缩小手术范围,以减少手术创伤和手术并发症的发生。对晚期的患者则采用手术+化学治疗+放射治疗,以改善预后,提高患者的生活质量。

(1)T_1,T_2(肿块≤4 cm),浸润深度≤1 mm,局部广泛切除。

(2)T_1,T_2(肿块≤4 cm),浸润深度>1 mm,离中线≥2 cm,选择根治性女阴切除和单侧腹股沟淋巴结评估或切除;中线型,选择根治性女阴切除和双侧腹股沟淋巴结评估或切除;切缘阴性,手术治疗;切缘阳性,能切则继续切,不能切则手术治疗,选择术后辅助治疗。

（3）肿块＞4 cm 或累及尿道、阴道和肛门，影像学检查淋巴结无转移，可行腹股沟淋巴结切除，切除淋巴结有转移，针对原发肿瘤及腹股沟及盆腔淋巴结放、化疗；切除淋巴结无转移可行针对原发肿瘤的放、化疗±腹股沟淋巴结放疗；影像学检查淋巴结疑转移，可行细针穿刺行活检，再针对原发肿瘤及腹股沟及盆腔淋巴结放化疗。

（4）远处转移，放化疗及支持治疗。

8.治疗注意点

（1）手术治疗：目前一般采用 3 个切口的手术方式，即双侧腹股沟各一个切口，广泛外阴切除则为一个切口。也有双侧腹股沟淋巴结切除应用腔镜进行。若累及尿道口，则可以切除 1 cm 的尿道，一般不影响排尿。切缘距肿瘤边缘 1～2 cm，＜8 mm 建议再切，但也需注意尿道、肛门的情况及淋巴结有无累及。影像学检查淋巴结有无转移，对治疗有一定的指导作用。

危险因素：①淋巴血管浸润；②切缘距肿瘤边缘＜8 mm；③肿瘤大小；④浸润深度；⑤浸润方式；⑥淋巴结累及。

前哨淋巴结切除：由于淋巴结清扫增加了死亡率、伤口感染的机会以及会导致淋巴水肿，因此推荐选择合适的患者行前哨淋巴结切除。

（2）放射治疗：外阴鳞状细胞癌对放疗敏感，但外阴皮肤不易耐受放疗。所以，放射治疗仅在下列情况下应用：①肿块大；②肿块位于特殊部位如近尿道口或肛门；③腹股沟淋巴结有转移。放疗一般作为术前缩小病灶或术后辅助治疗。

（3）化学治疗：晚期患者可采用静脉或介入化学治疗。常用的药物有顺铂、博莱霉素及表阿霉素等。

9.预后

预后和肿瘤的分期有密切关系：临床期别早，预后好；肿块小，无转移，预后好；淋巴结无转移，预后好；如有淋巴结转移，则转移的个数和包膜有无累及，均与预后相关。

（二）外阴恶性黑色素瘤

外阴恶性黑色素瘤发生率仅次于外阴鳞状细胞癌，最常发生的部位是小阴唇或阴蒂部。

1.临床表现

（1）症状：外阴瘙痒，以往的色素痣增大，破溃出血，周围出现小的色素痣。

（2）体征：病灶稍隆起，呈结节状或表面有溃破，黑色或褐色。仔细检查可见肿块周围有小的色素痣。

2.临床分期

FIGO 分期并不适合外阴恶性黑色素瘤,因为与恶性黑色素瘤预后相关的主要是肿瘤浸润的深度。目前常用的分期方法为 Clark 分期法或 Breslow 分期法(表 5-2)。

表 5-2　Clark 分期法、Breslow 分期法

级别	Clark	Breslow(浸润深度)
Ⅰ	局限在上皮层内(原位癌)	<0.76 mm
Ⅱ	侵入乳头状的真皮层	0.76~1.5 mm
Ⅲ	乳头状及网状真皮层交界处	1.51~2.25 mm
Ⅳ	侵犯网状真皮层	2.26~3.0 mm
Ⅴ	侵犯皮下脂肪层	>3.0 mm

也可参考美国癌症联合会(AJCC)和国际抗癌联盟(UICC)制订的皮肤黑色素瘤分期系统,见表 5-3。

3.诊断

根据临床表现及病理检查可明确诊断。建议外阴色素痣切除送病理检查,不建议行激光气化。医师检查时需仔细观察有无卫星病灶。

表 5-3　UICC 皮肤黑色素瘤分期法

分期	肿瘤侵犯深度(mm)	区域淋巴结转移	远处转移
ⅠA	≤0.75	—	—
ⅠB	0.76~1.40	—	—
ⅡA	1.50~4.00	—	—
ⅡB	>4	—	—
Ⅲ		+*	—
Ⅳ			+#

注:*包括卫星转移;#包括远处淋巴结或其他部位转移

4.治疗

外阴恶性黑色素瘤的治疗一般采用综合治疗。由于肿瘤病灶一般较小,故可行局部广泛切除,切除的边缘要求离病灶 1 cm。是否行腹股沟淋巴结清扫术目前仍有争议。有研究认为:如肿瘤侵犯深度超过 1 mm,则建议行腹股沟淋巴结清扫术。晚期肿瘤考虑给予化疗和免疫治疗。目前,应用免疫治疗恶性黑色素瘤有一些有效的报道。

(三)外阴前庭大腺癌

外阴前庭大腺癌是一种较少见的恶性肿瘤,常发生于老年妇女。肿瘤既可以发生于腺体,也可以发生在导管。因此,可有不同的病理组织类型,可以为鳞状细胞癌及腺癌,也可以是移行细胞癌或腺鳞癌。

1.临床表现

(1)症状:患者可因扪及肿块而就诊。早期常无症状,晚期肿瘤可发生出血和感染。

(2)体征:外阴的后方前庭大腺的位置可扪及肿块,早期边界尚清晰,晚期则边界不清。

2.诊断

早期肿瘤的诊断较困难,与前庭大腺囊肿难以鉴别,需将肿块完整剥出后送病理检查以确诊。晚期肿瘤可根据肿瘤发生的部位及临床表现、经肿瘤活检而作出诊断。

3.治疗

治疗原则为外阴广泛切除术及腹股沟淋巴结清扫术。有研究发现,术后给予放射辅助治疗可降低局部的复发率,如淋巴结阳性,则可行腹股沟和盆腔的放疗。

4.预后

由于前庭大腺位置较深,诊断时临床病期相对较晚,预后较差。

(四)外阴基底细胞癌

外阴基底细胞癌为外阴少见的恶性肿瘤,常发生于老年妇女。病灶常见于大阴唇,也可发生于小阴唇或阴蒂。病理组织学显示:瘤组织自表皮的基底层长出,伸向真皮或间质,边缘部有一层栅状排列的基底状细胞。肿瘤常发生局部浸润,较少发生转移,为低度恶性。

1.临床表现

(1)症状:可扪及外阴局部肿块,伴局部的瘙痒或烧灼感。

(2)体征:外阴部肿块,边界可辨认,肿块为结节状,若发病时间长,肿块表面可溃破成溃疡。

2.诊断

根据肿瘤发生的部位及临床表现、肿瘤活检而作出诊断。

3.治疗

手术为主要治疗手段,可行局部广泛切除术,一般不需行腹股沟淋巴结切除。

4.预后

预后较好,若肿瘤复发,仍可行复发病灶的切除。

第五节 阴 道 肿 瘤

一、阴道良性肿瘤

阴道良性肿瘤相对少见。阴道壁主要由鳞形上皮、结缔组织和平滑肌组织所组成。鳞形上皮发生肿瘤则为乳头瘤,平滑肌组织增生成为平滑肌瘤;发生于结缔组织的有纤维瘤、神经纤维瘤、血管瘤等。若肿瘤较小,则患者可无不适,仅在妇科检查时发现。

(一)阴道乳头瘤

阴道乳头瘤可见于阴道的任何部位,呈单灶性或多灶性生长。

1.临床表现

常无症状,合并感染时出现分泌物增多或出血。妇科检查可发现阴道壁有单灶性或多灶性乳头状突起,质中,大小不等,触之可有出血,显微镜下见表面覆有薄层鳞形上皮,中心为纤维结缔组织。

2.诊断与鉴别诊断

根据临床表现可作出初步诊断。常常需与尖锐湿疣及阴道壁其他良、恶性肿瘤相鉴别,确诊需病理组织学检查。

3.处理

单纯手术切除,肿瘤需送病理组织学检查。

(二)阴道平滑肌瘤

阴道平滑肌瘤是良性实质性肿瘤,常发生于阴道前壁,呈单个生长。

1.病理

(1)大体所见:实质性肿块,常为球形,质地偏实。

(2)显微镜下所见:肿瘤由平滑肌细胞组成,中间被纤维结缔组织分隔。

2.临床表现

临床症状取决于肿瘤大小和生长部位。小的可无症状,大的可产生压迫症状,并有坠胀感或性交困难。妇科检查可扪及阴道黏膜下偏实质的肿块,常有一定的活动度。

3.诊断与鉴别诊断

根据临床表现可作出基本诊断,在临床上需与阴道纤维瘤、阴道平滑肌肉瘤等鉴别,确诊需病理组织学检查。

4.处理

行肿瘤摘除术,即切开阴道黏膜,将肌瘤剥出,并将肿瘤送病理组织学检查。

(三)其他少见的肿瘤

除上述两种良性的肿瘤外,尚可见其他良性肿瘤,例如纤维瘤、血管瘤、脂肪瘤、颗粒细胞成肌细胞瘤和神经纤维瘤等。此外阴道结节及肿瘤应与阴道内膜异位症相鉴别。总之,任何一种肿瘤均应予以切除,并将切除的肿瘤送病理检查以明确诊断。

二、阴道恶性肿瘤

阴道恶性肿瘤约占女性生殖道恶性肿瘤的 2%,包括原发性恶性肿瘤和继发性恶性肿瘤,后者发生率远多于原发性恶性肿瘤。肿瘤扩散至宫颈、阴道部,并且宫颈外口有肿瘤应归为宫颈癌;肿瘤仅在尿道内生长应归为尿道癌;肿瘤侵及外阴时应归为外阴癌。这些疾病都应通过组织学验证。

(一)原发性阴道恶性肿瘤

原发性阴道恶性肿瘤有鳞状细胞癌、透明细胞腺癌、恶性黑色素瘤和肉瘤。

1.原发性阴道鳞状细胞癌

大约 90%的原发性阴道癌为鳞状细胞癌,但总体发病率较外阴癌和宫颈癌低,国外学者估计阴道癌与宫颈癌之比为 1:45,与外阴癌之比为 1:3。据统计,每年阴道癌的发生率约为 5/100 万。

(1)确切的发病原因尚不清楚,可能与下列因素有关:①大多数阴道癌发生于绝经后或者老年女性,超过 50%阴道癌患者为 70 岁以上女性。既往曾报道阴道癌的发生与老年女性放置子宫托或阴道脱垂导致阴道黏膜局部炎症有一定关系。目前阴道癌发生相关报道公认的因素还包括初次性行为年龄、终生性伴侣数目、吸烟、宫内己烯雌酚暴露等。②当发生于年轻女性时,从病因学上可能与宫颈肿瘤相关,因此与 HPV 感染相关。高达 30%的原发性阴道癌患者至少有 5 年以上的宫颈原位癌或浸润癌病史。虽然阴道上皮内瘤变的真正恶性潜能现在尚未明确,仍认为其为一部分阴道癌的癌前病变。③既往接受过盆腔放疗也被认为是阴道癌发生的可能的病因。

（2）病灶部位：阴道自处女膜环向上延伸至子宫颈。当肿瘤生长原发部位位于阴道内时，应当归类为阴道癌。阴道癌最常发生的部位是阴道上 1/3 处。

（3）病理特点：①大体见肿瘤可呈结节样、菜花样及硬块，有时可见溃疡。②显微镜下见原发性阴道癌可分为角化大细胞癌、非角化大细胞癌和低分化梭形细胞癌。以非角化大细胞癌多见。

（4）临床表现：①阴道流血，大约 60% 的患者主诉无痛性阴道流血，表现为点滴状阴道流血，有时也可有多量流血；20% 的患者主诉阴道排液（伴或不伴阴道流血）；5% 有疼痛；5%～10% 患者在初次检查时无症状；70% 的患者出现症状在 6 个月之内。②阴道排液增多，这与肿瘤表面坏死组织感染或分泌物刺激有关。排液可为水样、米汤样或混有血液。有症状的患者 75% 为晚期。

（5）确诊需病理组织学检查，检查时需注意如下事项：①用窥阴器及扪诊仔细地探查整个阴道黏膜，并记录发病的部位及病灶的大小。有时需在麻醉下行检查，做阴道镜和直肠镜检查对分期有帮助。同时应认真检查宫颈、外阴和尿道，如发现在上述部位有肿瘤，就不能作出原发性浸润性阴道癌的诊断，而且还需要排除转移病灶。②双合诊对估计病变的范围是重要的，如病灶累及阴道周围组织的范围、直肠阴道隔的浸润程度、盆壁浸润程度等，肿瘤及其边缘和宫颈应常规行活检。③检查时还需注意双侧腹股沟淋巴结转移的可能性，应根据组织学检查结果才能确诊有无转移。

原发性阴道癌的诊断标准：①原发病灶在阴道；②宫颈活检未发现恶性肿瘤；③其他部位未发现肿瘤。

（6）临床分期：目前主要采用 FIGO 分期（表 5-4）。

表 5-4　原发性阴道癌的 FIGO 分期

分期	描述
Ⅰ	癌瘤局限于阴道壁
Ⅱ	癌瘤侵及阴道黏膜下组织，但尚未扩散到盆壁
Ⅲ	癌瘤扩散到盆壁
Ⅳ	肿瘤扩散超出真骨盆，或侵及膀胱或直肠黏膜；大泡样水肿则不能被归为Ⅳ期
ⅣA	癌瘤侵及膀胱和（或）直肠黏膜，和（或）直接扩散至真骨盆外
ⅣB	播散到远处器官

（7）转移途径：阴道癌的转移途径主要是直接浸润和淋巴结转移。阴道壁组织血管及淋巴循环丰富，且黏膜下结缔组织疏松，可使肿瘤易迅速增大并转移。

直接浸润:阴道前壁癌灶向前累及膀胱及尿道,后壁病灶向后可累及直肠及直肠旁组织,向上累及宫颈,向外累及外阴,向两侧累及阴道旁组织。

淋巴结转移:阴道上 2/3 淋巴回流至盆腔淋巴结,与子宫动脉和阴道动脉并行至闭孔、下腹(髂内)和髂外淋巴结。阴道下 1/3 淋巴回流至腹股沟淋巴结。有些区域,尤其是阴道后壁的区域,可能通过直肠旁淋巴通道回流至骶前淋巴结。

(8)治疗:原发性阴道癌的治疗必须个体化。由于阴道位于膀胱和直肠中间,阴道壁很薄,很容易转移至邻近的淋巴和支持组织,以及应用放射治疗技术较为困难,如此种种,使阴道癌成为难以治疗的恶性肿瘤之一。

1)治疗方法的选择依据:①疾病的期别;②肿瘤的大小;③位于阴道的部位;④是否有转移;⑤如患者年轻应尽量考虑保留阴道功能。

2)手术治疗:根据肿瘤的期别及患者的具体情况,可选择不同的手术范围及方式。

手术适应证:①阴道任何部位的较浅表的病灶;②阴道上段较小的肿瘤;③局部复发病灶(尤其是放射治疗后);④腹股沟淋巴结转移病灶;⑤近阴道口较小的病灶;⑥晚期肿瘤放射治疗后病灶缩小,可考虑行手术治疗。

手术范围及方式:①阴道后壁上部受累的Ⅰ期患者,如果子宫无下垂,可行广泛子宫切除、阴道上部切除,达肿瘤外至少 1 cm,可同时行盆腔淋巴结清扫。如果子宫已切除,可行阴道上部广泛切除及盆腔淋巴结清扫。②Ⅳa 期患者,尤其是患者有直肠阴道瘘或膀胱阴道瘘,合适的治疗是全盆腔清除术,可同时行盆腔淋巴结切除术或者行术前放疗。当阴道下 1/3 受累时,应考虑行双侧腹股沟淋巴结切除术。③放射治疗后中央型复发的患者需切除复发灶,可同时给予全盆腔清除术。④一些年轻的需行放射治疗的患者,治疗前可开腹或在腹腔镜下行卵巢移位手术,或者对有选择手术的病例,行手术分期和可疑阳性的淋巴结切除。⑤近阴道口较小的病灶,可行广泛外阴切除术＋腹股沟深、浅淋巴结清除术。

手术注意点:①严格掌握手术适应证;②根据病变范围选择合适的手术范围;③年轻患者如希望保留阴道功能可行皮瓣重建阴道术;④年龄大、病期晚的患者行广泛手术需慎重。

手术并发症:除一般的手术并发症外,阴道的解剖,组织学特点,与直肠、尿道的密切关系,使阴道手术较其他手术更容易损伤尿道及直肠,形成膀胱阴道瘘或尿道阴道瘘、直肠阴道瘘。术后阴道狭窄也可能影响年轻患者的性功能。

3)放疗有以下特点:①全身危险性较小;②有可能保留膀胱、直肠及阴道功能;③治愈率与宫颈和子宫内膜癌的放疗效果相同。所以,对于大多数阴道癌患者来说,放疗是常用的治疗方式,而且通常需要综合体外放疗和腔内或间隙内近距离照射。

对于病灶小的Ⅰ期、Ⅱ期肿瘤患者,尽管有些研究者提倡可仅行近距离放疗,但联合体外放疗和近距离放疗可降低局部复发的风险。对于较大的肿瘤,体外放疗的量为45～50 Gy,可减小肿瘤体积并同步治疗盆腔淋巴结。

腔内照射和外照射联合方案可改善治疗效果。根据放射的质量及病灶大小及部位选择不同的放射源。

放射治疗常见轻微并发症包括阴道和宫旁组织纤维化、放射性膀胱炎和直肠炎、尿道狭窄、局部坏死。6%～8%患者可出现一些严重的并发症,如直肠、阴道狭窄和直肠阴道瘘,膀胱阴道瘘及盆腔脓肿。最严重的并发症常常发生于晚期患者,并且与肿瘤进展有关。放射治疗Ⅰ～Ⅳ期的5年存活率为50%。

随着肿瘤期别的增加患者死亡率上升。Ⅰ期死亡率大约为10%,Ⅱ期为50%,Ⅲ期加Ⅳ期约80%。Ⅰ期80%复发发生于48个月内,Ⅱ期为30个月,Ⅲ期和Ⅳ期为18个月内。

因此,原发性阴道鳞形细胞癌期别对预后有重要的意义,直接影响患者的生存率和复发率。由此,也说明了肿瘤早期诊断及治疗的重要性。

2.阴道透明细胞腺癌

发生于阴道的透明细胞癌约占原发阴道恶性肿瘤的10%。大多数阴道透明细胞腺癌患者的发病年龄为18～24岁。一般认为患者在胚胎期暴露于己烯雌酚,尤其是孕18周以前。大约70%的阴道透明细胞癌患者其母亲孕期曾服用雌激素,阴道腺病与阴道透明细胞癌有一定的关系。

(1)病理:大体检查可见肿瘤呈息肉状或结节状,有的呈溃疡状;显微镜下可见癌细胞胞质透亮,细胞结构排列呈实质状,可呈腺管状、囊状、乳头状及囊腺型。

(2)临床表现:20%的患者无自觉症状,一旦出现症状,常主诉异常阴道流血,量时多时少,常被误诊为无排卵性功能失调性子宫出血而未予重视,白带增多也是常见的症状。在窥视检查时可见息肉样、结节状或乳头状赘生物,表面常有溃疡,大小不一,甚至有10 cm直径大小的肿块。肿瘤常向腔内生长,深部浸润不常见,最常发生于上1/3阴道前壁。应用窥阴器检查时,必须旋转90°,以便看清整个阴道壁的情况。阴道镜检查是有效的辅助诊断方法,确诊需根据病理检查结果。

(3)治疗:目前尚无有效的治疗方案,必须考虑能否保留阴道功能和卵巢功能。因此,如病灶侵犯阴道上段,应行广泛子宫切除、部分阴道切除和盆腔淋巴结清扫术。卵巢正常者可以保留。晚期病例,放射治疗也是有一定效果的,应行全盆腔外照射及腔内放射治疗。年轻患者如需行全阴道切除术,应同时考虑重建阴道,阴道重建可应用厚皮瓣建立。近年来有采用化学治疗的报道,但因例数较少,很难判断疗效。常用药物有环磷酰胺(CTX)、长春新碱(VCR)、5-氟尿嘧啶(5-FU)、甲氨蝶呤(MTX)、孕酮制剂等。

(4)预后:与疾病的期别、组织学分级、病灶大小、盆腔淋巴结是否转移有关,其中以疾病的期别最为重要。复发及死亡常发生于淋巴结转移的患者。

3.阴道恶性黑色素瘤

阴道恶性黑色素瘤少见,而且几乎所有的病例均发生于白人女性。最常见的发病部位为阴道远端,尤其是阴道前壁。

(1)发病原因:关于恶性黑色素瘤的来源有3种意见。①来自原有的痣,尤其为交界痣是恶性黑色素瘤的主要来源。②来自恶性前期病变(恶性雀斑)。③来自正常皮肤。

至于恶变的原因尚有争论,一般认为与内分泌和刺激有密切关系。文献报道恶性黑色素瘤的发病与种族、免疫系统状态及遗传有关。有人认为免疫系统状态是一个附加因素,将决定一个除了有遗传倾向的人是否最后发生恶性黑色素瘤,任何免疫缺陷都可能是一个触发因素。一些恶性黑色素瘤具有遗传性,称为遗传性黑色素瘤或家族性恶性黑色素瘤。恶性黑色素瘤患者的近亲中恶性黑色素瘤的发生率尤其高。

(2)病理特点。①大体所见:在黏膜表面形成黑色或棕黑色肿块,肿块大小不定,有时在肿块表面有溃疡,仔细检查可发现在主要肿瘤的四周有多个小的子瘤,为瘤组织向外浸润所致。②显微镜下所见:瘤细胞形状不一,呈圆形、多角形及梭形。并呈各种排列,成串、假腺泡样或成片,细胞质较透明,内含黑素颗粒,以及表皮真皮交界处上皮细胞团生长活跃。如无黑素颗粒,可用特殊染色来检测。

(3)临床表现。①症状:常为阴道流血(65%),阴道有异常分泌物(30%)和肿块(20%)。阴道肿块易发生溃疡,常常导致感染及分泌物混浊。如出现坏死,则患者的阴道分泌物中有异常组织并含有污血。其他的症状有疼痛、解尿不畅、排便不畅、下腹部不适及腹股沟扪及肿块。自出现症状到诊断明确平均时间约为 2 个月。②体征：阴道黑色素瘤可发生于阴道的任何部位，最常见发生于下 1/3 的阴道前壁。肿瘤常呈乳头状及息肉样生长，可伴溃疡及坏死。肿瘤表面通常为蓝黑色或黑色，仅 5% 表面为无色素。病灶周围常常有小的卫星病灶。Morrow 等报道，初次检查时 70% 肿瘤的直径＞2 cm。必须彻底检查生殖道或生殖道外的原发部位，因为较多的阴道黑色素瘤是转移性的而不是原发的。

（4）治疗：阴道恶性黑色素瘤的治疗首选手术治疗。①手术治疗：手术范围应根据病灶的部位、大小、深浅而决定。对可疑病例一定要做好广泛手术的准备工作，然后做局部切除送冰冻检查。根据冷冻检查结果决定手术范围。如病灶位于阴道上段，除切除阴道外，还需做广泛子宫切除及双侧盆腔淋巴结清除术。如病灶位于阴道下段，在阴道口附近，则需做阴道切除术及双侧腹股沟淋巴结清扫术。如病变晚、浸润深，则可能需行更广泛的手术，如前、后或全盆腔清扫术。②放疗：阴道恶性黑色素瘤对放射治疗不十分敏感，因此，放疗不宜作为首选的治疗方法。转移及复发的患者可采用放疗，可以起到姑息及延长生命的作用。③化疗：作为手术治疗后的辅助治疗，起到消除残存病灶的作用，以提高生存率。④免疫治疗：近年来，免疫治疗恶性黑色素瘤取得较好的疗效。应用 γ-干扰素或白细胞介素治疗，也有应用非特异的免疫治疗如卡介苗。

（5）预后：阴道恶性黑色素瘤的预后较差，肿瘤生长非常迅速，短期内肿瘤可发生腹股沟淋巴结转移，5 年生存率为 15%～20%。

（二）继发性阴道恶性肿瘤

由于发生于阴道的继发性肿瘤远多于原发性肿瘤，因此，如诊断为阴道恶性肿瘤，首先需排除转移性肿瘤的可能。继发性阴道恶性肿瘤可由宫颈或外阴肿瘤直接扩散；或由淋巴或血管转移而来，如子宫内膜癌和妊娠滋养细胞疾病；亦可由非生殖系统肿瘤转移或直接扩散至阴道，如来自膀胱、尿道、尿道旁腺、直肠等部位；极少数来源于乳腺、肺，以及其他部位。

第六章

子宫内膜异位症与子宫腺肌病

第一节 子宫内膜异位症

一、病理

异位子宫内膜可出现在身体不同部位,但绝大多数位于盆腔内,其中盆腔腹膜子宫内膜异位症约占 75%;卵巢受累达半数以上,两侧卵巢同时波及者约50%;7%～37%累及肠管;16%累及泌尿系统。盆腔外子宫内膜异位症常见于剖宫产和侧切手术的瘢痕处,罕见于脐、肺、肌肉骨骼、胃、肝脏、眼和脑等处。郎景和将子宫内膜异位症分为腹膜型、卵巢型、阴道直肠型和特殊部位型或盆腔外型 4 个类型。日本学者根据子宫内膜异位症病灶形态,在腹腔镜下可分为无色素性病灶、含色素性病灶和继发性病变等。无色素性病灶包括透明小水疱、浆液性囊泡和表面隆起等。含色素性病灶包括紫蓝色结节、血性囊泡、散在煤渣样灶、含铁血红素着色、点状出血斑、浆膜下出血等。Nezhat 等对 216 个出血性囊肿(子宫内膜异位囊肿)进行了仔细地病理研究后,将卵巢子宫内膜异位囊肿分为两型:Ⅰ型子宫内膜异位囊肿(原发性子宫内膜异位囊肿)较少见,直径 1～2 cm,含深褐色液体,囊壁均为子宫内膜组织,是真正的子宫内膜异位囊肿;Ⅱ型子宫内膜异位囊肿(继发性子宫内膜异位囊肿)临床最常见,它是卵巢功能性囊肿如黄体囊肿或滤泡囊肿与子宫内膜异位症病灶共同形成的。根据内膜异位结节与囊肿的关系又分为ⅡA、ⅡB和ⅡC 3 种亚型。继发性病变包括粘连与挛缩状瘢痕。阔韧带后叶和直肠子宫陷凹处可见膜状粘连形成的腹膜袋,袋底有时可见紫蓝色结节。有学者报道这些腹膜袋内半数可找到异位病灶。

显微镜下检查早期子宫内膜异位病灶,在病灶中可见到子宫内膜上皮、内膜腺体或腺样结构、内膜间质及出血。有时临床表现典型,但子宫内膜异位症的组织病理特征极少,镜检时能找到少量内膜间质细胞即可确诊。异位子宫内膜可出现不典型增生,少数发生恶变,多为卵巢子宫内膜样癌或透明细胞癌。

二、诊断

育龄妇女有进行性痛经和(或)不孕史,妇科检查时扣及盆腔内有触痛性硬结或子宫旁有不活动的囊性包块,可初步诊断为子宫内膜异位症。超声、CT 和 MRI 检查等主要适合于有子宫内膜异位囊肿的患者。MRI 对深部浸润型子宫内膜异位症的诊断均较超声和 CT 准确,新近兴起的内镜超声诊断肠壁子宫内膜异位症的准确性甚至优于 MRI。血 CA125 测定可作为一种非创伤性检查,Ⅰ～Ⅱ期子宫内膜异位症血 CA125 多正常,Ⅲ～Ⅳ期有卵巢子宫内膜异位囊肿、病灶浸润较深、盆腔粘连广泛者血 CA125 多为阳性。而腹腔镜诊断是国内外公认的诊断子宫内膜异位症的最准确的方法,镜下看到典型子宫内膜异位症病灶,即可确定诊断,可疑时取活体组织检查,镜下看到的病灶约 70% 能得到病理诊断。根据腹腔镜所见,按照美国生殖医学协会制订的子宫内膜异位症分期法作出疾病分期,指导临床治疗。

三、临床表现

(一)盆腔疼痛

盆腔疼痛是子宫内膜异位症最典型的临床症状,70%～80%的患者有不同程度的盆腔疼痛。主要表现为三联症:痛经、性交疼痛和肛门坠痛。

1.痛经

痛经是临床上常见的症状,可发生在月经前、月经时及月经后,常位于下腹部,多为继发性痛经,进行性加剧。首次发生痛经或痛经加剧年龄为 25～35 岁,常主诉经期或经前下腹及腰骶部持续性疼痛,有时表现为痉挛性加剧,伴肛门坠胀疼痛。疼痛程度与病灶深度及神经纤维支配有关。若病灶累及阴道直肠隔,疼痛可向会阴、臀部及下肢放射。少数患者由于生殖道畸形、经血排出受阻引起,自月经初潮开始即有严重痛经。约 1/3 患者并无痛经发生。

2.性交疼痛

疼痛多见于直肠子宫陷凹或阴道直肠隔的异位病灶,一般为深部性交痛,月经来潮前尤为明显。

3.肛门坠痛

疼痛常发生于异位病灶累及宫骶韧带、直肠子宫陷凹、直肠或乙状结肠时。一般发生在月经前期或月经后,患者感到肛门坠痛,尤其是粪便通过直肠时疼痛难忍。子宫内膜异位病变围绕直肠形成狭窄者,可出现里急后重及梗阻症状。

(二)月经异常

月经前后点滴出血是子宫内膜异位症的临床特征,患者月经量往往增多,经期延长或月经淋漓不净。其可能与卵巢实质病变、无排卵、黄体功能不足或合并子宫腺肌病和子宫肌瘤有关。若卵巢表层受累,可引起排卵性疼痛及排卵期阴道出血。

(三)不孕

子宫内膜异位症与不孕关系密切。正常育龄妇女不孕率约10%,合并子宫内膜异位症的不孕率可升至40%～50%。

子宫内膜异位症引起不孕的病因复杂,临床表现也呈现多样化特点。轻微或轻度子宫内膜异位症一般不会影响盆腔解剖结构,导致不孕的原因可能与盆腔微环境的改变及卵巢功能紊乱有关。中度或严重的子宫内膜异位症导致不孕可能与盆腔解剖结构的改变,输卵管蠕动异常、输卵管梗阻或输卵管周围粘连有关。有报道,子宫内膜异位症患者免疫功能缺陷,子宫内膜容受性改变,导致着床障碍。

(四)急腹痛

急腹痛较少见,卵巢子宫内膜异位囊肿破裂,肠道子宫内膜异位症引起的急性肠狭窄甚至肠梗阻,以及阑尾子宫内膜异位症引起的急性阑尾炎均可引起急性腹痛。

四、治疗

子宫内膜异位症的治疗主要包括期待疗法、假孕疗法、假绝经疗法、促性腺激素类似物及其他制剂的治疗。临床上要因人而异,选择恰当的治疗手段,以达到控制或解除疼痛症状、去除盆腔和盆腔外及生殖系统以外的内异病灶、恢复生育功能的目的。

迄今为止,尚无一种理想的根治方法。无论是药物治疗或是保守性手术治疗,术后的复发率仍相当高。而根治则须以切除全子宫双附件为代价。因此,应根据患者年龄、生育要求、症状轻重、病变部位和范围,以及有无并发症等因素全面考虑,给予个体化治疗。

(一)一般原则

1.要求生育者,尤其合并不孕的患者

多建议积极进行腹腔镜检查,依据术后的子宫内膜异位症生育指数(EFI)评分,进行生育的指导。

（1）无症状或症状轻微的微型和轻度子宫内膜异位症患者，现多建议行腹腔镜检查，而不主张期待疗法。由于子宫内膜异位症是一种进行性发展的疾病，早期治疗可防止病情进展及减少复发。因此，如果是行腹腔镜诊断者，应同时将病灶消除。术后无排卵者可给给予控制性促排卵，年龄＞35 岁者可考虑辅助生育技术，以提高妊娠率。

（2）有症状的轻度和中度子宫内膜异位症患者：建议行腹腔镜检查，大量文献证明腹腔镜检查提高了轻中度内膜异位症患者的术后妊娠率。术后给予促排卵治疗，以提高妊娠率。

（3）重度子宫内膜异位症或有较大的卵巢内膜样囊肿（直径≥5 cm）者、直径2～4 cm 连续 2～3 个月经周期者，建议行腹腔镜检查及手术治疗，手术效果也优于期待治疗。

2.无生育要求者

（1）无症状者，若盆腔肿块直径＜2 cm，且无临床证据提示肿块为恶性肿瘤（包括 CA125 正常水平，多普勒超声检查显示肿块血供不丰富，阻力指数＞0.5），可定期随访或给予药物治疗。若盆腔肿块在短期内明显增大或肿块直径已达5 cm 以上，或 CA125 显著升高，无法排除恶性肿瘤可能，则需行手术治疗。

（2）有痛经的轻、中度子宫内膜异位症患者，可用止痛药对症治疗。症状较重或伴经常性盆腔痛者，宜口服避孕药，或先用假孕疗法或假绝经疗法 3～4 个月，然后再口服避孕药维持治疗。

（3）症状严重且盆腔包块＞5 cm，或药物治疗无效者，需手术治疗。根据患者年龄和病情，选择根治性手术或仅保留卵巢的手术。若保留卵巢或部分卵巢，术后宜药物治疗 2～3 个月，以减少复发。

3.卵巢内膜样囊肿破裂者

破裂者需急诊手术，行囊肿剥除或一侧附件切除术，对侧卵巢若有病灶一并剔除，保留正常卵巢组织。术后予以药物治疗。

（二）治疗方法

1.药物治疗

（1）假孕疗法。早在 1958 年 Kistner 模拟妊娠期体内性激素水平逐渐增高的变化，采用雌、孕激素联合治疗子宫内膜异位症取得成功，并将此种治疗方法称为假孕疗法。治疗期间患者出现闭经及恶心、呕吐、嗜睡和体重增加等不良反应。最初，由于激素剂量过大，患者多难以坚持治疗，随后将剂量减小，每天服炔诺酮 5 mg，炔雌醇 0.075 mg，其疗效相当而不良反应明显减轻。假孕疗法疗程长,需连续治疗 6～12 个月,症状缓解率可达 80% 左右,但妊娠率仅 20%～30%,停药后复发率较高。目前对要求生育者,一般不再单独选择此种方法治疗。

(2)孕激素类药物。单纯高效孕激素治疗可抑制子宫内膜增生,使异位的子宫内膜萎缩,患者停经。一般采用甲羟孕酮、18-甲基炔诺酮等。治疗期间如出现突破性阴道出血,可加少量雌激素,如炔雌醇 0.03 mg/d 或结合雌激素 0.625 mg/d。治疗后的妊娠率与假孕疗法相当,但不良反应较轻,患者多能坚持治疗。

(3)假绝经疗法。达那唑:是一种人工合成的 17α-乙炔睾酮的衍生物,具有轻度雄激素活性。它通过抑制垂体促性腺激素的合成与分泌,以抑制卵泡的发育,使血浆雌激素水平降低;同时,它还可能与雌激素受体结合,导致在位和异位的子宫内膜萎缩,患者闭经,因而又称此种治疗为假绝经疗法。体外实验证明达那唑可抑制淋巴细胞增生和自身抗体的产生,具有免疫抑制作用。推测达那唑还可能通过净化盆腔内环境,减少自身抗体的产生等而提高受孕能力。常用剂量为 400～600 mg/d,分 2～3 次口服,于月经期第一天开始服药,连续 6 个月。症状缓解率为 90%～100%,停药 1～2 个月内可恢复排卵。治疗后的妊娠率为 30%～50%。若 1 年内未妊娠,其复发率为 23%～30%。达那唑的不良反应,除可出现痤疮、乳房变小、毛发增多、声调低沉及体重增加等轻度男性化表现外,少数可致肝脏损害,出现血清转氨酶水平升高,故治疗期间需定期检查肝功能,如发现异常,应及时停药,一般在停药 2～3 周后肝功能可恢复正常。阴道或直肠使用达那唑栓可减少全身用药的不良反应,有较好的疗效。

孕三烯酮为 19-去甲睾酮的衍生物,作用机制与达那唑相似,但雄激素作用较弱。由于它在体内的半衰期较长,故不必每天服药。通常从月经期第 1 天开始服药,每次服 2.5 mg,每周服 2 次。治疗后的妊娠率与达那唑相近,但不良反应较轻,较少出现肝脏损害,停药后的复发率亦较高。有人报告停药 1 年的复发率为 25%。

促性腺激素释放激素激动剂(GnRH-a)是人工合成的 10 肽类化合物,其作用与垂体 GnRH 相同,但其活性比 GnRH 强 50～100 倍。持续给予 GnRH-a 后,垂体的 GnRH 受体将被耗尽而呈现降调作用,使促性腺激素分泌减少,卵巢功能明显受抑制而闭经。患者体内雌激素水平极低,故一般称之为"药物性卵巢切除"。

GnRH-a 有皮下注射和鼻腔喷雾 2 种剂型,GnRH-a 乙酰胺喷雾剂为每次

200～400 mg，每天 3 次；皮下注射剂有每天注射和每月注射 1 次者，目前应用较多的是每月 1 次，大多数患者于开始治疗的 8 周内停经，末次注射后的 2～3 个月内月经复潮。

GnRH-a 治疗的不良反应为低雌激素血症引起的潮热、出汗、外阴及阴道干涩、性欲减退和骨质丢失，长期用药可致骨质疏松。为预防低雌激素血症和骨质疏松，可采用反加疗法，即在 GnRH-a 治疗期间，加小量雌激素或植物类雌激素，如黑升麻提取物。有报道血浆 E_2 水平控制在 30～50 ng/L，既可防止骨质疏松，又不致影响 GnRH-a 的疗效。GnRH-a 的疗效优于达那唑，但无男性化和肝脏损害，故更安全。

2.手术治疗

手术治疗的目的：①明确诊断及进行临床分期；②清除异位内膜病灶及囊肿；③分解盆腔粘连及恢复盆腔正常解剖结构；④治疗不孕；⑤缓解和治疗疼痛等症状。

手术方式有经腹和经腹腔镜手术，由于后者创伤小，恢复快，术后较少形成粘连，现已成为治疗子宫内膜异位症的最佳处理方式。目前认为，以腹腔镜确诊，手术＋药物治疗为子宫内膜异位症治疗的金标准。

（1）保留生育功能的手术：对要求生育的年轻患者，应尽可能行保留生育功能的手术，即在保留子宫、输卵管和正常卵巢组织的前提下，尽可能清除卵巢及盆、腹膜的子宫内膜异位病灶，分离输卵管周围粘连等。术后疼痛缓解率达 80％以上，妊娠率为 40％～60％。若术后 1 年不孕，复发率较高。

（2）半根治手术：对症状较重且伴有子宫腺肌病又无生育要求的患者，宜切除子宫及盆腔病灶，保留正常的卵巢或部分卵巢。由于保留了卵巢功能，患者术后仍可复发，但复发率明显低于行保守手术者。

（3）根治性手术：即行全子宫及双侧附件切除术。由于双侧卵巢均已切除，残留病灶将随之萎缩退化，术后不再需要药物治疗，也不会复发。但病变广泛且粘连严重者，术中可能残留部分卵巢组织。为预防卵巢残余综合征的发生，术后药物治疗 2～3 月不无裨益。

（4）缓解疼痛的手术：对部分经多次药物治疗无效的顽固性痛经患者还可试采取以下两种手术方案缓解疼痛。①子宫骶神经切断术（LUNA），即切断多数子宫神经穿过的宫骶韧带，将宫骶韧带与宫颈相接处 1.5～2 cm 的相邻区域切除或用激光破坏；②骶前神经切除术（PSN），在下腹神经丛水平切断子宫的交感神经支配。近期疼痛缓解率较好，但远期复发率高达 50％。

(三)子宫内膜异位症复发

经手术或规则药物治疗后,患者症状、体征已消失,疾病治愈,但经过几个月(一般 3 个月)症状和(或)体征重新出现。子宫内膜异位症复发包括症状复发(主观症状)和疾病复发(客观表现)。

1.症状复发

术后症状缓解 3 个月后又出现且加重至术前水平者即为复发。疾病复发:主要依据腹部肿块、结节、影像学检查和手术后病理检查等。

2.疾病复发诊断标准

(1)术后症状缓解 3 个月后病变复发并加重。

(2)术后盆腔阳性体征消失后又出现或加重至术前水平。

(3)术后超声检查发现新的子宫内膜异位病灶。

(4)血清 CA125 下降后又升高,且除外其他疾病。

符合上述后 3 项标准之一且伴或不伴有第 4 项标准者诊断为复发。

子宫内膜异位症术后的复发率较高,保守性手术后 1 年和 2 年的复发率可达 10% 和 15%。复发是子宫内膜异位症治疗中的一个棘手问题。

3.复发危险因素

(1)rAFS 分期(>70)。

(2)年龄/手术年龄(年轻患者)。

(3)囊肿的大小。

(4)双侧囊肿。

(5)药物治疗史。

(6)手术治疗史。

(7)手术范围。

(8)第一次手术不彻底。

(9)子宫直肠陷凹封闭。

4.复发保护因素

(1)妊娠。

(2)术后药物治疗。

术后药物干预延缓和减少复发是子宫内膜异位症管理中的一个重要问题。手术联合长期药物治疗可能对减少复发有一定的作用。

(四)子宫内膜异位症恶变

有以下情况警惕恶变。

（1）囊肿过大，直径＞10 cm 或有明显增大趋势。

（2）绝经后又有复发。

（3）疼痛节律改变，经期疼痛进展或呈持续性。

（4）影像检查卵巢囊肿腔内有实性或乳头状结构，或病灶血流丰富。

（5）血清 CA125 明显升高（＞200 IU/mL）。

目前临床诊断卵巢癌起源于异位的子宫内膜组织，一般认为应符合 Sampson 和 Scott 所提出的诊断标准，①肿瘤和子宫内膜异位症位于同一部位；②肿瘤来源于子宫内膜异位症，除外其他来源可能；③子宫内膜异位症与肿瘤有类似的组织学特点，并能见到特征性的内膜间质和腺体；④形态学上见到良性和恶性上皮的移行过程。

第二节　子宫腺肌病

一、发病机制

子宫腺肌病的发病机制尚不清楚，目前主要有两大理论：其一是子宫内膜内陷入子宫肌层形成。通过对子宫腺肌病的子宫标本做连续组织切片，发现子宫内膜的基底层常与肌层内的病灶相连，使人们相信子宫腺肌病是基底层子宫内膜直接长入肌层所致。子宫内膜并无黏膜下层，但与身体其他器官的黏膜一样，通常都是向空腔面生长，提示子宫肌层可能有抵抗内膜入侵的能力。多次分娩、人工流产刮宫术及宫腔感染等，可破坏局部肌层的防御能力，使基底层宫内膜得以入侵肌层并生长。其二是子宫腺肌病来源于米勒管的细胞化生。在女性生殖道畸形综合征（MRKH）患者（缺乏异位的子宫内膜）中发生的子宫腺肌病似乎更能用组织化生过程来解释。由于子宫腺肌病常合并子宫肌瘤和子宫内膜增生过长，提示本病的发生还可能与较长时间的高雌激素刺激有关。此外，HCG、催乳素（PRL）、卵泡刺激素（FSH）也与本病的发生有关。虽然子宫腺肌病和子宫内膜异位症均是子宫内膜异位性疾病，且两者易共存，但这两种疾病并无其他相关性。

二、病理

子宫腺肌病可分为弥漫型与局限型 2 种类型。弥漫型者子宫均匀增大，质地较硬。通常子宫增大不超过 3 个月妊娠大小,过大者常合并子宫肌瘤。剖面见肌层肥厚,常以后壁为甚。增生的平滑肌束呈小梁状或编织样结构,边界不清,无包膜。增厚的肌壁中可见小的腔隙,直径多在 5 mm 以内。腔隙内常有暗红色陈旧积血。偶见肌壁内形成较大的积血囊腔,可向子宫表面突出,甚至发生破裂。局限型者,又称子宫腺肌瘤,子宫内膜在肌层内呈灶性浸润生长,形成结节,但无包膜,故难以将结节从肌壁中剥出。结节内也可见含陈旧出血的小腔隙。有的结节向宫腔突出,颇似黏膜下子宫肌瘤。

镜下见子宫肌层内有呈岛状分布的子宫内膜腺体与间质。其周围平滑肌纤维呈不同程度增生。子宫内膜侵入肌层的深度不一,严重者可达肌层全层,甚至穿透子宫浆膜,引起子宫表面粘连和盆腔子宫内膜种植。病灶中的子宫内膜多呈增生反应或简单型(腺囊型)增生过长,偶为分泌反应。一般认为是病灶中的内膜系来自宫内膜的基底层,故而对孕激素不敏感或缺乏反应所致。

三、症状与体征

(一)痛经

约 70% 的患者有痛经。疼痛程度不一,但常呈进行性加重趋势。一般认为痛经系月经期病灶出血,刺激子宫平滑肌产生痉挛性收缩引起的。病变愈广泛,痛经也愈严重。

(二)经量增多

子宫增大,供血增多,以及肌层中的病变干扰了子宫肌壁正常的收缩止血功能,引起经量增多;有的患者合并子宫肌瘤和子宫内膜增生过长,也可出现经量增多,经期延长或月经周期紊乱。

(三)不孕

病变弥漫及痛经较明显者,多有不孕。

(四)子宫增大

患者子宫常呈均匀性增大,质较硬,可出现压痛。有的子宫大小尚属正常,但后壁有结节突起。子宫活动度欠佳,月经期因病灶出血,局部压痛亦更明显。

四、诊断

凡中年妇女出现进行性加剧的痛经伴经量增多,盆腔检查发现子宫增大且质地较硬,双侧附件无明显异常时,应首先考虑子宫腺肌病。若月经期再次妇科检查,发现子宫较经前增大且出现压痛,或压痛较以前更明显,则诊断可基本成立。经阴道超声及 MRI 检查在诊断子宫腺肌病的敏感性和特异性相似,主要特征：①子宫肌层不对称增厚（多见于后壁）。②肌层内见囊肿。③自子宫内膜形成辐射样线性条索状。④子宫内膜与肌层边界不清。

做 MRI 检查，子宫内膜结合带厚度定量测定时，>12 mm 考虑子宫腺肌病的诊断，若<8 mm 可以排除此病。由于一些患者可无痛经或症状轻微，临床上常误诊为子宫肌瘤。但子宫腺肌病的血清 CA125 水平往往升高，而子宫肌瘤者多为正常，检测血清 CA125 对两者的鉴别可有一定帮助。

五、治疗

根据患者不同的症状，可选择药物、手术或其他综合治疗。

症状较轻者，可服吲哚美辛类前列腺素合成酶抑制剂或是雌激素-孕激素复合口服避孕药，以减轻疼痛和异常子宫出血。左炔诺孕酮-宫内缓释系统（LNG-IUD）在缓解症状、缩小子宫体积方面亦有明显疗效。其他药物，如达那唑、18-甲基三烯炔诺酮和 GnRH-a 等均可通过抑制卵巢功能，使子宫内膜萎缩，造成人工绝经，症状缓解。停药后，往往随月经复潮症状又起。对要求生育者，采用上述药物治疗能否提高妊娠率，尚待探讨。

手术治疗分为保守性手术和根治性手术。由于子宫腺肌病局限于子宫，故可保留双侧卵巢。目前尚无关于子宫腺肌病的药物或局限性手术治疗的大型对照研究数据。通常，症状较严重且年龄较大无生育要求者，可行全子宫切除术，而全子宫切除术是目前唯一确认有效的治疗方法。年轻且要求生育者，如病灶很局限，也可考虑保守性手术（包括子宫内膜肌层消融术或切除术、腹腔镜下肌层电凝术或子宫腺肌瘤切除术）。但由于子宫腺肌病的病灶边界不清又无包膜，故不易将其全部切除。虽然病灶切除可缓解其症状，提高妊娠率，但复发率仍较高。保守性手术治疗后联合使用 GnRH 药物治疗对于症状控制效果优于单纯的手术治疗。

此外，子宫动脉栓塞术（uterine artery embolization，UAE）也可部分缓解患者月经过多的症状。

第七章

妊娠期合并疾病

第一节　妊娠合并癫痫

癫痫是一组反复发作的神经元异常放电所致的暂时性中枢神经系统功能失常的慢性疾病。按照有关神经元的部位和放电扩散的范围,功能失常可能表现为运动、感觉、意识、行为、自主神经等不同障碍,或兼有之。每次发作或每种发作称为癫痫发作。患者可有一种或数种发作为其症状。我国癫痫发生率为1%左右,而患病率为0.5%～1.0%。在美国有0.5%～2.0%的育龄妇女患有癫痫,癫痫会影响到整个分娩的进程及胎儿的发育,而且妊娠也会加重癫痫。

一、病因和发病机制

癫痫发作的病理生理特征是多种诱因导致大脑全部或局部的许多神经元发生有节奏的、重复的、同步的神经元放电,源于局部大脑的数秒钟同步放电形成局限性发作;局部大脑的同步放电若扩散到全脑,或持续许多秒甚至数分钟,则局限性发作可发展为全身性发作。有些源于具有广泛网状分支的丘脑皮质回路的同步放电,则可使异常放电迅速传遍全部大脑造成以惊厥起始的原发性全身性癫痫发作。

癫痫发作的异常脑电活动可能与以下因素有关。

(1)脑内抑制因子γ-氨基丁酸(GABA)水平降低削弱了对脑神经元突触的抑制。

(2)兴奋性突触机制增强,特别是由N-甲基-D-天冬氨酸受体(NMDAR)介导的神经突触兴奋性增强。

(3)内源性神经元暴发放电。

二、分类

(一)原发性癫痫

脑内没有明显病理改变,又称特发性或功能性癫痫。

(二)继发性癫痫

继发性癫痫继发于脑局部外伤、感染、血管疾病、肿瘤、寄生虫或变性疾病,这也可继发于中毒、缺氧、心血管疾病、代谢或内分泌疾病,又称为症状性或器质性癫痫。

三、临床表现

癫痫患者有多种发作类型,但每位癫痫患者可以只有一种发作类型,也可以有一种以上发作类型。单纯部分性发作可以发展为复杂部分性发作或进而出现全面性强直-阵挛发作。因此,痫性发作与癫痫系两种概念,痫性发作为临床表现,有一种或数种发作类型而且反复发作者即为癫痫。痫性发作的国际分类是将多种发作的临床表现集中在一个简表内说明,有利于临床诊断和治疗,新的命名可说明疾病的定位,优于过去的分类(大发作、小发作、精神运动发作以及局限性发作)。因为临床上大多数癫痫发作者是源于大脑皮层的局限部位,所表现的系列症状是由局灶性放电扩散至临近区域以及远隔部位而引起的。

(一)部分运动性发作

部分运动性发作指局部肢体的抽动,多见于一侧口角、眼睑、手指或足趾,也可涉及整个一侧面部或一个肢体的远端,有时表现为言语中断,如果发作自一处开始后,按大脑皮质运动区的分布顺序缓慢地移动,例如自一侧拇指沿手指、腕部、肘部、肩部扩展,称为杰克逊癫痫,病灶在对侧运动区。如部分运动性发作后,遗留暂时性(数分至数日)局部肢体的瘫痪或无力,称为 TODD 瘫痪。如局部抽搐持续数小时或数日,称为持续性部分性癫痫,病灶在运动区。

(二)失神发作

失神发作者在脑电图上呈现规律和对称的 3 周/秒棘慢波组合,意识短暂中断,持续 3～15 秒,无先兆和局部症状,发作和休止均突然,每天可发作数次至数百次,患者停止当时的活动,呼之不应,两眼瞪视不动,但可伴有眼睑、眉或上肢的颤抖(3 次/秒),或有简单的自动性活动如擦鼻、用手按面或咀嚼、吞咽,一般不会跌倒,手中持物可能坠落,事后立即清醒,继续原先的活动,对发作无记忆。失神发作者罕有其他神经科疾病,但 40%～50%的患者偶有较易控制的全面性强直-阵挛发作。

(三)全面性强直-阵挛性癫痫持续状态(GTCSE)

GTCSE在特发性癫痫中旧称大发作,以意识丧失和全身抽搐为特征。发作可分为3期。

1.强直期

患者所有的骨骼肌呈现持续性收缩。上睑抬起,眼球上窜。喉部痉挛,发出叫声。口部先强张而后突闭,可能咬破舌尖。颈部和躯干先屈曲而后反张。上肢自上举、后旋,转变为内收、前旋。下肢自屈曲转变为强烈伸直。强直期持续10~20秒后在肢体远端出现微细的震颤。

2.阵挛期

患者震颤幅度增大并延及全身,成为间歇的痉挛,即进入阵挛期。每次痉挛都继有短促的肌张力松弛。阵挛频率逐渐减慢,松弛期逐渐延长。本期持续30~60秒。最后1次强烈痉挛后,抽搐突然终止。

在以上两期中,患者出现心率增快,血压升高,汗、唾液和支气管分泌物增多,瞳孔散大等自主神经征象。呼吸暂时中断,皮肤自苍白转为发绀。瞳孔对光反射和深、浅反射消失。

3.惊厥后期

阵挛期以后,尚有短暂的强直痉挛,造成牙关紧闭和大、小便失禁。呼吸首先恢复,口鼻喷出泡沫或血沫。心率、血压、瞳孔等回至正常,肌张力松弛,意识逐渐苏醒,自发作开始至意识恢复历时5~10分钟。醒后感到头痛、全身酸痛和疲乏,对抽搐全无记忆。不少患者意识障碍减轻后进入昏睡状态。个别患者在完全清醒前有自动症或情感变化,如暴怒、惊恐等。在药物不全控制下,发作的强度和时程可能减少。

在强直期,脑电图表现为振幅逐渐增强的弥漫性波(10周/秒)。阵挛期表现为逐渐变慢的弥漫性慢波,富有间歇发生的成群棘波。惊厥后期成低平记录。GTCSE若在短期内频繁发生,以至发作间歇期内意识持续昏迷者,称为癫痫持续状态,常伴有高热、脱水、血白细胞计数增多和酸中毒。

四、诊断和鉴别诊断

(一)诊断

1.首先确定是否是癫痫

在大多数情况下,要依据患者详细的病史。但除单纯的部分性发作外,患者本人很难表达。因此,还要向目睹者了解整个发作过程,包括当时环境,发作过程,发作时的姿态、面色、声色,有无肢体抽搐和其大致的顺序,有无怪异行为和精神失常等。了解发作时有无意识丧失对诊断全面性强直-阵挛发作是关键性的,间接的依据是咬舌、尿失禁,可能发生的跌伤和醒后的头痛、肌痛。

2.辅助检查

(1)脑电图检查(EEG):有助于确诊及分辨类型,且为无创性检查,原发性癫痫的 GTCSE 时,EEG 在强直期呈低电压快活动,逐渐转为较慢、较高的尖波,在阵挛期肌收缩时为爆发波,肌舒张时为慢波,发作间歇期 EEG 可正常,也可为对称性同步化棘-慢复合波。目前认为,在发作间歇期,通过睡眠时描记、深呼吸、节律性闪光或声刺激等诱发试验,诊断阳性率可达 85%;但 10% 正常人也可出现节律异常,因此分析 EEG 时必须结合临床。

(2)相关疾病的检测:通过尿蛋白、血电解质、血糖及肝肾功能测定,以及心电图检查、眼底检查,必要时做头颅 MRI 及脑脊液检查等,可协助诊断和鉴别诊断有关的疾病。

3.判断癫痫的病因

应区别特发性和症状性癫痫,鉴别脑部和全身性疾病。

(二)鉴别诊断

1.癔症

发病与精神因素密切相关,发作时多有他人在场,患者意识清楚,瞳孔正常,无尿失禁,而有夸张、做作、古怪等症状,不发生自伤、外伤,发作可持续数小时,暗示治疗有效,事后能忆起发作过程,发作后无后遗症状。

2.晕厥

体质虚弱,神经、血管功能不稳定及恐惧等精神因素常常是发作的诱因。有全身乏力、不能站立及伴有意识丧失但无抽搐。发作开始,患者常处于站立或坐位。发作前患者常有眩晕,周围物件有摇动感,打呵欠,眼前出现暗点,视力模糊,出现耳鸣、恶心,有时呕吐,面部呈苍白或灰白色,出冷汗。由于发作缓慢,患者如能意识到而迅速躺下,常可防止发作。意识可不完全消失,意识丧失深度及持续时间不相同,几秒至数分钟,甚至可达半小时,发作后四肢冷、乏力。

3.子痫

患者有妊娠高血压综合征病史,抽搐多发生在妊娠晚期,有严重的高血压颜面和下肢重度水肿及大量蛋白尿,多半未经产前检查及治疗,易与癫痫发作鉴别。

4.低钙血症抽搐

可发生于任何孕期,以手足搐搦为主,血钙水平低于正常或正常值低限。

5.脑血管疾病抽搐

伴有颅内压增高的症状或定位性神经症状与体征,头颅 MRI 或 CT 扫描有助于鉴别诊断。

6.羊水栓塞

阿-斯综合征发作时心电图显示三度房室传导阻滞或严重的心律失常,不具有定位性神经体征。

7.过度换气综合征

焦虑状态和其他神经官能症患者,可能有主动的过度换气而产生口角和肢端的麻木或感觉异常,可伴有头昏或手足抽搐。诊断时可嘱患者进行过度换气试验,以观察是否能重复产生同样的症状。

五、治疗

(一)用药原则

(1)药物的选择主要取决于癫痫发作的类型,兼顾药物的毒性。禁用三甲双酮或丙戊酸钠等明显致畸的药物。

(2)药物剂量应从低限开始,如不能控制发作再逐渐加量。

(3)单药治疗,仅在特殊需要时合并用药。

(4)分次服用减少胃肠反应。

(5)长期使用苯巴比妥或苯妥英钠应补充维生素 D 及叶酸。前者每天 400 U,后者每天 1 mg。

(6)定期监测血药浓度,调整药量以维持其有效水平。有些学者认为仅在标准药量仍不能控制病情以及不能很好配合治疗的患者中才进行监测。

(二)部分性发作

一线药物为拉莫三嗪,25 mg/d,每隔 2 周增加剂量直到达到最佳疗效,通常有效维持剂量为 100~200 mg/d,对于难治性癫痫可单用或加用左乙拉西坦 500~1 500 mg,每日 2 次。二线药物为氯硝西泮 4~6 mg/d。

失神发作:首选拉莫三嗪。二线药物为托吡酯,单药治疗剂量推荐日总量为 100 mg,最高为 500 mg,也可从小剂量开始逐渐加量。大发作者长期一线药物为拉莫三嗪,二线药为托吡酯。

强直-阵挛发作:要扶持患者卧倒防止跌伤或伤人,衣领腰带必须解开,以保持呼吸道通畅,将毛巾、手帕或外裹纱布的压舌板塞入齿间,可以防止舌部咬伤。惊厥时不可按压患者的肢体,以免发生骨折或脱臼。在背后垫一卷衣被之类的软物,可以防止椎骨骨折。惊厥停止后,将头部旋向一侧,让分泌物流出,避免窒息。如惊厥时间偏长，或当日已有过发作，可给苯巴比妥钠 0.2 g，肌内注射，否则不需特殊处理。癫痫持续状态：在给氧防护的同时，快速制止发作(要求 30 分钟内终止发作)。药物：①首选地西泮 10～20 mg 缓慢静脉推注，速度＜2 mg/min，隔 15～20 分钟可重复应用，总量不超过 30 mg；注意此药可有呼吸抑制作用，患者一旦出现立即停止使用。②劳拉西泮 4 mg 静脉注射，速度＜2 mg/min，隔 15～20 分钟可重复应用，如再隔 10～15 分钟后仍无效，需采取其他措施，12 小时内用量不超过 8 mg。③还可加用苯妥英钠 200～300 mg 加5％葡萄糖注射液 20～40 mL，缓慢静脉推注，用量依血药浓度而定，每分钟注射量不超过 50 mg，必要时 30 分钟后可再注射100 mg。一日总量不超过500 mg。有心律不齐、低血压或肺功能损害者要慎用。发作不止时还可用异戊巴比妥钠300～500 mg 溶于注射用生理盐水 10 mL 内，缓慢静脉注射，一旦出现呼吸抑制则应停止。上述处理仍不能控制时可采用 10％水合氯醛 20～30 mL 加等量植物油保留灌肠或全身麻醉。给药的同时，需保持呼吸通畅，防止缺氧的加重。昏迷中给予气管插管，经常吸痰，必要时行气管切开。高热时给予体表降温。维持水电解质平衡，脑水肿时给予甘露醇脱水，给予抗生素预防肺部感染。在检查中发现脑瘤、低血糖、糖尿病、尿毒症等情况作出相应处理。抽搐停止后可给予苯巴比妥钠 0.2 g，肌内注射，每 8～12 小时一次，清醒后改长期口服药物，并做进一步病因检查。

六、预后

(一)妊娠对癫痫的影响

多数报道 25％～45％的患者在孕期中发作频率增加，5％～14％减少。孕前平均每月发作 1 次以上者，半数以上在孕期更难控制；平时发作稀少者，孕期发作频度增加的机会不足 25％。可引起孕期血药浓度下降的因素如下。

(1)孕妇顾虑药物对胎儿产生不良影响，而自动停服或减量。

(2)早孕反应严重影响药物的正常服用与吸收。

(3)生理性血容量增加及胎儿胎盘循环的建立，药物分布广泛而被稀释。

(4)妊娠期胃肠道功能改变、肝代谢及肾排泄功能旺盛，干扰药物吸收及加速药物的清除。

(5)合并应用叶酸、抗酸药及抗组胺药均可干扰药物的吸收与代谢。

(6)发作的阈值在妊娠期有所下降，睡眠状况及过度换气均可影响阈值等。游离药物浓度的测定对调整药量更有指导意义。

(二)癫痫对妊娠的影响

1.疾病对妊娠的影响

(1)患癫痫的孕妇(含用药治疗者)有 85%～90% 的机会获得正常婴儿。但也有报道表明癫痫孕妇的早产及妊娠期高血压疾病的发生率为正常人群的 2～3 倍。

(2)胎儿缺氧性损伤见于癫痫大发作或持续状态等长时间抽搐者。

(3)胎儿畸形:与正常人群相比,明显畸形的风险增加了 2.7 倍。

(4)子代癫痫:特发性者的危险大于继发性者,有报道父母一方患有特发性癫痫,子代发病的危险为 2%～3%,双方均为患者则概率更高;也有不同的观点认为父系患者对子代的影响小。

2.抗癫痫药物对妊娠的影响

(1)孕期合并症:①维生素 D 及叶酸缺乏,苯巴比妥及苯妥英钠能以诱导肝微粒体酶的活性,促使 25-羟维生素 D_3 转化为无活性的 24,25 双羟维生素 D_3,同时消耗辅酶叶酸,另外苯妥英(苯妥英钠)还可干扰叶酸吸收。维生素 D 缺乏导致低钙血症、手足抽搐;叶酸缺乏与胎儿畸形有关,还可引起巨幼红细胞贫血。②卡马西平可致胎儿生长受限的发生率增加。③三甲双酮增加自然流产率。

(2)致畸作用:妊娠期用药导致的最常见的畸形为唇裂、腭裂、先天性心脏病或小头畸形等。三甲双酮可以引起多发性畸形,且精神发育迟缓的发生率增高;丙戊酸钠可增加颅面畸形、骨骼异常及神经管畸形的发生率,因此在准备受孕前及妊娠期禁用。苯巴比妥、苯妥英钠及卡马西平的致畸作用相对较轻,亦可引起小头畸形、颅面畸形肢体远端发育不良及轻、中度精神发育迟缓等。

(3)围生儿死亡率:为正常人群的 2 倍。主要原因:一是严重胎儿畸形的发生率高;二是新生儿出血的发生率高。

七、临床特殊情况的思考和建议

(一)孕前咨询

(1)长期无发作者应将药物减量至停用,病情仍稳定者妊娠最理想。停药阶段要加强防护。

(2)仍有发作者,应与神经科医师协同调整药量,控制发作后再妊娠。

(二)孕期管理

除常规的孕期保健外,要注意以下问题。

(1)补充维生素 D 及叶酸。

(2)监测胎儿发育:妊娠 18～24 周行 B 超筛查胎儿畸形,有条件者可行超声心动图检查以排除先天性心脏畸形;妊娠 30～32 周后,定期进行胎心监护。

(3)抗癫痫药物应用的注意事项:①说服并监督患者按规定服药;②不得任意变动原来的有效方案;③酌情监测血药浓度,能测定游离药物的浓度更好,以维持最低有效剂量,预防发作;④早孕反应严重者采用缓释胶囊于每晚投药,有助于维持血药浓度;⑤原则上应采用不良反应最小而最有效的抗癫痫药物,其中苯巴比妥及扑米酮为孕早期首选药物,苯妥英钠的致畸作用虽报道不多,但最好在孕中期以后使用为宜。三甲双酮和乙内酰脲致畸作用较强,不宜使用。

(4)长期服用苯巴比妥或苯妥英钠者可致胎、婴儿体内维生素 K 依赖性的凝血因子缺乏。应于妊娠 34 周始给予维生素 K_1 10 mg/d,以防止新生儿出血。有些学者不建议采用此法,原因是维生素 K 是否可以通过胎盘屏障尚不清楚,另外婴儿出生后注射维生素 K 也同样可以达到预防出血的目的。

(5)妊娠期首次发作者,经体格检查、神经系统检查、血生化检测、脑电图检查、头颅 MRI 或 CT 扫描等,检查均无异常发现时,可以观察,不必用抗癫痫药物,因大都不再发作;发作 2 次或 2 次以上者则应使用抗癫痫药物,选单一药物,由小剂量开始,逐渐增量直至控制发作,监测血药浓度有助于调整药量,避免毒性作用。

(6)不能控制的严重癫痫,对母体、胎儿的影响大于药物的影响,应终止妊娠。

(7)分娩的处理:该类患者应在有癫痫诊疗经验和设备的产科中心分娩,分娩时由儿科医师协同处理。

分娩方式:没有产科指征剖宫产的可阴道分娩。分娩过程中及分娩后应该按时、按量服用抗癫痫药,如果不能及时口服,应该通过其他途径给予足量抗癫痫药物。在分娩中一旦出现癫痫发作,应该尽快采取措施终止发作,可选用地西泮或劳拉西泮静脉注射;如果发作持续,应该按照癫痫持续状态处理,同时采取措施尽快终止妊娠。如果妊娠后期出现频繁全面性强直阵挛发作或部分性发作的时间延长应考虑剖宫产提前终止妊娠,注意事项:①术前要将抗癫痫药物对胎儿的致畸、窒息死亡及妊娠易引起癫痫的恶化和复发等各种并发症向孕妇及家属讲明;②避免诱发癫痫发作的各种不良因素,如情绪紧张、疲劳、各种刺激、噪音等,为孕妇提供一个安静、舒适的优良环境;③要由有经验的麻醉师负责,避免术中发生低血压和呼吸抑制等并发症,合理使用镇静药物,预防术中癫痫大发作;④术后合理使用止痛泵;⑤术后要有专人陪护,应用地西泮、苯妥英钠等抗癫痫药物,防止术后出现癫痫大发作;⑥癫痫产妇专人照看,避免癫痫大发作时误伤婴儿。

新生儿娩出后,留脐血测凝血酶原时间与活动度,并及时给予维生素 K_1 5 mg,肌内注射。详细检查新生儿有无畸形。

(8)产后处理:不可立即将药物减量,应定时进行血药浓度监测,调整药量。绝大多数抗癫痫药可在乳汁中检测到,因药物在乳汁中的浓度远低于母体血中的浓度,对于大多数服用抗癫痫药物的妇女来说,哺乳相对是安全的。但需注意以下问题:①如果服用孕期禁用的抗癫痫药物(如卡马西平、氨己烯酸等),建议不要哺乳;②抗癫痫药物应在常规剂量之内,不可随意加大剂量;③注意婴儿的不良反应,如易激惹、睡眠不良、体重减轻或镇静、肌张力降低、吸吮无力、进食困难等。使用酶诱导型抗癫痫药的妇女口服避孕药失败的概率明显增加,是因为抗癫痫药物诱导酶的活性而加速了雌激素的代谢,使用低剂量口服避孕药容易发生突破性出血及避孕失败,此类患者可以采用工具或节育器避孕,但如欲使用口服避孕药,炔雌醇的最小剂量为 50 μg/d,如发生突破性出血,炔雌醇的剂量应增加到 75～100 μg/d。非酶诱导型的癫痫药对口服避孕药无影响。酶诱导型的药物包括卡马西平、奥卡西平、苯巴比妥、扑痫酮、托吡酯;非酶诱导型的药物包括苯二氮䓬类、乙酰唑胺、乙琥胺、加巴喷丁、拉莫三嗪、左乙拉西坦、噻加宾、丙戊酸钠、氨己烯酸。

(三)新生儿的特殊问题

1.新生儿凝血障碍

新生儿凝血障碍发生于生后 24 小时内(有些发生于胎儿),出血部位也不寻常,可见于胸腔或腹膜后,严重者致命。因此产后 24 小时内要严密观察,以便及时发现出血情况,定时检查凝血酶原时间有助于诊断。凝血酶原时间延长者还可重复注射维生素 K_1,发生出血时可以输入新鲜冷冻血浆及凝血因子。

2.药物撤退综合征

妊娠晚期使用巴比妥类药物,剂量达 60～120 mg/d 或使用扑米酮者,婴儿对药物常发生依赖。有 20% 左右的婴儿于生后 1 周内表现为兴奋、不安静、啼哭、震颤或入睡困难等,然而并不抽搐,通过加强护理可以缓解或减少症状,多需要 1 周左右。

3.长期随访

了解身体、精神及智力等的发育情况。

第二节 妊娠合并心脏病

妊娠合并心脏病是产科领域内的高危并发症之一,研究显示,妊娠合并心脏病占所有妊娠的 1‰～3‰,占总死亡产妇人数的 10％～15％。随着广谱抗生素的应用,对链球菌感染的有效治疗,风湿性心脏病患病率呈逐年下降趋势。

一、病理生理

(一)妊娠期血流动力学变化

1.血容量增加

妊娠期血容量增加是妊娠期最主要的血流动力学改变。非孕期时血容量为 3 250 mL,孕 6 周开始血容量逐渐增加,至孕 32～34 周达高峰,平均增加 35％～45％。

2.心排血量变化

由于妊娠期的血流动力学变化,在孕期心排血量持续增加,平均较孕前增加 30％～50％,每搏输出量增加 80 mL,盆腔到下腔静脉的血流量增加,妊娠子宫压迫下腔静脉使血液回流受阻,心排血量下降。母体承担逐渐增加,从 14 周开始孕期心率每分钟增加 10～15 次。心搏出量增加在孕32～34 周达高峰,平均增加 30％,以侧卧位为最明显。

3.血压变化

下肢静脉压可因增大的子宫压迫而升高。仰卧位时压迫更明显,下肢静脉回流受阻,回心血量减少,可引起仰卧低血压综合征,心排血量减少 1.2 L/min。

(二)分娩期及产褥期血流动力学变化

(1)分娩期增强了宫缩影响,能量及耗氧量均增加,更加重心脏负荷。第一产程时,子宫收缩对血窦造成挤压,回心血量增加,每次宫缩时有 300～500 mL 血液进入中心循环,使心排血量增加约 20％,平均动脉压增高约 10％。第二产程时除子宫收缩外,腹肌和骨骼肌都参加活动,周围循环阻力更增加,当用力屏气时,肺循环压力增高,另外,腹压加大时,内脏血液涌向心脏,因此第二产程中,心脏负担更加重,心排血量较孕期增加 60％,患有心脏病的产妇易在此阶段发生心力衰竭。第三产程胎儿娩出后子宫缩小,血窦关闭,胎盘循环停止。一方面存在于子宫血窦内的大量血液突然进入血液循环,使回心血急剧涌向心脏,易引起心力衰竭;另一方面,由于腹内压骤减,大量血液都淤滞于内脏血管床,回心血量严重减少,造成周围循环衰竭。

（2）产褥期：产后 24～48 小时，潴留在组织内的大量液体回到体循环，又使血容量增加，再次加重心脏负担。此阶段亦是心脏病产妇易发生心力衰竭的危险时期。

（三）心脏功能改变

妊娠期间血流动力学的改变使心脏负担加重，心肌代偿性肥大以保证足够的心排血量。当存在心脏病时，心脏的代偿能力差，容易引起心功能不全。心率增快主要是由于心室舒张期缩短。心率过快时，心肌耗氧量增加，而心室舒张期过短，心室充盈不足，心排血量减少。心肌过度肥厚，不仅增加耗氧量，亦减弱心肌收缩力和减少心排血量，引起体循环不足而出现左心衰竭。左心衰竭又导致肺循环淤血、肺动脉高压，出现右心衰竭，体循环不足时，循环血液重新分布，肾脏血液减少最明显，其次为四肢及腹腔器官，而心脏血流减少不明显。右心衰竭时，引起全身静脉淤血，出现颈静脉怒张、肝大、肝区压痛、下垂部位甚至全身水肿。另外，左心衰竭引起左心房扩张，尤其在有心瓣膜病变如二尖瓣狭窄时更为明显。可出现心房扑动、心房颤动等心律不齐。心律不齐可加重肺淤血并促使左心房内附壁血栓形成。血栓脱落可引起脑、肾等重要器官的栓塞。

二、妊娠合并心脏病的诊断

（一）正常妊娠与妊娠合并心脏病的体征鉴别

1.正常妊娠

出现下肢水肿、过度活动后可有轻度心悸、气短，心浊音界轻度扩大，肺动脉瓣区、心尖区及锁骨下区可闻及收缩期杂音，第一心音亢进，第二心音分裂（妊娠晚期），不要误诊为心脏病。

2.妊娠合并心脏病者

（1）严重的进行性的呼吸困难，甚至为端坐呼吸，表现为夜间阵发性呼吸困难。

（2）咯血。

（3）劳力性晕厥。

（4）发绀和杵状指。

（5）舒张期杂音。

（6）收缩期杂音Ⅲ度以上，粗糙而时限较长。

（7）严重的心律失常。

（8）局限性或弥漫性心界扩大。

（9）出现肺动脉高压征象。

（二）妊娠期早期心力衰竭的诊断

孕妇早期心力衰竭的症状：①轻微活动即感胸闷、气急和心悸，休息也不能恢复。②休息时心率＞110次/分,呼吸＞20次/分。③夜间睡眠中胸闷、气短憋醒无心外原因可解释。④肺底出现小水泡音,咳嗽后仍存在。⑤辅助检查:心电图异常,心脏超声检查见房室充盈改变。

三、妊娠合并心脏病的围生期监护

(一)妊娠前

心脏病多在妊娠前已发现。根据妊娠前全面的心脏病诊断结果,拟定一个周密的妊娠计划。

(1)妊娠前检查评估是否可以妊娠及妊娠前准备:①心脏病史搜集;②12导联心电图;③基础运动耐力和功能检测(如有必要则行运动耐力检测);④基础超声心动图(瓣膜病变的病因和血流动力学检测、肺动脉压力检测、心室功能检测);⑤基础运动耐力和功能检测(如有必要则行运动耐力检测);⑥心脏血流动力学的稳定性;⑦生育要求前的有效避孕;⑧妊娠前对瓣膜修复和置换术的考虑;⑨降低胎儿负影响的辅助药物治疗。

(2)遗传咨询:通过家族史、超声检查及染色体分析等综合评估来预测先天性心脏病遗传的概率。一般,单纯的、无明显血流动力影响(如房间隔缺损之类)的先天性心脏病遗传性低,而像马方综合征遗传率高达50％,艾森曼格综合征遗传率高达27.7％,对于这类患者应建议避免妊娠或进行产前诊断。

(3)心脏病越复杂、越严重,并发症发生率越高,胎儿早产率及病死率也越高;母体及新生儿的病死率及发病率与心功能分级密切相关。建议有下列心脏病变不宜妊娠:①肺动脉高压;②未经手术治疗的严重主动脉狭窄;③严重心室功能损害(射血分数＜20％);④伴主动脉根部扩张的马方综合征。

(二)妊娠期

1.妊娠期风险评估及处理

妊娠期风险评估及处理:①病史采集和体检频繁认真执行,至少每3月一次;②必要的无妊娠禁忌药物的选择变更;③出现新症状加强产前检查频率;④功能级别的改变;⑤症状体征变化后做超声心动图检查;⑥必要时行药物治疗、卧床休息及吸氧等措施控制症状;⑦必要时选择合适时机行瓣膜成形术;⑧心功能Ⅲ或Ⅳ级无法控制时行瓣膜修复或置换术。

2.心力衰竭早期防治

扩血管(畅通血液循环),利尿(排水),加强心脏功能(加泵)。治疗或中断发病原因及诱因。减轻心脏负荷,纠正心律失常,尤其是快速心律失常。减轻心脏阻力,应用血管扩张剂或间接扩张血管药,解除心内与血管梗阻使循环路径畅通。减轻心脏前(容量)负荷,使用利尿剂和扩血管药物,解除瓣膜反流或心内、血管分流。改善心功能:用强心苷类或其他心肌正性药物,若有心脏压塞应纠正。支持疗法与对症处理。治疗决策选择:①了解心力衰竭的病因和诱发因素;②了解发病机制,例如心脏前负荷加重,抑或后负荷加重,还是前后两者均加重;掌握心脏的基本病理特点及对泵功能的估计。

3.血管扩张药物的应用

急性心力衰竭时,由于交感因子或体内诸多加压因子代偿性增高,几乎所有的患者肺小动脉及周围小血管均处于收缩或痉挛状态,使左、右心室阻碍,负荷加重,从而导致或加重心力衰竭。治疗中应用血管扩张剂或间接扩张血管药已成了首选。不论利尿或加泵(心脏正性药物),必须畅通循环通路。使用血管扩张药,畅通循环后,利尿或加泵才能达到治疗目的。对气促、胸闷、发绀等,可选用血管扩张剂或间接血管扩张药。如子痫前期、充血性心肌病引起的心力衰竭则应用血管扩张剂。扩张剂有不同类型,应用血管扩张剂或间接扩血管药物注意事项:①因不可逆转的梗阻引起的肺淤血如重度二尖瓣狭窄所致的咯血,用血管扩张剂有时可加重咯血,且能使体循环有效血流量更降低,应慎用或不用。②血浆渗透压过低者,应用血管扩张剂,可使血管内液外溢于组织间隙或浆膜腔内,加重水肿,应适当提高血浆渗透压后,使用血管扩张剂,才能获得满意效果。③血管扩张剂,特别是容量血管扩张药,可使回心血量减少,暂时缓解或改善心力衰竭症状。但反复使用后,使血容量增加,而加重心力衰竭,因此血管扩张剂、利尿剂应适当应用。

4.手术治疗

妊娠期血流动力学的改变使心脏储备能力下降,影响心脏手术后的恢复,加之术中用药及体外循环对胎儿的影响,一般不主张在妊娠期手术,尽可能在幼年、妊娠前或延至分娩后再行心脏手术。有统计称,妊娠期行开放式心脏手术可增加5%产妇病死率及33%围生期病死率,故妊娠期行心脏手术更应从安全出发。在一些极少见的情况下需行急诊手术,如主动脉夹层形成,由于心脏病诊断或治疗时引起的急性心包填塞等。

妊娠期行心脏手术应同时考虑孕妇的心功能情况及胎龄两大关键因素。①孕前:心脏手术尽可能在怀孕前进行,从而降低孕产妇风险和胎死宫内的可能性。②早孕至孕12周:孕期内心脏手术应尽量避免在孕12周内进行。因为此时手术既容易引起流产,又有胎儿畸形发生率高的危险。若此时心脏功能不堪妊娠重负时,宜先行人工流产终止妊娠,待非孕时进行纠正手术,心功能改善后再妊娠。③孕 12 周以上至胎儿基本成熟：对于此阶段孕妇，应充分尊重其知情同意权。有强烈生育要求的孕妇可以施行心脏手术，术后保胎至胎儿成熟分娩。如果患者无强烈生育要求，鉴于孕妇生理及全身血流动力学的改变对于心脏手术和术后治疗可能产生负面影响，建议在心脏手术前施行引产术或剖宫产术。④胎儿发育基本成熟后：可先行剖宫产术，根据产妇手术后情况再考虑行心脏手术，也可以在行剖宫产术的同时施行心脏手术。

（三）分娩期

分娩期处理方式原则：①精湛的麻醉技术辅助快速阴道分娩；②左侧卧位；③有产科指征时行剖宫产；④必要时行有创性检测，如左心室功能失代偿的产妇、心功能Ⅲ～Ⅳ级、重度二尖瓣狭窄、重度主动脉瓣狭窄和肺动脉高压的产妇等应做有创血流动力学监测以防肺水肿发生；⑤药物治疗改善心脏负荷状况；⑥治疗肺水肿。

在分娩方式的选择上应综合评估病情，积极阴道试产，放宽剖宫产指征。第一产程：安慰镇静产妇，密切监测指标；第二产程：避免屏气增压，助产，缩短产程；第三产程：腹部沙袋加压，计量出血，慎重补液。

（四）产褥期

产后 2～3 天是发生心力衰竭的危险期。预防措施：产妇充分休息，医师密切监护心内科医师协同诊治，严重者延长监护期。应用广谱抗生素预防感染，直至产后 1 周无感染征象时停药。产后出血危险很大，尤其是妊娠期间需要抗凝治疗者，在产后又存在胎盘剥离面、切口出血问题，需密切监护出血量和按摩维持子宫有力收缩，如果需要可用止血药、血制品或血浆。心功能Ⅲ级以上者不宜哺乳；不宜再妊娠者，产后 1 周行绝育术。

第三节　妊娠合并高血压

妊娠期高血压疾病是妊娠期特有的疾病，包括妊娠期高血压、子痫前期、子痫、慢性高血压并发子痫前期以及慢性高血压。其中妊娠高血压、子痫前期和子痫以往统称为妊娠高血压综合征、妊娠中毒征、妊娠尿毒症等。我国发病率为9.4%，国外报道 7%～12%。本病以妊娠 20 周后出现高血压、蛋白尿、水肿为特征，并伴有全身多脏器的损害；严重患者可出现抽搐、昏迷、脑出血、心力衰竭、胎盘早剥和弥漫性血管内凝血,甚至死亡。该病严重影响母婴健康,是孕产妇和围生儿发病及死亡的主要原因之一。

一、病因和发病机制

本病病因和发病机制至今尚未完全阐明。国内外大部分的研究集中在子痫前期-子痫的病因和发病机制。目前认为子痫前期-子痫的发病起源于胎盘病理生理改变,进一步导致全身血管内皮细胞损伤,后者引起子痫前期的一系列临床症状。子痫前期-子痫的发病机制可能与遗传易感性、免疫适应不良、胎盘缺血和氧化应激反应有关。

(一)遗传易感性学说

子痫前期的遗传易感性学说是基于临床流行病学调查的结果:①子痫前期患者的母亲、女儿、姐妹,甚至祖母和孙女患病的风险升高,而具有相似生活环境的非血缘女性亲属(如妯娌等)的风险无明显改变。②子痫前期妊娠出生的女儿将来发生子痫前期的风险高于正常血压时出生的姐妹。③具有相同遗传物质的单卵双胎女性都发生子痫前期的概率远远高于双卵双胎女性;当然,并不是所有的单卵双胎女性在妊娠时都出现相同的子痫前期,提示胎儿的基因型或环境因素也在子痫前期易感性中发挥作用。④来自胎儿或父系的遗传物质亦可导致子痫前期,如胎儿染色体异常,或父系原因所致的完全性葡萄胎等均与子痫前期明显相关。⑤多次妊娠妇女在更换性伴侣后,特别是性伴侣的母亲曾患子痫前期,该妇女再次发生子痫前期的可能性显著增加。

虽然子痫前期的遗传易感性学说得到普遍接受,但是,其遗传方式尚未定论。有人认为子痫前期是女性单基因常染色体隐性遗传或显性基因的不完全外显;胎儿的基因型也可能发挥十分重要的作用。也有人提出更加复杂的多基因遗传模式:母亲多个的基因、胎儿基因(父源性),以及环境因素之间的相互作用的结果;某些基因同时作用于母体和胎儿,同时受到环境因素的调节。在这种观点的支持下,人们通过基因组的方法筛查到一些与子痫前期发生有关的基因位点,但目前尚不足以充分解释疾病的发生,有待进一步研究。

(二)免疫适应不良学说

子痫前期被认为可能是母体的免疫系统对滋养层父系来源的抗原异常反应的结果。子痫前期的免疫适应不良学说的流行病学证据主要有以下几方面:①在第一次正常妊娠后,子痫前期的风险明显下降。②改变性伴侣后,这种多次妊娠的效应消失。③流产和输血具有预防子痫前期的作用。④通过供卵或捐精的妊娠过程易发生子痫前期。

该学说的免疫学证据包括：①子痫前期患者体内的抗血管内皮细胞抗体、免疫复合物和补体增加。②补体和免疫复合物沉积在子宫螺旋动脉、胎盘、肝脏、肾脏和皮肤。③TH1：TH2比值失衡。④T细胞受体CD3抑制能力减低。⑤炎性细胞因子增加等。子痫前期患者普遍发生免疫异常，但尚不能确定这些异常改变间因果关系。蜕膜的免疫活性细胞释放某些介质作用于血管内皮细胞，有关介质包括弹性蛋白酶、α-组织坏死因子、白介素-1。这些介质在子痫前期孕妇血液和羊水中的浓度明显升高，并且对血管内皮细胞起作用。

(三)胎盘缺血学说

在正常妊娠过程，胎盘滋养细胞侵入子宫蜕膜有2个时期：第一时期为妊娠早期的受精卵种植过程；第二时期为在妊娠早中期(14～16周)。合体滋养细胞侵入子宫螺旋动脉，重铸血管，使螺旋动脉总的横截面积比非孕期增加4～6倍，胎盘的血流量增加。在子痫前期-子痫患者中，第二时期的滋养细胞侵入和螺旋动脉重铸不足，螺旋动脉总横截面积仅为正常妊娠的40%，胎盘灌注不足，处于相对缺氧状态。

目前至少有两种理论解释胎盘缺血后导致血管内皮细胞损伤的过程。一种理论认为子痫前期患者的合体滋养层微绒毛膜的退化可导致血管内皮细胞损伤，并抑制其增生。另一种理论则强调胎盘缺血后氧化应激反应增强使血管内皮细胞发生损伤。当灌注器官的血流量减少，但血氧浓度正常时，局部的氧化应激反应可形成活性氧(如超氧自由基)。如果孕妇存在脂代谢异常，高同型半胱氨酸血症，或抗氧化剂缺乏时，降低胎盘的血流量使局部缺氧，进一步导致血管内皮细胞损伤和引起子痫前期的临床表现。

(四)氧化应激学说

妊娠使能量的需求增加，导致整个妊娠期孕妇血液中的极低密度脂蛋白浓度升高。在子痫前期患者发病前(妊娠5～20周)，孕妇血浆中的游离脂肪酸浓度就开始升高，血浆白蛋白的保护作用减弱，使脂肪以三酰甘油的形式集聚在血管内皮细胞上。根据氧化应激学说，缺氧胎盘的局部氧化应激反应转移到孕妇全身的体循环系统，导致全身血管内皮细胞的氧化应激能力损伤。氧化应激反应产生的不稳定的活性氧沉积于血管内皮下，产生相对稳定的脂质过氧化物，这些物质进一步损伤血管内皮细胞的结构和功能。虽然在正常妊娠中也存在脂质过氧化物增加，但可以通过同步增加的抗氧化作用抵消，氧化-抗氧化作用仍维持平衡。在子痫前期的患者中，抗氧化作用相对减弱，氧化作用占优势，导致血管内皮细胞损伤。

以上 4 种学说都是从某个侧面反映了子痫前期-子痫的发病过程,这种分类不是排他的,事实上是相互作用的。目前似乎没有一个遗传基因能够准确地反映子痫前期-子痫的易感性,而是一组基因决定了母体的易感性,这组基因可能表现为其他 3 个发病机制中某些关键物质的遗传信息发生改变。子痫前期-子痫患者的免疫反应异常和螺旋动脉狭窄是胎盘发生病变的基础,进一步导致器官微环境的氧化应激反应。

二、高危因素

流行病学调查发现如下高危因素:初产妇、孕妇年龄＜18 岁或＞40 岁、多胎妊娠、妊娠期高血压病史及家族史、慢性高血压、慢性肾炎、抗磷脂综合征、糖尿病、血管紧张素基因 T_{235} 阳性、营养不良及低社会经济状况均与子痫前期-子痫发病风险增加密切相关。

三、病理生理变化

全身小动脉痉挛是子痫前期-子痫的基本病变。由于小动脉痉挛,外周阻力增大,血管内皮细胞损伤,通透性增加,体液及蛋白渗漏,表现为血压升高、水肿、蛋白尿及血液浓缩。脑、心、肺、肝、肾等重要脏器严重缺血可导致心、肝及肾功能衰竭,肺水肿及脑水肿,甚至抽搐、昏迷;胎盘梗死、出血而发生胎盘早剥及胎盘功能减退,危及母儿安全;血小板、纤维素沉积于血管内皮,激活凝血过程,消耗凝血因子,导致弥散性血管内凝血。

四、重要脏器的病理生理变化

(一)脑

脑血管痉挛,通透性增加,导致脑水肿、充血、缺血、血栓形成及出血等。轻度患者可出现头痛、眼花、恶心、呕吐等;严重者发生视力下降,甚至视盲,感觉迟钝、混乱,个别患者可出现昏迷,甚至发生脑疝。

(二)肾脏

肾血管痉挛,肾血流量和肾小球滤过率均下降。病理表现为肾小球扩张、血管内皮细胞肿胀、纤维素沉积于血管内皮细胞下或肾小球间质;严重者肾皮质坏死,肾功能损伤将不可逆转。蛋白尿的多少标志着肾功能损害程度;病情进展出现低蛋白血症,血浆肌酐、尿素氮、尿酸浓度升高,少尿等;少数可致肾功能衰竭。

(三)肝脏

子痫前期可出现肝脏缺血、水肿,肝功能异常。表现为肝脏轻度肿大,血浆中各种转氨酶和碱性磷酸酶水平升高,以及轻度黄疸。严重者门静脉周围坏死,肝包膜下血肿形成,亦可发生肝破裂,危及母儿生命,临床表现为持续右上腹疼痛。

(四)心血管

血管痉挛,血压升高,外周阻力增加,心肌收缩力和射血阻力(即心脏后负荷)增加,心排血量明显减少,心血管系统处于低排高阻状态。血管内皮细胞损伤,血管通透性增加,血管内液进入细胞间质,导致心肌缺血、间质水肿、心肌点状出血或坏死。肺血管痉挛,肺动脉高压,易发生肺水肿,严重时导致心力衰竭。

(五)血液

1.容量

子痫前期-子痫患者的血液浓缩,血容量相对不足,表现为血细胞比容升高。主要原因:①血管痉挛收缩,血压升高,血管壁两侧的压力梯度增加。②血管内皮细胞损伤,血管壁渗透性增加。③大量的蛋白尿导致低蛋白血症,血浆的胶体渗透压降低。当血细胞比容下降时多合并贫血或红细胞受损或溶血。

2.凝血

子痫前期-子痫患者存在广泛的血管内皮细胞损伤,启动外源性或内源性的凝血机制,表现为凝血因子缺乏或变异所致的高凝血状态。严重者可出现微血管病性溶血,并伴有红细胞破坏的表现,即碎片状溶血,其特征为溶血、破裂红细胞、球形红细胞、网状红细胞增多以及血红蛋白尿。血小板减少($<100\times10^9$/L)、转氨酸水平升高、溶血,严重损害了凝血功能。

(六)子宫胎盘血流灌注

绒毛浅着床及血管痉挛导致胎盘灌流量下降;胎盘螺旋动脉呈急性的粥样硬化,血管内皮细胞脂肪变性,管壁坏死,管腔狭窄,易发生不同程度的胎盘梗死;胎盘血管破裂,可导致胎盘早剥。胎盘功能下降可导致胎儿生长受限、胎儿窘迫、羊水过少,严重者可致死胎。

五、临床表现

典型临床表现为妊娠 20 周后出现高血压、水肿、蛋白尿。视病变程度不同,轻者可无症状或有轻度头晕,血压轻度升高,伴水肿或轻微蛋白尿;重者出现头痛、眼花、恶心、呕吐、持续性右上腹疼痛等,血压明显升高,蛋白尿增多,水肿明显;严重者昏迷、抽搐。

六、诊断及分类

根据病史、临床表现、体征及辅助检查即可作出诊断,同时应注意有无并发症及凝血机制障碍。

（一）病史

有本病的高危因素及上述临床表现，特别应询问有无头痛、视力改变、上腹不适等。

（二）高血压

至少出现两次以上血压升高，≥12.0～18.7 kPa（90/140 mmHg），其间隔时间≥6 小时才能确诊。血压较基础血压升高 2.0～4.0 kPa（15/30 mmHg），但<12.0～18.7 kPa（90/140 mmHg），不作为诊断依据，须密切观察。

（三）尿蛋白

由于在 24 小时内尿蛋白的浓度波动很大，单次尿样检查可能导致误差，因此，应留取 24 小时尿做定量检查；也可取中段尿测定，避免阴道分泌物污染尿液，造成误诊。

（四）水肿

一般为凹陷性水肿，自踝部开始，逐渐向上延伸，经休息后不缓解。水肿局限于膝以下为"＋"，延及大腿为"＋＋"，延及外阴及腹壁为"＋＋＋"，全身水肿或伴有腹水为"＋＋＋＋"。同时应注意体重是否有异常增加，若孕妇体重每周突然增加 0.5 kg 以上，或每月增加 2.7 kg 以上，表明有隐形水肿存在。

（五）辅助检查

1.血液检查

包括全血细胞计数、血红蛋白含量、血细胞比容、血黏度、凝血功能，根据病情轻重可多次检查。

2.肝肾功能测定

肝细胞功能受损可致谷丙转氨酶（ALT）、谷草转氨酶（AST）升高。患者可出现以白蛋白缺乏为主的低蛋白血症，白/球蛋白比值倒置。肾功能受损时，血清肌酐、尿素氮、尿酸水平升高，肌酐升高与病情严重程度相平行。尿酸在慢性高血压患者中升高不明显，因此可用于本病与慢性高血压的鉴别诊断。重度子痫前期与子痫应测定电解质与二氧化碳结合力，以便及早发现并纠正酸中毒。

3.尿液检查

应测尿比重、尿常规。尿比重≥1.020 提示尿液浓缩，尿蛋白（＋）时尿蛋白含量约300 mg/24 h；当尿蛋白（＋＋＋）时尿蛋白含量 5 g/24 h。在严重妊娠期高血压疾病患者应每 2 天一次或每日做尿蛋白检查。

4.眼底检查

通过眼底检查可以直接观察到视网膜小动脉的痉挛程度,是子痫前期-子痫严重程度的重要参考指标。子痫前期患者可见视网膜动静脉比值>0.5、视盘水肿、絮状渗出或出血,严重时可发生视网膜剥离。患者可出现视力模糊或视盲。

5.损伤性血流动力学监测

当子痫前期-子痫患者伴有严重的心脏病、肾脏疾病、难以控制的高血压、肺水肿以及不能解释的少尿时,可以监测孕妇的中心静脉压或肺毛细血管楔压。

6.其他

心电图、超声心动图检查可了解心功能,疑有脑出血可行 CT 或 MRI 检查。同时常规检查胎盘功能、胎儿宫内安危状态及胎儿成熟度检查。

七、处理

妊娠期高血压疾病治疗的基本原则是镇静、解痉、降压、利尿,适时终止妊娠。病情程度不同,治疗原则略有不同:①妊娠期高血压一般采用休息、镇静、对症等处理后,病情可得到控制,若血压升高,可予以降压治疗。②子痫前期除了一般处理,还要进行解痉、降压等治疗,必要时终止妊娠。③子痫需要及时控制抽搐的发作,防治并发症,经短时间控制病情后及时终止妊娠。④妊娠合并慢性高血压以降血压措施为主。

(一)一般处理

1.休息

对于轻度的妊娠高血压患者可住院也可在家治疗,但子痫前期患者建议住院治疗。保证充足的睡眠,取左侧卧位,每日休息不少于 10 小时。左侧卧位可减轻子宫对腹主动脉、下腔静脉的压迫,使回心血量增加,改善子宫胎盘的血供。左侧卧位 24 小时可使舒张压降低 1.33 kPa(10 mmHg)。

2.密切监护母儿状态

应询问孕妇是否出现头痛、视力改变、上腹不适等症状。每日测体重及血压,每日或隔日复查尿蛋白。定期监测血压、胎儿发育状况和胎盘功能。

3.间断吸氧

可增加血氧含量,改善全身主要脏器和胎盘的氧供。

4.饮食

饮食应包括充足的蛋白质、热量,不限盐分和液体,但对于全身水肿者应适当限制盐的摄入。

(二)镇静

轻度患者一般不需要药物治疗,对于精神紧张、焦虑或睡眠欠佳者可给予镇静剂。对于重度的子痫前期或子痫患者,需要应用较强的镇静剂,防治子痫发作。

1.地西泮

地西泮具有较强的镇静、抗惊厥、肌肉松弛作用,对胎儿及新生儿的影响较小。用法:2.5～5 mg 口服,每日 3 次,或 10 mg 肌内注射或静脉缓慢注射(>2 分钟)。

2.冬眠药物

冬眠药物可广泛抑制神经系统,有助于解痉降压,控制子痫抽搐。用法:①哌替啶100 mg,氯丙嗪 50 mg,异丙嗪 50 mg 加入 10%葡萄糖500 mL 内缓慢静脉滴注。②紧急情况下,可将 3 种药物的 1/3 量加入 25%葡萄糖液 20 mL 缓慢静脉推注(>5 分钟),剩余 2/3 量加入 10%葡萄糖 250 mL 静脉滴注。氯丙嗪可使血压急骤下降,导致肾及子宫、胎盘血供减少,胎儿缺氧,且对母儿肝脏有一定的损害作用,现仅应用于硫酸镁治疗效果不佳者。

3.其他镇静药物

苯巴比妥、异戊巴比妥、吗啡等具有较好的抗惊厥、抗抽搐作用,可用于子痫发作时控制抽搐及产后预防或控制子痫发作。由于该药可致胎儿呼吸抑制,故分娩 6 小时前慎用。

(三)解痉

解痉是治疗子痫前期和子痫的主要方法,可以解除全身小动脉痉挛,缓解临床症状,控制和预防子痫的发作。首选药物为硫酸镁,其作用机制:①抑制运动神经末梢与肌肉接头处钙离子和乙酰胆碱的释放,阻断神经肌肉接头间的信息传导,使骨骼肌松弛;②降低中枢神经系统兴奋性及脑细胞的耗氧量,降低血压,抑制抽搐发生;③降低机体对血管紧张素Ⅱ的反应;④刺激血管内皮细胞合成前列环素,抑制内皮素合成,从而缓解血管痉挛状态;⑤解除子宫胎盘血管痉挛,改善母儿间血氧交换及围生儿预后。

用药方案:静脉给药结合肌内注射。①静脉给药:首次负荷剂量 25%硫酸镁 10 mL 加于 10%葡萄糖液 20 mL 中,缓慢静脉注入,5～10 分钟推完;继之 25%硫酸镁 60 mL 加入 5%葡萄糖液 500 mL 静脉滴注,滴速为 1～2 g/h。②根据血压情况,决定是否加用肌内注射,用法为 25%硫酸镁 20 mL 加 2%利多卡因 2 mL,臀肌深部注射,每日 1～2 次。每日总量为 25～30 g。用药过程中可监测血清镁离子浓度。

毒性反应:正常孕妇血清镁离子浓度为 0.75～1 mmol/L,治疗有效浓度为 1.7～3 mmol/L,若血清镁离子浓度>3 mmol/L 即可发生镁中毒。首先表现为膝反射减弱或消失,继之出现全身性肌张力减退、呼吸困难、复视、语言不清,严重者可出现呼吸肌麻痹,甚至呼吸、心跳停止,危及生命。

用药前及用药过程中应注意以下事项:①定时检查膝反射是否减弱或消失;②呼吸不少于16 次/分;③尿量每小时不少于 25 mL 或每 24 小时不少于 600 mL;④硫酸镁治疗时需备钙剂,一旦出现中毒反应,立即静脉注射 10%葡萄糖酸钙 10 mL,因钙离子与镁离子可竞争神经细胞上的受体,从而阻断镁离子的作用。肾功能不全时应减量或停用,有条件时监测血镁浓度。

(四)降压

降压的目的是延长孕周或改变围生期结局。对于收缩压≥21.3 kPa (160 mmHg),或舒张压≥14.7 kPa(110 mmHg)或平均动脉压≥18.7 kPa (140 mmHg)者,以及原发性高血压妊娠前已用降血压药者,须应用降压药物。降压药物选择原则:对胎儿无毒副作用,不影响心每搏输出量、肾血流量及子宫胎盘灌注量,不致血压急剧下降或下降过低。

1.肼苯哒嗪

肼苯哒嗪为妊娠期高血压疾病的首选药物,主要作用于血管舒缩中枢或直接作用于小动脉平滑肌,可降低血管紧张度,扩张周围血管而降低血压,并可增加心排血量,有益于脑、肾、子宫胎盘的血流灌注。本药降压作用快、舒张压下降较显著。用法:每 15～20 分钟给药 5～10 mg,直至出现满意反应,即舒张压控制在 12.0～13.3 kPa(90～100 mmHg);或 10～20 mg,每日 2～3 次口服;或40 mg加入 5%葡萄糖液 500 mL 内静脉滴注。本药不良反应为头痛、心率加快、潮热等。有心脏病或心力衰竭者,不宜应用此药。

2.拉贝洛尔

拉贝洛尔为 α、β 肾上腺素受体阻断剂,降低血压但不影响肾及胎盘血流量,并可对抗血小板凝集,促进胎儿肺成熟。该药显效快,不引起血压过低或反射性心动过速。用法:50～100 mg 加入 5%葡萄糖液中静脉滴注,5 天为 1 个疗程,血压稳定后改口服;每次 100 mg,每日 2～3 次,2～3 天后根据需要加量,常用维持量为 200～400 mg,每日 2 次,饭后服用,总剂量<2 400 mg/d。本药不良反应为头皮刺痛及呕吐。

3.硝苯地平

硝苯地平为钙离子通道阻滞剂,可解除外周血管痉挛,使全身血管扩张,血压下降,由于其降压作用迅速,目前不主张舌下含化。用法:10 mg 口服,每日 3 次,24 小时总量<60 mg。其不良反应为心悸、头痛,与硫酸镁有协同作用。

4.尼莫地平

尼莫地平亦为钙离子通道阻滞剂,其优点在于可选择性地扩张脑血管。用法:20～60 mg 口服,每日 2～3 次;或 20～40 mg 加入 5％葡萄糖液 250 mL 中静脉滴注,每日 1 次,每日总量<360 mg,不良反应为头痛、恶心、心悸及颜面潮红。

5.甲基多巴

甲基多巴可兴奋血管运动中枢的 α 受体,抑制外周交感神经而降低血压,妊娠期使用效果较好。用法:250 mg 口服,每日 3 次。其不良反应为嗜睡、便秘、口干、心动过缓。

6.硝普钠

硝普钠为强有力的速效血管扩张剂,扩张周围血管使血压下降。由于药物能迅速通过胎盘进入胎儿体内,并保持较高浓度,其代谢产物(氰化物)对胎儿有毒性作用,故不宜在妊娠期使用。产后母体血压过高,其他降压药效果不佳时,方考虑使用。用法:50 mg 加于 5％葡萄糖液 1 000 mL 内,缓慢静脉滴注。用药不宜>72 小时。用药期间应严密监测血压及心率。

7.肾素-血管紧张素类药物

本类药物可导致胎儿生长受限、胎儿畸形、新生儿呼吸窘迫综合征、新生儿早发性高血压,妊娠期应禁用。

(五)扩容

一般不主张应用扩容剂,仅用于严重的低蛋白血症、贫血患者。若用的话可选用人血白蛋白、血浆和全血。

(六)利尿药物

一般不主张应用利尿药物,仅用于全身性水肿、急性心力衰竭、肺水肿或血容量过多且伴有潜在性肺水肿者。常用利尿剂有呋塞米、甘露醇等。

(七)适时终止妊娠

终止妊娠是治疗妊娠期高血压疾病的有效措施。

1.终止妊娠的指征

(1)重度子痫前期患者经积极治疗 24～48 小时仍无明显好转者。

(2)重度子痫前期患者孕周已>34 周。

(3)重度子痫前期患者孕龄不足34周,但胎盘功能减退,胎儿已成熟。

(4)重度子痫前期患者,孕龄不足34周,胎盘功能减退,胎儿尚未成熟者,可用地塞米松促胎肺成熟后终止妊娠。

(5)子痫控制后2小时可考虑终止妊娠。

2.终止妊娠的方式

(1)引产适用于病情控制后、宫颈条件成熟者。先行人工破膜,羊水清亮者,可给予缩宫素静脉滴注引产。第一产程应密切观察产程进展状况,保持产妇安静和充分休息。第二产程应以会阴后侧切开术、胎头吸引或低位产钳助产缩短第二产程。第三产程应预防产后出血。产程中应加强母儿安危状况和血压监测,一旦出现头昏、眼花、恶心、呕吐等症状,病情加重,立即以剖宫产结束分娩。

(2)剖宫产适用于有产科指征、宫颈条件不成熟、不能在短时间内经阴道分娩、引产失败、胎盘功能明显减退,或已有胎儿窘迫征象者。产后子痫多发生于产后24小时内,最晚可在产后10天发生,故产后应积极处理,防止产后子痫的发生。

(八)子痫的处理

子痫是妊娠期高血压疾病最严重的阶段,是妊娠期高血压疾病所致母儿死亡的最主要原因,应积极处理。子痫处理原则为控制抽搐,纠正缺氧和酸中毒,控制血压,抽搐控制后终止妊娠。

(1)控制抽搐:①25%硫酸镁10 mL加于25%葡萄糖液20 mL静脉推注(>5分钟),继之用以2 g/h静脉滴注,维持血药浓度,同时应用有效镇静药物如地西泮,控制抽搐。②20%甘露醇250 mL快速静脉滴注,降低颅内压。

(2)血压过高时给予降压药。

(3)纠正缺氧和酸中毒:间断面罩吸氧,根据二氧化碳结合力及尿素氮值给予适量的4%碳酸氢钠纠正酸中毒。

(4)终止妊娠:抽搐控制2小时后可考虑终止妊娠。

(5)护理:保持环境安静,避免声光刺激;吸氧,防止口舌咬伤,防止窒息,防止坠地受伤,密切观察体温、脉搏、呼吸、血压、神志、尿量(应保留导尿管监测)等。

(6)密切观察病情变化,及早发现心力衰竭、脑出血、肺水肿、HELLP综合征、肾功能衰竭、弥散性血管内凝血(DIC)等并发症,并积极处理。

(九)慢性高血压的处理

1.降压治疗指征

收缩压在 20.0～24.0 kPa(150～180 mmHg)或舒张压＞13.3 kPa(100 mmHg),或伴有高血压导致的器官损伤的表现。血压≥14.7 kPa(110 mmHg)时,需要静脉降压治疗,首选药物为肼苯哒嗪和拉贝洛尔。

2.胎儿监护

超声检查,动态监测胎儿的生长发育。无应激试验(NST)或胎儿生物物理监护,从妊娠 28 周开始每周 1 次,妊娠 32 周以后每周 2 次。

3.终止妊娠

对于轻度、没有并发症的慢性高血压者,可足月自然分娩;若慢性高血压者并发子痫前期,或伴其他的妊娠并发症(如胎儿生长受限、上胎死胎史等),应提前终止妊娠。

第四节　妊娠合并急性胆囊炎

妊娠合并急性胆囊炎可发生于妊娠各期,妊娠晚期和产褥期多见,发生率约为 0.8%,仅次于妊娠合并阑尾炎,较非孕期高,50%的患者伴有胆囊结石。

一、病因

(一)胆汁淤积

90%以上的胆汁淤积由结石嵌顿引起,结石可引起胆囊出口梗阻,胆囊内压增高,胆囊壁血运不良,发生缺血性坏死。淤积的胆汁可刺激胆囊壁,引起化学性炎症,如胰液反流,胰消化酶侵蚀胆囊壁引起急性胆囊炎。

(二)细菌感染

由于胆汁淤积,细菌可繁殖,经血流、淋巴或胆管逆行进入胆囊,引起感染。感染原以革兰氏阴性杆菌为主,70%为大肠埃希菌,其次为葡萄球菌、变形杆菌等。

(三)妊娠的影响

妊娠期雌、孕激素大量增加,胆囊壁肌层肥厚,胆囊平滑肌松弛,胆囊收缩力下降,胆囊容量增大 2 倍,胆囊排空延迟,加之胆汁中胆固醇含量增高,胆固醇和胆盐的比例改变,胆汁黏稠度增加易发生胆囊炎。妊娠子宫增大压迫胆囊也可引起胆囊炎。

二、临床表现

一般为饱餐或过度疲劳后发生急性胆囊炎,夜间多见,疼痛为突发性,右上腹多见,也可见于上腹部正中或剑突下,阵发性加剧。疼痛可放射至右肩部、右肩胛下角或右腰部,少数患者可放射至左肩部。70%～90%的患者可有恶心和呕吐;80%左右的患者出现寒战、发热;25%左右的患者合并黄疸。严重感染时可出现休克。右上腹压痛明显,右季肋下可触及肿大的胆囊,并发腹膜炎时可有腹肌紧张和反跳痛,部分患者墨菲征阳性,妊娠晚期由于增大的子宫掩盖,腹部体征可不明显。

三、诊断和鉴别诊断

(一)病史、临床表现和体征

根据病史、临床表现和体征即可初步诊断。

(二)辅助诊断方法

1.实验室检查

血白细胞总数和中性粒细胞升高,可达 $20 \times 10^9/L$;血清总胆红素和直接胆红素水平升高,尿胆红素阳性;血清丙氨酸氨基转移酶和天门冬氨酸氨基转移酶水平轻度升高;血或胆管穿刺液细菌培养阳性。

2.B超检查

B超检查简便、无创,是妊娠期诊断急性胆囊炎的常用手段,超声可显示胆囊大小,囊壁厚度,胆管是否扩张,通过检查,判断胆囊和胆管内结石的大小和数量,排除胆管畸形、炎症和肿瘤。

妊娠合并急性胆囊炎应与妊娠期急性阑尾炎、妊娠高血压综合征合并HELLP综合征、急性黄疸型病毒性肝炎、妊娠期急性脂肪肝、右肾绞痛等相鉴别。

四、处理

妊娠合并急性胆囊炎的治疗原则是以保守治疗为主,适当控制饮食,缓解症状,给予抗生素预防感染,消除并发症,必要时手术治疗。

(一)保守治疗

1.控制饮食

重症患者应禁食,轻症患者症状发作期,应禁高脂肪饮食,如在缓解期可给予高糖、高蛋白、低脂肪、低胆固醇饮食。适当补充液体,补充维生素,纠正水、电解质失调。

2.对症治疗

可用解痉止痛剂如阿托品 0.5～1 mg 肌内注射或哌替啶 50～100 mg 肌内注射。硝酸甘油、美沙酮、吲哚美辛等也有解痉镇痛作用,可适当选用。症状缓解期可适当服用利胆药如选用 50% 硫酸镁 10～15 mL,每天 3 次口服,可使 Oddi 括约肌松弛,促进胆囊排空。其他利胆药有去氢胆酸、熊去氧胆酸、羟甲烟胺等。

3.抗感染治疗

应选用广谱抗生素。头孢菌素类在胆汁中的浓度远高于血液,且对胎儿无不良影响,应作为首选,其中哌酮钠在胆汁中的浓度是血液浓度的 100 倍,是治疗严重胆管感染的有效抗生素。

(二)手术治疗

妊娠期急性胆囊炎、胆囊结石大部分经过保守治疗可以获得缓解,但急性胆囊炎的治疗宜个体化,如有下列情况应考虑手术治疗。

(1)非手术治疗无效,病情加重。

(2)上腹部出现肿块或胆囊积脓。

(3)有明显腹膜炎体征,或疑有坏疽性胆囊炎、胆囊穿孔或胆囊周围积液。

(4)出现梗阻性黄疸,并有胆总管结石、急性胆管炎或急性胰腺炎者。

(5)病情重,难以与急性阑尾炎区别者。

(6)妊娠期胆绞痛反复发作(超过 3 次)的胆结石。

除非病情危急,应选择妊娠中期手术,此期流产率约为 5%,低于妊娠其他时期。如近预产期,最好等到产后再行手术治疗。手术后应给予保胎治疗。手术方式主要有胆囊造口引流术、胆总管引流术、胆囊切除术或病灶局部脓液引流术。文献报道在腹腔镜下行胆囊切除术,未发生孕妇及胎儿死亡,并不增加流产和早产率,但报道例数较少,尚有待于进一步研究、评价。

第五节　妊娠合并急性胰腺炎

妊娠合并急性胰腺炎的发生率文献报道不一,一般认为发病率为 1/11 000～1/100,与非孕期相同,或略低于非孕期。本病可发生于妊娠的任何时期,以妊娠末期和产褥期最为常见,妊娠早中期相对较少,而产褥期发病较易发生漏诊和误诊。20世纪90年代以来,国外文献报道妊娠期急性胰腺炎孕产妇和围生儿死亡已很少发生,国内孕产妇病死率及围生儿病死率仍在20%～50%,严重威胁母婴健康。

一、病因

妊娠合并急性胰腺炎的病因很多,近年来研究表明,胆管疾病最为多见,约占50%,其中胆石症占67%～100%。另外,妊娠合并急性胰腺炎还可能与妊娠剧吐、增大的子宫机械性压迫致胰管内压增高、妊娠高血压综合征先兆子痫、胰腺血管长期痉挛、感染、甲状旁腺功能亢进、诱发高钙血症、噻嗪类利尿药及四环素等药物的应用、酒精中毒等有关。加之妊娠期神经内分泌的影响,胆管平滑肌松弛,Oddi括约肌痉挛,胰液反流入胰管,胰酶原被激活,胰液分泌增多,胰管内压力增高,胰组织发生出血水肿,更易导致胰腺炎的发生。妊娠期脂质代谢异常,三酰甘油水平升高,血清脂质颗粒栓塞胰腺血管,可造成急性胰腺炎,引起不良后果。

二、临床表现

本病起病急,饱餐或饮酒后发生突发性左上腹或中上腹部持续性疼痛,阵发性加剧是90%～95%患者的主述。疼痛可向左肩部或左腰部放射,弯腰时减轻,进食后可加剧。大部分患者伴有恶心、呕吐,严重者可吐出胆汁,呕吐后疼痛不能缓解。如出现肠麻痹,患者可持续性呕吐,少数患者会发生消化道出血。另外患者可有发热、黄疸、肠梗阻和休克等表现。

三、诊断与鉴别诊断

(一)详细询问病史

了解有无发病诱因,妊娠期任何上腹部疼痛的患者均应考虑到急性胰腺炎的可能。

(二)症状和体征

上腹部疼痛、恶心、呕吐是急性胰腺炎的三大症状。体征与症状相比较轻,可有上腹部压痛,腹肌紧张,反跳痛不明显,尤其是妊娠晚期,由于子宫增大,腹部膨隆,胰腺位置相对较深,体征更不典型。并发弥漫性腹膜炎时,全腹压痛,腹肌紧张,可有腹胀、肠鸣音消失等肠麻痹的体征。

(三)辅助检查

1.血、尿淀粉酶

血清淀粉酶值一般于发病2～6个小时开始升高,12～24小时左右达到高峰,48～72 小时后开始下降,持续 3～5 天。Somogyi 法正常值为 40～180 U,如增高＞500 U,有早期诊断意义。尿淀粉酶一般比血清淀粉酶升高晚 2～12 个小时,持续 1～2 周后缓慢下降。Winslow 法测定正常值为 8～32 U,高于 250 U 有临床诊断价值。

2.血清脂肪酶

胰管阻塞后,血清中脂肪酶水平可升高,一般病后 72 小时开始上升,持续7～10 天。Tietz 法正常值为 $(0.1～1.0)×10^3$ U/L,急性胰腺炎时,90％的患者可超过此值。尤其对于晚期重症患者,由于胰腺破坏,淀粉酶反而降低时,持续增高的血清脂肪酶有诊断意义。

3.影像学检查

B 超检查可显示胰腺体积增大,实质结构不均,界限模糊。出血、坏死时,可见粗大强回声及胰周围无声带区。国外文献报道,70％的妊娠期急性胰腺炎腹部超声有异常,其中 56％为多发性胆结石引起,7％为胆汁淤积,5％可见胆囊壁增厚。增强 CT 扫描示胰腺增大,以体尾部为主,有明显的密度减低区,小网膜区、肠系膜血管根部及左肾周围有不同程度的浸润。X 线检查、磁共振检查、胰胆管或胰血管造影等必要时也可协助诊断。

4.其他

急性胰腺炎时血清胰蛋白酶、淀粉酶/肌酐清除率、血白细胞计数、血细胞比容、血糖、血脂、胆红素、碱性磷酸酶等水平均可增高。

急性胰腺炎须与急性胃肠炎、上消化道溃疡穿孔、急性胆囊炎、胆绞痛、急性肠梗阻、重症妊娠高血压综合征、肠系膜血管栓塞及妊娠合并症鉴别。

四、处理

妊娠期急性胰腺炎与非妊娠期治疗基本相同,主要为保守治疗。90％的急性单纯性胰腺炎效果好,而急性坏死性胰腺炎、胰腺脓肿、化脓性腹膜炎时,可危及产妇生命,应用手术治疗。所有的患者均应给予病情监护,观察生命体征,测定各项生化指标,防止心、肺、肾等脏器并发症的发生。

(一)保守治疗

1.禁食、胃肠减压

禁食、胃肠减压可减少胰酶的分泌,防止胃肠的过度胀气,至腹痛减轻后可进少量流质饮食。

2.解痉、镇痛

解痉常用阿托品 0.5 mg,肌内注射,每天 3～4 次。也可给予普鲁苯辛

15 mg，每天 3～4 次，可解除胰管痉挛，使胃液、胰液分泌减少，可预防 Oddi 括约肌收缩。疼痛剧烈时，给予哌替啶 50～100 mg 肌内注射，2～6 小时 1 次，或给予吗啡 10 mg 肌内注射。

3.抗休克治疗

每天给予补液 3 000～4 000 mL。其中，1/3 应为胶体液。以纠正水、电解质失调，维持血容量，提高胶体渗透压。

4.阻止胰腺分泌，抑制胰酶活性

可用西咪替丁抑制胃酸分泌，20 mg 口服或静脉滴注；奥曲肽 0.1～0.5 mg 皮下注射，每天 4 次，因对母儿影响尚未有长期随访经验，应用时需慎重；胞磷胆碱 500 mg 静脉滴注，每天 1～2 次，连用 1～2 周。胰肽酶可抑制胰蛋白酶活性，阻止胰腺中其他蛋白酶原的激活和胰蛋白酶原自身的激活。

5.抗生素的应用

宜选用对胎儿没有影响的广谱抗生素，如头孢菌素类抗生素。青霉素因不能透过血-胰屏障，治疗效果受到影响。

6.其他治疗

重症患者可能发生休克，国外文献报道可通过进行血浆置换，治疗妊娠期高血脂性胰腺炎，血浆甘油三酯水平可降低 70%～80%，血浆黏度降低 50%，严重病例可应用肾上腺皮质激素，及时处理酸中毒和低钠、低钙和低镁血症。及时应用全胃肠外营养，可满足母体及胎儿对营养的要求。

（二）手术治疗

如发生急性坏死性胰腺炎、胰腺脓肿、化脓性腹膜炎等保守治疗无效时，应考虑行手术治疗。手术包括对胰腺本身的手术和对于胰腺炎相关的手术如胆管或胰床引流、病灶清除或切除术。胆源性急性胰腺炎合并胆管梗阻而短期内未缓解者，首选经十二指肠镜下行 Oddi 括约肌切开取石及鼻胆管引流，已被证实对母亲和胎儿相对安全。最佳手术日期应在妊娠中期和产褥期。如在妊娠晚期，增大的子宫妨碍手术的进行，可先做剖宫产再做胰腺手术。

五、预后

母儿的危险性与胰腺炎病情轻重有关，文献报道母亲病死率为 5%～37%，急性重症胰腺炎胎儿病死率可达 40%。近年来，由于诊断及治疗技术的改变，为妊娠急性胰腺炎预后的改善提供了条件，但总病死率仍高于一般产科人群，早期诊断和早期治疗是降低妊娠期急性胰腺炎孕妇及围生儿病死率，改善预后的基础。

第六节 妊娠合并急性阑尾炎

急性阑尾炎是妊娠期常见的外科急腹症,可发生于妊娠的各个阶段,在妊娠妇女中发生率为 0.1% ~0.3% 。与非孕期大致相同,但妊娠后半期阑尾炎并发穿孔率明显升高,较非孕期高 1.5~3.5 倍,可能是孕妇的特殊生理和解剖改变,使阑尾炎的诊断和治疗受到影响所致。妊娠期急性阑尾炎是一种比较严重的并发症,应及时诊断和处理,以改善母儿预后。

一、特点

(1)妊娠期阑尾解剖位置的改变:在妊娠过程中,由于孕期子宫的增大,盲肠和阑尾的位置不断向上、向外移位。妊娠 3 个月末时,阑尾的基底部位于髂嵴下 2 横指处,妊娠 5 个月末达髂嵴水平,妊娠 8 个月末则上升到髂嵴上 2 横指处,而接近足月妊娠时,阑尾可达到右肾上极或胆囊处,分娩 10 天后恢复到原来的正常位置。在盲肠向上移位的同时,阑尾转向外后方而被妊娠子宫掩盖,如果局部有粘连,阑尾也可能不随妊娠子宫的增大而上升。

(2)由于阑尾位置的升高、妊娠子宫覆盖病变、妊娠时腹壁变薄、松弛等,腹痛部位及压痛点就不在传统的麦氏点而相应地移到右上腹或后腰部。腹部疼痛和阑尾压痛点不明显、不固定,部位升高甚至可达右肋下胆囊区。查体时可无肌紧张和反跳痛体征。文献报道仅 50% ~60% 患者有典型的转移性腹痛。

(3)妊娠期盆腔器官充血,阑尾也充血,炎症发展快,易发生阑尾坏死和穿孔;增大的子宫将大网膜和小网膜推移向上,加之胎儿的活动,大网膜无法达到阑尾区包围感染灶,炎症不易局限,常引起弥漫性腹膜炎,如发生膈下脓肿,患者预后严重。

(4)妊娠期肾上腺皮质激素水平增高,抑制了孕妇的免疫机制,降低了组织对炎症的反应,使早期症状和体征不易被发现;增加了淋巴回流量和增快了淋巴回流速度,使炎症迅速扩散,阑尾穿孔坏死、弥漫性腹膜炎的发生率升高,且发生较早。

(5)增大的子宫压迫膀胱和输尿管,可引起尿潴留和尿频、尿急、尿痛等膀胱刺激症状;压迫直肠,可引起直肠淤血水肿,出现便秘、便频、里急后重和黏液血便等症状,给阑尾炎的诊断造成困难。

(6)感染易波及子宫浆膜层或通过血液侵入子宫、胎盘,引起子宫收缩,诱发流产或早产；细菌毒素可导致胎儿缺氧，甚至死亡。产后子宫缩复迅速，如使已局限的阑尾脓肿破溃，可发生急性弥漫性腹膜炎，病情危重，应予重视。

二、病理机制

急性阑尾炎按病情进展可分为急性单纯性阑尾炎、急性化脓性阑尾炎、急性坏疽性阑尾炎和阑尾穿孔。妊娠合并阑尾炎由于有其特殊性，更易发生阑尾穿孔，继发弥漫性腹膜炎，给母婴生命带来极大危险。

阑尾炎早期阑尾充血、水肿，炎症仅局限在黏膜层，为单纯性阑尾炎；以后炎症进一步发展，阑尾高度充血，肿胀明显，阑尾腔可见溃疡及黏膜坏死，有小脓肿形成，为急性化脓性阑尾炎；后期部分或整个阑尾全层坏死，呈暗红色或黑色，如合并穿孔，炎症局限，可形成阑尾周围脓肿，如果炎症播散，引起弥漫性腹膜炎，可导致脓毒血症、麻痹性肠梗阻、门静脉炎、多发性肝脓肿等，后果严重。

三、临床表现

（一）症状

1.腹痛

大多数妊娠合并急性阑尾炎时转移性腹痛这一固有的规律发生改变，腹痛往往先从剑突下开始，延及脐周，数小时或十几个小时后，转移至右侧下腹部。一部分患者症状不典型。妊娠早期，阑尾炎的症状与非妊娠时相似，妊娠中后期，由于妊娠子宫的增大，阑尾的位置发生改变，孕妇疼痛的部位可达右肋下肝区或右后腰区，疼痛可能较非孕期轻。

2.其他症状

可有恶心、呕吐、腹泻等症状，有些患者可伴有发热、全身不适或乏力。

（二）体征

妊娠期阑尾炎的压痛点可随子宫的增大而不断上移，妊娠早期，右下腹麦氏点处，有压痛和反跳痛，伴有肌紧张。如阑尾发生坏疽或穿孔，可形成阑尾周围脓肿或弥漫性化脓性腹膜炎，出现相应体征。妊娠中晚期，压痛点可偏高，腹部反跳痛和肌紧张等不明显。如伴有阑尾周围脓肿，可触及包块，并伴有压痛。由于压痛部位可因子宫的掩盖而不清，可采用以下方法协助诊断。

1.Bryan 试验

Bryan 试验可作为区别阑尾炎与子宫疾病的可靠检查，具体方法：嘱患者采取右侧卧位，妊娠子宫移至右侧而引起疼痛，可提示疼痛非子宫的疾病造成。

2.Alder 试验

患者平卧，检查者将手指放在阑尾区最明显的压痛点上，然后，嘱患者左侧卧位,子宫倒向左侧后,如压痛减轻或消失,说明疼痛来自子宫。如压痛较平卧位时更明显,则阑尾本身病变的可能性较大。

(三)辅助检查

1.血常规

妊娠期白细胞计数呈生理性增加,至孕晚期可达$(9\sim10)\times10^9/L$,分娩或应激状态时可达$25\times10^9/L$。因此,仅用白细胞计数增高协助诊断阑尾炎意义不大。如白细胞有核左移,中性粒细胞超过80%或白细胞持续$\geqslant18\times10^9/L$,有临床意义。

2.影像学检查

B超检查是简单、安全的检查方法,可见阑尾呈低回声管状结构,僵硬,压之不变形,横切面呈同心圆似的靶向图像,直径$\geqslant7$ mm。X线和CT检查可显示阑尾区气影、阑尾改变、脓肿等,对阑尾炎诊断价值不大,妊娠期应慎用。

四、诊断和鉴别诊断

详细询问患者病史,文献报道,妊娠期急性阑尾炎患者中,$20\%\sim40\%$孕妇有慢性阑尾炎病史。应根据妊娠期急性阑尾炎的临床特点,结合症状和体征,参考辅助检查指标,尽早确诊和治疗,以改善母儿预后。本病应与下列病种相鉴别。

(一)卵巢肿瘤蒂扭转

本病多见于妊娠早、中期及产后,常有下腹部包块史,表现为突发性、持续性下腹痛,如肿瘤血运受阻,肿瘤坏死,可有局限性腹膜炎表现。双合诊检查,可触及囊性或囊实性包块,有触痛,B超检查可明确诊断。

(二)异位妊娠破裂

患者停经后可有少量不规则阴道流血,持续性下腹痛和肛门坠胀感。双合诊检查,宫颈举痛明显,后穹隆可饱满、触痛,右附件区可触及包块,B超检查显示盆腔内有液性暗区,如后穹隆穿刺抽出不凝血,即可确诊。

(三)右侧急性肾盂肾炎

本病起病急骤,一般寒战后出现高热,疼痛始于腰胁部,沿输尿管向膀胱部位放射,同时伴有尿痛、尿频、尿急等膀胱刺激症状。查体见右侧肾区叩击痛明显,输尿管点和肋腰点有压痛,无腹膜刺激症状。尿常规镜下可见大量脓细胞和白细胞管型。

(四)右侧输尿管结石

绞痛剧烈,疼痛部位在腰胁部,向大腿内侧和外生殖器放射。实验室检查,尿中可见红细胞,X线或B超检查显示尿路结石,即可确诊。

(五)胆绞痛

胆绞痛多见于急性胆囊炎和胆石症。疼痛多见于右上腹肋缘下,阵发性绞痛,夜间多发,可向右肩部、右肩胛下角或右腰部放射。80%的患者可有寒战、发热、恶心、呕吐,亦可有阻塞性黄疸。X线、B超检查或胆囊造影可协助诊断。

(六)上消化道溃疡急性穿孔

患者常有溃疡病史,一般为全腹疼痛,查体腹肌紧张,压痛反跳痛明显。X线立位检查,多有膈下游离液体,可协助诊断。

(七)胎盘早剥

本病应与妊娠晚期急性阑尾炎鉴别。胎盘早剥常有妊高征和外伤史,腹痛剧烈,检查子宫坚硬,僵直性收缩,胎心变慢或消失,产妇可有急性失血及休克症状。腹部B超检查显示胎盘后血肿,可明确诊断。

(八)其他

妊娠期急性阑尾炎尚需与妊娠高血压疾病、HELLP综合征、产褥感染、子宫肌瘤变性肠梗阻、急性胰腺炎等鉴别。

五、治疗

(一)妊娠期

妊娠期急性阑尾炎的治疗原则是早期诊断,无论妊娠期限和病变程度如何,一经确诊,原则上应及时手术治疗,对高度可疑的阑尾炎孕妇,同样应积极剖腹探查,亦可在用全身抗生素治疗情况下严密观察,不可延误治疗,以免病情恶化,易致阑尾穿孔和弥漫性腹膜炎,危及母婴安全。

(二)临产期

临产期急性单纯性阑尾炎,患者症状较轻,无剖宫产指征,短期内可经阴道分娩者,可采用非手术治疗。治疗中应密切观察病情变化,分娩后如症状未缓解或病情加重,应及时行阑尾切除术。

六、预后

妊娠期阑尾炎的预后和妊娠期别、手术时阑尾炎的发展有关。炎症刺激和手术的干扰可引起流产或早产,妊娠中、晚期发病,预后较差,分娩期前后发病及产褥期发病,预后更差。总之,妊娠期急性阑尾炎的病情多较严重,早期诊断、及时治疗可改善预后。近年来,随着新型抗生素的运用和诊断技术的提高,妊娠期急性阑尾炎的病死率已大大降低。

<<<

第七节 妊娠合并创伤性疾病

创伤在妊娠期的发生率为 6%～7%，是非产科性孕产妇死亡的首要因素，约占 46%。全世界每年大约有 100 万孕产妇死于创伤性疾病。交通事故是外伤的最主要原因，其次为坠落伤和身体虐待伤。孕期所受创伤大多为轻伤，仍有 0.4% 的妊娠妇女因创伤需入院治疗。创伤的处理要考虑到母亲和胎儿，但母亲的安危是至关重要的。快速地评估、处理、转运是改善围产结局的关键，这就需要多个学科的合作。

一、流行病学

引起妊娠期创伤性疾病的原因与非妊娠期并无差别，孕妇死亡率与妊娠本身无关，而与创伤本身的严重性有关。由于子宫和胎儿的不断增大，创伤对孕妇和胎儿的威胁也随着妊娠的进展而增大。10%～15% 的创伤发生在妊娠早期，50%～54% 发生在妊娠晚期。妊娠使损伤的类型发生了变化，随着妊娠的进展腹部损伤更多见，而头部损伤少见。在创伤原因中大约 70% 为交通事故伤，坠落伤和身体虐待伤占妊娠期创伤总数的 10%～31%，而且人际暴力造成的损伤有上升的趋势。妊娠期创伤的高危因素为年龄、药物的滥用、家庭暴力。

二、妊娠期的变化

(一)解剖变化

妊娠期最显著的变化就是子宫的增大，妊娠 12 周子宫超出盆腔边缘成为腹腔内器官，20 周平脐，36 周到达肋骨边缘。在妊娠晚期，随着胎头入盆，宫高也随之下降。中晚期妊娠时子宫壁变薄，使其更容易受到创伤，由于胎盘弹性差，即使母体轻微的创伤也容易导致胎盘的剥离。妊娠晚期随着胎头下降，更容易受到损伤，尤其在骨盆骨折时。横膈上升 4 cm，由于胸廓的挤压，纵隔和心脏可能会显示增大的影像学图像。随着子宫的增大，腹腔器官上移，到孕晚期胃肠道大部分位于肋弓下。妊娠晚期腹膜伸展，敏感性降低，因而血液或其他液体对腹膜的刺激可能缺少典型的压痛和反跳痛。增大的子宫将膀胱推出盆腔，因而更易受到损伤而破裂。

(二)生理变化

妊娠中期后，孕妇心率增快（10～15 bpm），血压下降 0.7～2.0 kPa（5～15 mmHg），这些变化并不明显，但在孕妇创伤的时候这些变化不能仅仅认为是由妊娠引起的。妊娠期血容量可增加 50％,而红细胞增加 20％～30％,因而会出现妊娠期贫血。由于血容量的增加,轻度的失血更不容易察觉。妊娠期子宫血流量由非妊娠时的 60 mL/min 增加到妊娠晚期的 600 mL/min,母体失血时子宫血流量代偿性减少,当母体血容量减少 30％～35％,平均动脉压的改变虽然甚微,但子宫血流量却已减少 10％～20％,因而可能导致胎儿窘迫。

妊娠期内分泌状态和解剖学的改变引起肺部生理上的明显变化,每分钟通气量增加,功能残气量减少,动脉血二氧化碳分压($PaCO_2$)下降到 4.0～4.7 kPa(30～35 mmHg),导致慢性代偿性呼吸性碱中毒和缓冲能力下降。妊娠创伤后行吸入麻醉时肺残气量减低,可影响其麻醉效果,使用呼吸机时可加重其呼吸性碱中毒。

三、妊娠期创伤的分类

按创伤的原因可分为交通事故、暴力和虐待伤、坠落伤、自杀、中毒、烧伤、溺水等;妊娠期创伤类型按创伤部位分为颅脑伤、胸部伤、腹部伤、肢体伤等;按皮肤的完整性分为闭合性创伤、开放性创伤;根据妊娠期腹部的特点又可以分为腹部直接创伤(腹部闭合性创伤、腹部开放性创伤)和腹部间接创伤(跌伤、扭伤、挫伤等)。

四、围产结局

在所有的创伤中,8％威胁到孕妇生命安全,其中 40％～50％可引起胎儿的丢失。而轻微的创伤中只有 1％～5％可引起胎儿的丢失。Kady 等对 10 000 多名受创伤的妊娠妇女回顾性研究发现 25 例胎儿死亡,只有 3 例孕妇死亡。在导致胎儿死亡的原因中交通事故占 82％,枪伤占 6％,坠落伤占 3％。由孕妇的死亡导致胎儿死亡的约占 11％。创伤严重度评分(ISS)对母胎的预后有很好的评估作用,评分超过 9 分能预测胎儿的死亡,敏感性和特异性可达 85.7％和70.9％。另外,骨盆骨折胎儿的死亡率可达 25％～57％。胎盘早剥、胎儿的直接损伤、DIC、休克等也是引起胎儿死亡的直接原因。

五、妊娠期创伤的评估及处理

外伤孕妇的评估和处理需要做到及时和有组织性。无论创伤发生在妊娠何期,基本抢救原则是复苏母体、建立有效通气,对于低血容量患者,在止血的同时输入晶体液和血制品。在紧急复苏后,继续检查出血部位,骨折、闭合性损伤情况,以及子宫和胎儿损伤情况。

(一)初步的评估及处理

初步处理的主要目标是对患者做全面的评估并保持病情的稳定。初步评估主要着重于发现是否有威胁生命的外伤及是否需要生命复苏。初步评估包括生命复苏的 ABC(气道、呼吸、循环)、初步的体格检查、充分暴露并确定受伤部位及简要的神经系统评估。

保持患者呼吸道通畅,维持正常的氧供至关重要。孕妇功能残气量的减少及需氧量的增加使其极易缺氧,而胎儿对缺氧的耐受性很差。及时给予氧气吸入,监测血氧饱和度。一旦发现患者不能维持正常通气及氧供,要及早进行气管内插管及机械通气。

孕期血流动力学会发生改变,因而要对母体的生命状态做正确的评价。孕期血容量可增加 50%,当血容量丢失 30%～50% 时,孕妇的脉搏和血压才会有所改变。因而一旦孕妇血流动力学发生了改变时,则预示着发生了较严重的急性失血。由于中心静脉压不受妊娠的影响,因而可以作为监测血流动力学的一个可靠指标。对于伤势较严重的患者需要及早给予液体支持,至少要开通 2 个静脉通道,首选周围静脉导管。大多数医师首选晶体液作为复苏的第一步,补充的晶体液与丢失的血流量比例为 3∶1。紧急情况下,在血型和交叉配血结果获得之前可输注 O 型血或者成分血。

妊娠 24 周后增大的子宫压迫下腔静脉可以引起仰卧位低血压,而下腔静脉压升高可使骨盆、胎盘原有病情恶化,同时易导致下肢出血。孕妇应采取左侧卧位,最大限度地减轻子宫对下腔静脉的压迫。如果有脊柱损伤,可以使右侧升高 15°。如果患者不能倾斜,就需要人工把子宫移向左侧。

初步评价时体格检查必须全面有效。对于中重度患者必须除去所有衣服,以便更好地观察及评价伤情。对神经系统做基本检查,并进行格拉斯哥昏迷量表(GCS),评分 <8 需要气管插管和机械通气及控制颅内压。

(二)再次评估及处理

再次评估应采用触诊和叩诊对患者进行彻底的检查。首先问清损伤的原因、致伤的武器、药物和酒精及安全带使用情况。特别要注意出血的部位,受伤的肢体及穿透伤的出入口。50% 的患者由于头部受伤而死亡,因而要进行神经系统的全面检查并与初次评价比较。张力性及开放性气胸、血胸、连枷胸提示胸部外伤,需要快速诊断及治疗。应对所有患者进行腹部检查,即使无阳性体征也不能排除腹腔内损伤。

病情稳定后进行全面的产科评估,包括获取孕产史、产科检查、胎儿监测。

测量宫高及听诊胎心，检查子宫张力及是否有宫缩和压痛。阴道窥器检查是否有胎膜早破及泌尿生殖道流血。及早行超声检查明确孕周、胎心情况、胎儿存活的可能性，有无胎盘早剥，并明确是否有腹水及出血。行胎心监护，以便对胎心变化作出及时的分析。

要通过各种实验室检查和诊断方法对外伤孕妇进行评估和处理。可根据临床情况选择不同的检查方法。

六、辅助检查

(一)实验室检查

包括血常规、尿常规、凝血功能、肝及肾功能、血生化和血糖、血型和交叉配血、酶学检查、血气分析、尿和血的毒理分析、Kleihauer-Betke 染色涂片等。

血常规和血细胞比容可以判断失血或感染情况。尽管孕期常存在生理性贫血，但正常孕妇血红蛋白应＞6.2 mmol/L。即使血红蛋白水平正常也不排除大量失血的可能，因为机体有几个小时的平衡期。妊娠期孕妇纤维蛋白原含量增加，如果纤维蛋白原水平位于正常值的低限（200～250 mg/mL），提示消耗性凝血功能障碍。血清生化值也可以提供一些有价值的信息，碳酸氢钠水平降低往往与胎儿死亡有关。测定肌酐基础水平对判断肾脏并发症很有用处。谷草转氨酶和谷丙转氨酶超过 130 IU/L 时，腹腔内损伤的风险会提高 6 倍。Kleihauer-Betke 染色涂片可发现母体循环中胎儿血细胞的存在，还能显示母胎输血的程度。酒精和毒品的使用在外伤患者中很常见，因此应进行尿与血的毒物筛查。

(二)穿刺和导管检查

诊断性穿刺是一种简单、安全的辅助方法，可在急症室内进行。一般胸腔穿刺可明确血胸或气胸；腹腔穿刺和灌洗，可以证实内脏破裂、出血；心包穿刺可证实心包积液和积血。放置导尿管或灌洗可以诊断尿道和膀胱的损伤；监测中心静脉压可以辅助判断血容量和心功能。

(三)影像学检查

对于妊娠期妇女，必要的影像学检查并不能因为胎儿的存在而省略，但应做好腹部防护措施，并避免重复照射。在妊娠 2～7 周和 8～15 周是胎儿器官和神经系统形成时期，对射线比较敏感，受到照射易导致胎儿畸形。但 20 周后射线对胎儿的影响是可以忽略的，尤其在控制辐射剂量后。

CT 扫描是诊断颅脑损伤和实质脏器损伤的一种很好的方法，颅脑 CT 扫描对胎儿是安全的，尤其是做好腹部防护的时候。B 超检查可以评价胎儿孕周、胎盘低置及早剥情况，评价胎儿宫内状况。

创伤部位腹部强化 B 超是一种新型无创的检查方式,尤其适用于血流动力学稳定的患者。该操作可重复进行,主要能识别心包积液、胸腔积液、腹膜后肾周积液和腹水。此法敏感性为 73%～88%,准确率为 96%～99%。

七、妊娠期常见创伤及治疗

(一)钝性损伤

1.概述

交通事故是钝性损伤最常见的原因,占 60%～75%,也是导致外伤孕妇胎儿死亡的首要原因,其次为坠落伤和人际暴力。妊娠期妇女更易受到腹部的损伤。孕期、撞击的程度及方式是预测母儿预后的重要因素。钝性外伤常见的产科并发症为流产和早产、胎盘早剥、子宫破裂、母胎输血、胎儿直接外伤及死胎,另外还有罕见的羊水栓塞。

2.处理

对该类患者的处理基本原则同非妊娠外伤患者,要对患者进行系统的评估和复苏,关注的重点主要是母亲。孕妇的死亡是导致胎儿死亡的最主要原因,一旦孕妇发生休克,胎儿的死亡率高达 80%。在致命外伤得到控制后要及时对胎儿进行监测。

钝性损伤中最常见的为腹部外伤。在妊娠早期子宫受盆腔保护不易受到直接创伤,胎儿的丢失主要是低血压和低血容量导致的胎盘灌注不足。随着妊娠进展,子宫超出盆腔,受伤风险增加。孕期盆腔血流丰富更易发生致命的腹膜后出血。准确快速地诊断患者是否有腹腔内脏器的损伤,以及是否需要开腹探查是对外科医师的一大挑战。骨盆骨折常合并泌尿生殖道损伤及腹膜后出血,易导致胎儿的直接损伤。骨盆骨折孕妇的死亡率可达 9%,胎儿的死亡率高达 35%。妊娠期耻骨联合和骶尾关节扩张,因而对孕妇盆腔 X 片要有正确的理解。骨盆骨折并不是经阴分娩的禁忌证,除非不稳定骨折。

3.常见并发症

(1)胎盘早剥:在轻伤孕妇中发生率为 1%～5%,重伤发生率为 6%～37%,是导致胎儿死亡的常见原因之一。胎盘早剥可以在受伤后立即发生,也可发生在受伤一段时间后。典型的症状包括阴道流血、腹痛、子宫易激惹、宫底压痛、宫缩强度及频率增加。即使没有以上症状也不能排除胎盘早剥。外伤后胎盘早剥的处理同非外伤者。除了常规的实验室检查,最重要的是胎心率宫缩描记图。对超过 20 周的外伤孕妇常规监测 2～6 小时,如果有持续的宫缩、子宫敏感、阴道流血、严重创伤、胎膜早破、胎心异常要延长监护时间。

(2)早产：25％的创伤合并早产。严密监护胎心率变化和宫缩频率，给予宫缩抑制剂。选用宫缩抑制剂时应考虑孕妇潜在的并发症和药物的不良反应而慎重选择。常用的肾上腺素受体激动药如利托君和沙丁胺醇能使孕妇心率增快，对疑有内出血者不应使用。常用的有钙通道阻滞剂如硝苯地平，可以导致母体低血压，应用要慎重。硫酸镁是常用的宫缩抑制剂，但经肾脏排泄，肾功能受损患者发生肾毒性的风险增加并容易发生中毒。非甾体抗炎药如吲哚美辛也可以抑制早产，但可导致胎儿动脉导管早闭及羊水过少。

(3)子宫破裂：钝性创伤也可以导致子宫破裂，发生率＜1％，但对母儿威胁极大。孕妇死亡率为 10％，胎儿死亡率可达 100％。子宫的血管密布，血流丰富，一旦损伤容易发生大出血。子宫破裂诊断困难，可以被腹部其他损伤所掩盖，有时直到剖腹探查才能明确诊断。一旦怀疑子宫破裂，应立即开腹探查控制出血和凝血功能障碍。快速的液体复苏可以减少出血带来的并发症。如果行子宫修补术，应在胎儿娩出后与孕妇血流动力学稳定时。如果破裂严重，不能修补或孕妇处于失血性休克时，应行子宫切除术。

(4)胎儿损伤：由于子宫和羊水的保护，直接的胎儿损伤比较少见，发生率＜1％。胎儿损伤包括胎儿颅骨骨折、长骨骨折、颅内出血及软组织损伤。妊娠晚期随着胎头下降，胎儿颅骨骨折及脑部损伤多见，尤其在合并骨盆骨折时。胎儿损伤的处理应个体化，但经验有限。若胎儿存活、无窘迫征象，且孕周较小时可考虑期待疗法，应行超声及胎儿监测，直到胎儿成熟。如发生于孕晚期，或胎儿出现缺氧征象有引产指征时，则需要儿科医师会诊，同时在分娩中提供帮助。

(5)母胎输血：创伤后相当一部分患者发生母胎输血综合征，发生率为 8.7％～30％。前壁胎盘及有子宫压痛的患者发生母胎输血综合征的风险增加。尽管大多数母胎输血综合征胎儿预后良好，但亦有贫血、室上心动过速、死胎等并发症发生。Kleihauer-Betke 试验能发现 Rh 阴性孕妇大量的母胎输血。Rh 抗原在妊娠 6 周左右就出现，胎儿 0.01 mL 血量就能刺激母体产生抗体。但 Kleihauer-Betke 试验尚不能敏感地探测到母体循环中如此少的胎儿血，因而对外伤后未致敏的 Rh 阴性血妇女都应该给予 Rh 免疫球蛋白。

4.预防

乘客的安全带挽救了成千上万人的生命。膝-肩安全带的使用可减少 45％的胎儿受伤和 50％的中重度外伤。安全带能使患者避免与车内面相撞及弹出车外，并使减速的力量扩散到较大的面积。安全气囊能大大减低创伤的死亡率，在妊娠期应继续使用。

（二）穿透伤

穿透伤发生率为 3%～10%，主要有枪伤和刀伤，前者对孕妇和胎儿伤害更大。妊娠期由于增大的子宫保护，内脏的损伤发生率为 16%～38%，低于非妊娠期的 40%～70%。枪伤导致胎儿损伤的概率高达 70%，其中 40%～70% 的胎儿死亡，死亡原因为直接损伤或早产。妊娠期由于肠管的上移，上腹部的刺伤更容易损伤肠管，常需要外科治疗。治疗原则同非妊娠期，即及时的手术探查、清除异物、诊断性腹腔冲洗、内镜检查、CT 检查、病情观察。处理需要外科和产科医师合作，要根据具体情况进行处理。穿刺伤患者需要预防破伤风，尤其对刀伤和枪伤患者。

（三）人际暴力创伤

妊娠期家庭暴力的发生率为 10%～30%，导致约 5% 的胎儿死亡。而且随着妊娠的进展，发生率增加，危险因素包括怀孕年龄、酒精和药物的滥用。这些患者开始产科检查的时间较晚，在妊娠期未予以重视，易导致妊娠期并发症的发生或合并症的加重。而且其阴道流血、胎儿生长受限、胎盘早剥、妊娠期贫血、胎膜早破、死产以及新生儿疾病的发生率明显增高。妊娠期受到家庭暴力，轻者导致心理障碍，重者导致母胎死亡，心理障碍多表现为抑郁和焦虑。因此，应将妊娠期家庭暴力作为重要的公共健康问题，在孕早期对受暴虐者进行筛查，及时发现并进行干预，预防可能发生的不良后果。

（四）坠落伤

坠落伤占 3%～31%，妊娠后期腹部隆起，为维持平衡，脊柱更加向前突出，这种变化导致孕妇更易摔倒。摔倒时常常以臀部、腹部正中或侧面着地。最常见的损伤就是骨折，其他损伤包括擦伤、刺伤、关节扭伤或拉伤。早期妊娠患者若无先兆流产迹象，可保胎治疗或观察，定期 B 超监测胚胎发育情况。中期妊娠时，检查有无晚期先兆流产症状和体征，有子宫收缩可应用宫缩抑制剂，阴道流血先排除胎盘早剥，若绒毛膜下血肿无进行性增大，胎儿情况良好可止血保胎治疗。晚期妊娠时若无早产临产和腹部压痛，超声检查和持续 4 小时的无应激试验均正常，可考虑出院，门诊复查。

（五）烧伤

孕妇发生烧伤的概率不高，但很难处理。母儿的预后与烧伤面积密切相关，烧伤体表面积为 15%～25% 时，胎儿丢失率为 56%；而烧伤体表面积为 25%～50% 时，胎儿死亡率达 63%；当烧伤体表面积超过 50% 时，胎儿很难存活。根据烧伤面积积极纠正孕母的代谢紊乱，监护胎儿，母体病情稳定后可保胎观察。若病情严重,胎死宫内,母体生命体征及病情平稳后,适时选择合适方式引产。

总之,妊娠期受到创伤,不论受伤的性质、程度如何,均应提高警惕。多学科团队的合作可以大大改善母胎预后。产科医师在最初的评估、病情稳定及后续的处理中是必不可少的。为了母亲的利益,产科医师随时准备对胎儿进行干预,尤其在胎儿的存活已经成为问题时。对外伤孕妇不能因为妊娠而干预或阻止对病情的全面评估,包括影像学的应用。对孕妇进行教育,使用安全带。及时发现家庭暴力,并给予干预是产前检查的重要内容。

第八章

分娩期并发疾病

第一节 子 宫 破 裂

子宫破裂是指在妊娠晚期或分娩过程中子宫体部或子宫下段发生的破裂。本病易发生于经产妇,系产科严重并发症,子宫破裂如未能及时诊断、处理,常导致胎儿及产妇死亡。过去子宫破裂发生率较高,近年来由于我国产前检查及新法接生从城市到农村的逐步推广,加之孕期保健及产科质量的不断提高,其发生率已有显著下降,为分娩总数的 1/16 000～1/1 000。

一、病因

目前发达国家子宫破裂最常见的原因为剖宫产术后瘢痕破裂,我国最常见的原因是梗阻性难产和宫缩剂应用不当。

(一)瘢痕子宫

瘢痕子宫为较常见的原因。既往有子宫肌瘤剔除、剖宫产(特别是古典式剖宫产)等手术史的孕产妇,在妊娠晚期或临产后,由于子宫腔内压力增大或子宫收缩,可使原有切口瘢痕破裂,甚至于自发性破裂。近年由于国内剖宫产率增高,瘢痕子宫破裂发生率有上升趋势,特别是剖宫产术后 2 年内妊娠或剖宫产术后子宫切口感染导致术后瘢痕愈合不良者,或前次剖宫产术式为古典式剖宫产,再次妊娠及分娩时子宫破裂的危险性更大。

(二)梗阻性难产

若产妇骨盆较小或狭窄而胎儿较大,有头盆不称,妨碍胎头下降,造成梗阻性难产。而子宫收缩较强,可使子宫下段过度牵引、延伸而变得菲薄,终于破裂。特别是助产士不清楚胎头被搁浅的原因,滥用缩宫素,常是妇女保健组织薄弱地区子宫破裂的主要原因。

胎位异常经产妇不做产前检查,由于腹壁松弛以致发生横位,临产后胎肩搁置于骨盆入口不能入盆,为克服阻力,子宫体部肌层强烈收缩并不断缩短增厚,子宫下段肌层被过度牵拉变薄,从而发生子宫破裂。此亦为妇女保健组织薄弱地区容易发生子宫破裂的重要原因。此外,额先露、胎儿有脑积水、连体畸形亦为子宫破裂的原因。

(三)宫缩剂使用不当

缩宫素使用指征、用药途径及剂量掌握不当,或子宫对缩宫素异常敏感,或滥用前列腺素、蓖麻油等引产,均可导致子宫收缩过强,造成子宫破裂。高龄、多产妇、子宫发育不良、子宫畸形、多次宫腔操作或有严重宫腔感染史者更易发生子宫破裂。

(四)创伤

1.妊娠时下腹部严重外伤

晚期妊娠时行动不灵活,如有汽车或快速行驶的自行车撞击腹部,均有可能造成子宫裂伤,甚至子宫破裂。其他如刀伤、枪伤均可造成子宫的穿通伤,但此类情况在我国极为罕见。

2.分娩时手术损伤

在宫颈口未开全时做困难的产钳术或臀位牵引术以娩出胎头,其暴力均可使宫颈撕裂直至子宫下段,剖宫产术时强挖胎头,或植入性胎盘勉强做胎盘人工剥离术均可穿通子宫壁而发生子宫破裂。

(五)子宫肌壁原有病理改变

如子宫畸形、子宫发育不良,妊娠后因子宫肌层菲薄,偶有可能发生自发性破裂。有多次刮宫史、严重宫腔感染史、人工剥离胎盘史、子宫穿孔史因子宫肌层受损而在妊娠晚期发生子宫破裂,但甚为少见。

二、分类

子宫破裂按发生时间分为妊娠期破裂和分娩期破裂,按原因分为自发性破裂和损伤性破裂,按发生部位分为子宫体部破裂和子宫下段破裂,按破裂程度分为完全性破裂和不完全性破裂。

三、临床表现

子宫破裂可发生在妊娠晚期和分娩期,多见于分娩过程中。通常子宫破裂是一个渐进的过程,多数可分为先兆子宫破裂和子宫破裂两个阶段。

(一)先兆子宫破裂

先兆子宫破裂常见于产程长、有梗阻性难产因素的产妇,病理性缩复环形成、下腹部压痛、胎心率改变及血尿是先兆子宫破裂的 4 个征象。

1.腹痛

患者多有持续性下腹疼痛,拒按,烦躁不安,心率和呼吸加快。

2.病理性缩复环

临产后,当胎先露下降受阻时,强有力的阵缩使子宫下段被过度牵拉变薄,而子宫体部增厚变短,两者之间形成明显的环状凹陷,称病理性缩复环(图 8-1)。子宫收缩频繁,呈强直性或痉挛性,子宫下段膨隆,压痛明显,胎先露部被固定于骨盆入口处。病理性缩复环随产程进展,逐渐上升达脐水平甚至脐上(图 8-2),这一点有别于生理性缩复环及子宫痉挛性狭窄环。若不及时处理,子宫将在病理性缩复环处或其下方破裂。

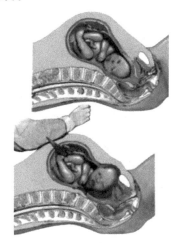

图 8-1　病理性缩复环

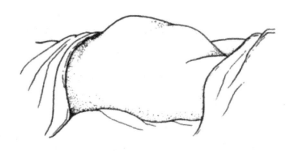

图 8-2　先兆子宫破裂腹部外观

3.排尿困难及血尿

由于先露部压迫,膀胱壁充血,可出现排尿困难和血尿。

4.胎心率改变

由于宫缩过强、过频，胎儿血供受阻，胎心率可增快、减慢或听不清，电子胎心监护可见重度变异减速、晚期减速或延长减速，提示胎儿窘迫。

（二）子宫破裂

根据破裂程度，子宫破裂可分为不完全性及完全性2种。

1.不完全性子宫破裂

子宫肌层部分或全部断裂，但浆膜层完整，宫腔与腹腔未相通，胎儿及其附属物仍在宫腔内，称为不完全性子宫破裂（图8-3）。其多见于子宫下段剖宫产切口瘢痕裂开。不完全破裂时腹痛等症状和体征不明显，仅在不全破裂处有明显压痛。若破裂累及子宫两侧血管可发生急性大出血或形成阔韧带内血肿，在宫体一侧扪及逐渐增大且有压痛的包块，伴胎心率改变。

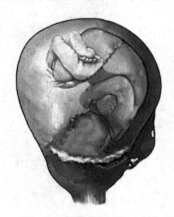

图 8-3　不完全性子宫破裂

2.完全性子宫破裂

子宫肌壁全层破裂，宫腔与腹腔相通，称完全性子宫破裂（图8-4）。子宫破裂常发生于瞬间，产妇突感腹部撕裂样剧烈疼痛，子宫收缩骤然停止，腹痛可暂时缓解。随后由于血液、羊水进入腹腔，腹痛又呈持续性加重。同时产妇可出现面色苍白、呼吸急迫、脉搏细快、血压下降等休克征象。腹部检查：全腹有压痛和反跳痛，在腹壁下可清楚扪及胎体，在胎儿侧方可扪及缩小的宫体，胎动和胎心消失。阴道检查：可见鲜血流出，扩张的宫颈口较前缩小，胎先露较前有所上升。若破裂口位置较低，可自阴道扪及子宫下段裂口。

子宫瘢痕破裂多发生于分娩期，妊娠晚期少见。常缺乏先兆子宫破裂的征象，开始时腹部轻微疼痛，子宫瘢痕部位有压痛，此时瘢痕已有部分裂开，但胎膜未破。若不立即行剖宫产,瘢痕裂口会逐渐扩大,出现典型子宫破裂的症状和体征。

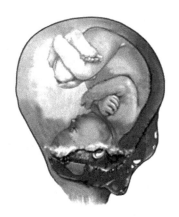

图 8-4 完全性子宫破裂

四、诊断和鉴别诊断

(一)诊断

根据病史、症状、体征,子宫破裂诊断比较容易。关键是及早发现和处理子宫破裂的高危因素,及时识别先兆子宫破裂。对于不完全性子宫破裂、子宫后壁破裂或子宫切口瘢痕破裂,由于症状、体征不明显,诊断有一定困难。根据前次剖宫产手术史、子宫下段压痛、胎心改变、阴道流血,检查发现已下降的胎先露部又上升,宫口较前缩小,有时可触及子宫下段破裂口可诊断。B型超声检查和腹腔穿刺可协助诊断。

(二)鉴别诊断

1.重型胎盘早剥

重型胎盘早剥可引起剧烈腹痛、胎心率改变及内出血休克征象,易与子宫破裂相混淆。但重型胎盘早剥多伴有重度子痫前期-子痫病史或外伤史,腹部检查子宫呈板样硬,宫底升高,胎位不清,无病理性缩复环,B型超声检查可见胎盘后血肿,胎儿在宫腔内。

2.羊膜腔感染

羊膜腔感染患者有产程延长和多次阴道检查史,可出现腹痛和子宫压痛等症状及体征,容易与子宫破裂相混淆。羊膜腔感染可出现体温升高,血白细胞和中性粒细胞计数升高。腹部触诊及 B型超声检查提示胎儿仍在宫腔内。

五、预后

在发达国家,子宫破裂已罕见,孕产妇因此而死亡者更罕见。但在发展中国家情况全然不同,病死率可高达 60%。胎儿的存活与否取决于子宫破裂的及时发现及果断处理,故在某些十分贫穷的发展中国家,胎儿病死率可高达 100%。

六、处理

(一)先兆子宫破裂

立即采取措施抑制子宫收缩,可采用吸入麻醉或静脉全身麻醉,肌内注射哌替啶 100 mg 等,并尽快行剖宫产术,防止子宫破裂。

(二)子宫破裂

一旦确诊,无论胎儿是否存活,均应在积极抢救休克的同时,尽快手术治疗。根据产妇的全身情况、子宫破裂的部位与程度、感染程度及产妇有无生育要求决定手术方式。若破裂边缘整齐,无明显感染征象,需保留生育功能者,可行裂口修补术;对破口较大且边缘不整齐或感染明显者,应行次全子宫切除术;若破裂口累及宫颈,应做子宫全切除术。术后给予抗生素预防感染。

子宫破裂应尽可能就地抢救,必须转院者,应在输血、输液、抗休克条件下,包扎腹部后转送。

七、预防

子宫破裂严重危及孕产妇及胎儿生命,应积极预防。认真进行产前检查,正确处理产程,提高产科质量,绝大多数子宫破裂是可以避免的。

(1)建立完善的孕产妇系统保健手册,加强围生期保健。

(2)正确处理产程,严密观察产程进展,警惕并尽早发现先兆子宫破裂征象并及时处理。

(3)严格掌握宫缩剂的应用指征,合理使用缩宫素,遵循低浓度、慢速度、专人守护的原则,以免子宫收缩过强。凡有头盆不称,胎位异常或曾行子宫手术者均禁用。前列腺素、蓖麻油等引产使用更应严密观察。

(4)有子宫破裂高危因素者,应在预产期前 1～2 周入院待产。

(5)正确掌握产科手术助产的指征及技术,按操作常规进行阴道助产术,避免粗暴操作,阴道助产术后应仔细检查宫颈及宫腔,发现损伤及时修补。

(6)正确掌握剖宫产指征,对前次剖宫产指征为骨盆狭窄、术式为子宫体部切口、子宫下段切口有撕伤或术后感染愈合不良者,均需行剖宫产终止妊娠。

第二节　脐　带　异　常

脐带是胎儿与母体进行物质和气体交换的唯一通道。脐带异常可使胎儿血供受限或受阻,导致胎儿窘迫,甚至胎儿死亡。

一、脐带长度异常

脐带正常长度为 30～70 cm,平均 55 cm。

(一)脐带过短

脐带的安全长度须超过从胎盘附着处达母体外阴的距离。若胎盘附着于宫底,脐带至少长 32 cm 方能正常分娩,故认为脐带短于 30 cm 称为脐带过短,这种情况发生率为 1%。脐带过短分娩前常无临床征象,临产后可因胎先露部下降受阻,脐带被牵拉过紧致使胎儿血液循环受阻,缺氧而出现胎心率异常;还可导致胎盘早剥,脐带断裂,甚至子宫内翻;引起产程延长,以第二产程延长多见。若临产后怀疑脐带过短,应改变产妇体位并吸氧,胎心无改善应尽快行剖宫产术。

(二)脐带过长

脐带过长指脐带长度超过 70 cm。脐带过长容易引起脐带打结、缠绕、脱垂及受压。

二、脐带缠绕

脐带围绕胎儿颈部、四肢或躯干者,称为脐带缠绕,是常见的脐带并发症,发生率为 13%～20%。约 90% 为脐带绕颈,以绕颈 1 周者居多,绕颈 3 周以上罕见(图 8-5)。

其发生与脐带过长、胎儿过小、羊水过多及胎动过频等有关。

脐带缠绕对胎儿的影响与脐带缠绕松紧、缠绕周数及脐带长短有关。脐带绕颈 1 周需脐带 20 cm 左右,因此脐带长度正常者绕颈 1 周对胎儿的影响并不大。

脐带缠绕的临床特点如下。

(一)胎先露部下降受阻

脐带缠绕使脐带相对变短,影响胎先露下降,导致产程延长或产程停滞。

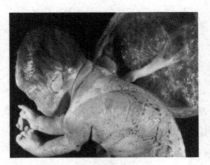

图 8-5 脐带绕颈

(二)胎儿窘迫

当缠绕周数过多、过紧时或胎先露下降时,脐带受到牵拉,可使胎儿血液循环受阻,导致胎儿窘迫,甚至胎死宫内(图 8-6)。

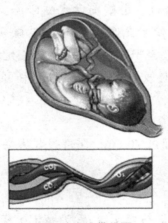

图 8-6 脐带绕颈

(三)电子胎心监护

出现频繁的变异减速。

(四)彩色多普勒超声检查

可在胎儿颈部发现脐带血流信号。

(五)B 型超声检查

脐带缠绕处的皮肤有明显的压迹,脐带缠绕 1 周者皮肤为 U 形压迹;脐带缠绕 2 周者,皮肤为"W"形压迹;脐缠绕 3 周或 3 周以上,皮肤压迹为锯齿状。

当产程中出现上述情况时,应高度警惕脐带缠绕,尤其当胎心监护出现异常,经吸氧、改变体位不能缓解时,应及时终止妊娠。临产前 B 型超声诊断脐带缠绕,应在分娩过程中加强监护,一旦出现胎儿窘迫,及时处理。

三、脐带打结

脐带打结分为假结和真结两种。脐带假结是指脐静脉较脐动脉长,迂曲似结,或由于脐血管较脐带长,血管卷曲似结(图 8-7)。假结一般不影响胎儿血液循环,对胎儿影响不大。脐带真结是由于脐带缠绕胎体,随后胎儿又穿过脐带套环而成真结(图 8-8)。脐带真结较少见,发生率 0.4%～1.1%。真结一旦影响胎儿血液循环,妊娠期可导致胎儿生长受限,真结过紧可造成胎儿血液循环受阻,严重者导致胎死宫内,多数在分娩后确诊。

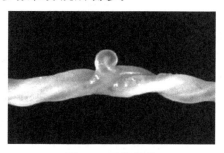

图 8-7 脐带假结

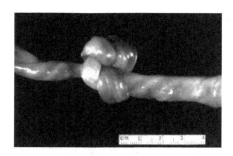

图 8-8 脐带真结

四、脐带扭转

胎儿活动可使脐带顺其纵轴扭转呈螺旋状,生理性扭转可达 6～11 周(图 8-9)。脐带过度扭转呈绳索样,可使胎儿血液循环受阻,造成胎儿缺氧,严重者可致胎儿血液循环中断,导致胎死宫内。

五、脐带附着异常

(一)脐带边缘性附着

脐带边缘性附着指脐带附着在胎盘边缘者,胎盘因形状似球拍,故又称为球拍状胎盘。在分娩过程中,脐带边缘性附着一般不影响胎儿血液循环。脐带边缘性附着多在产后胎盘检查时才被发现。

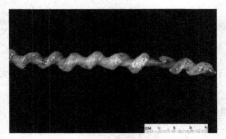

图 8-9　脐带扭转

(二)脐带帆状附着

脐带帆状附着指脐带附着于胎膜上,脐带血管在羊膜与绒毛膜之间进入胎盘。附着在胎膜上的脐带血管位置高于胎儿先露部,一般对胎儿无影响。如附着在胎膜的脐带血管跨过宫颈内口,位于先露部前方时,称为前置血管。前置血管受胎先露压迫,可导致胎儿窘迫或死亡。分娩过程中,如前置血管破裂,胎儿血液外流,出血量达 200～300 mL 时,可发生胎儿死亡。前置血管破裂表现为胎膜破裂时有血液随羊水流出,伴胎心率异常或消失,胎儿死亡。检查见有核红细胞或幼红细胞及胎儿血红蛋白可确诊(图 8-10)。

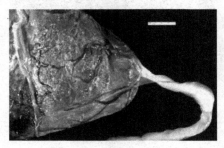

图 8-10　脐带帆状附着

六、脐带先露和脐带脱垂

胎膜未破时脐带位于胎先露部前方或一侧称为脐带先露(图 8-11)。胎膜破裂后,脐带脱出于宫颈口外,降至阴道甚至外阴,称为脐带脱垂(图 8-12)。脐带脱垂在分娩中发生率约为 1/300,是胎儿窘迫、新生儿窒息、死胎及死产的重要原因之一。

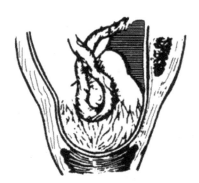

图 8-11   脐带先露

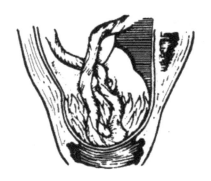

图 8-12   脐带脱垂

(一)病因

脐带脱垂容易发生在胎先露部不能衔接时,常见原因:①胎位异常,因胎先露与骨盆入口之间有间隙使脐带滑落,多见于臀先露、肩先露和枕后位等;②胎头高浮或头盆不称,使胎头与骨盆入口间存在较大间隙;③胎儿较小或多胎妊娠第二胎儿娩出前;④羊水过多、羊膜腔内压力过高,破膜时脐带随羊水冲出;⑤脐带过长。

(二)诊断

有脐带脱垂危险因素存在时,应警惕脐带脱垂的可能。若胎膜未破,于胎动、宫缩后胎心率突然减速,改变体位、上推胎先露部及抬高臀部后迅速恢复者,应考虑有脐带先露的可能。彩色多普勒超声检查在胎先露部一侧或其下方找到脐血流声像图即可确诊。胎膜已破者一旦胎心率出现异常,应行阴道检查,如在胎先露旁或胎先露下方以及阴道内触及脐带者,即可确诊。检查时术者应动作轻柔、迅速,以免延误处理时间及加重脐血管受压程度。

(三)处理

1.脐带脱垂

一旦发现脐带脱垂,胎心尚好,胎儿存活者,应争取尽快娩出胎儿并做好新生儿窒息的抢救准备。

(1)宫口开全,胎头已入盆,应根据不同胎位行产钳术、胎头吸引术或臀牵引术等阴道手术助产。阴道助产有困难则行剖宫产术。

(2)若宫颈未开全,应立即就地行剖宫产术。在准备期间,产妇应取头低臀高位,必要时用手将胎先露推至骨盆入口以上,以减轻脐带受压。在准备手术时,必须抬高产妇臀部,以防脐带进一步脱出。检查者的手保持在阴道内,将胎儿先露上推,避免脐带受压。

(3)若宫口未开全又无立即行剖宫产条件者,可采用脐带还纳术,但施术困难,成功率不高,已少用。

2.脐带先露

经产妇、胎膜未破、宫缩良好者,取头低臀高位,重力作用使胎先露退出盆腔,可减轻脐带受压,脐带也可能退回。密切观察胎心率,等待胎头衔接,宫口逐渐扩张,胎心仍保持良好者,可经阴道分娩。否则应行剖宫产终止妊娠。

(四)预防

(1)做好妊娠期保健,有胎位异常者及时纠正,如纠正有困难,或骨盆狭窄者应提前住院,及早确定分娩方式。

(2)临产后胎先露未入盆或胎位异常者,应卧床休息,少做肛门检查或阴道检查,检查的动作要轻柔,以防胎膜破裂。一旦胎膜破裂,应立即听胎心,出现胎心率异常者立即做阴道检查。

(3)胎头未入盆而需行人工破膜者,应在宫缩间歇时行高位破膜,缓慢放出羊水以防脐带被羊水冲出。

七、脐带病变

(一)单脐动脉

人类正常脐带有两条脐动脉和一条脐静脉(图 8-13)。如脐带中只有一条脐动脉,称为单脐动脉(图 8-14)。单脐动脉的发生有两种学说:一种学说认为是胚胎先天性未发育,从胚胎发育开始就只有一支脐动脉;另一种学说是胚胎开始发育时存在两支脐动脉,但在以后的发育过程中,一支脐动脉继发性萎缩而逐渐消失。

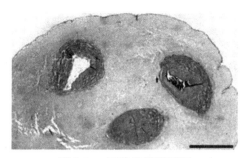

图 8-13　正常脐带横断面

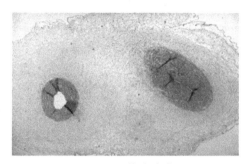

图 8-14　单脐动脉

　　单脐动脉的发生率文献报道差异很大,在单胎妊娠中发生率约为 1%,在双胎中约为 5%。刘伯宁等报道连续检查 1 018 例脐带,距新生儿脐轮 3 cm 处取材,做肉眼和显微镜观察,发现单脐动脉 6 例,发生率为 0.59%,其中 3 例为胎儿生长受限。后又于 2001 年报道对 410 例死亡围生儿尸检与胎盘病理检查,发现单脐动脉 16 例,发生率为 3.9%,说明胎儿生长受限的发生与单脐动脉有关。由于脐动脉在将进入胎盘前,可有吻合支或融合成一支主干后再分成两支,故取材部位过低,即在距胎儿面 3 cm 以内,可能作出单脐动脉的误诊。单脐动脉在白人中的发生率较黑人者高。妊娠合并糖尿病、高胎产次、羊水过多或过少及双胎妊娠产妇中单脐动脉的发生率均增高。

　　单脐动脉对胎儿有一定影响,常与胎儿畸形共存,其发生率约在 30%。单脐动脉新生儿的平均体重较轻,且单脐动脉在低体重儿中的发生率也较正常体重儿高。导致低体重儿发生率增高的原因,可能是胎盘部分面积萎缩,回流血量减少,使胎儿发育不良。由于单脐动脉病死率高,常伴发胎儿畸形及胎儿生长受限,故在产前检查时,常规应用 B 超检测脐动脉,及时作出诊断,提高围生期诊疗质量。有的单脐动脉婴儿可能是完全正常者,而有的单脐动脉婴儿可能有畸形,故对单脐动脉外观正常的新生儿除做 B 超等无损伤性检查,观察有无肾脏等畸形外,无需行其他创伤性检查。

(二)脐带囊肿

脐带囊肿发生率为 3%,可位于脐带的任何部分,分为真性囊肿和假性囊肿。假性囊肿为华通胶液化,无上皮包膜,常见于脐带的胎儿端。真性囊肿为胚胎期卵黄囊或尿囊的遗迹,有上皮性包膜,常在妊娠早期吸收。残留物衍化的囊肿一般均很小,没有特殊临床意义,偶有达鸡蛋大小,则可压迫脐带血管。来源于卵黄囊的囊肿,与尿囊管残留相比,前者有肌层、上皮可分泌黏液,且可成对,周围往往有小的卵黄囊血管网;而残留的尿囊管大小不一,可有或无管腔,无上皮或有扁平、立方上皮,偶为移行上皮,无平滑肌。肠系膜管连接胎儿回肠和卵黄囊,当原肠旋转并退回到腹腔时,肠系膜管萎缩,一般在妊娠第 7 周到第 16 周内完全萎缩,Jones 等观察在第 10 周萎缩。若未完全萎缩退化,则残留在胎儿体内形成回肠的梅克尔憩室;残留于脐带内者一般均为小管状,罕见较大的残留管,残留管内可有肝、胰、胃及小肠。扩张的肠系膜管残留还可伴有小肠闭锁,故在钳夹粗大脐带时,应注意此种异常情况。羊膜上皮包涵囊肿很罕见,囊肿多很小,囊内被覆羊膜上皮。

(三)脐带血肿

脐带血肿指脐带血管内的血液流出到周围的华通胶内,常发生于脐带近胎儿端,发生率为 1/13 000～1/5 000,发生原因如下。

(1)脐动脉肌层或脐静脉弹力纤维发育不良,导致血管破裂。

(2)脐带扭转、过短、脱垂,在分娩时被牵拉。

(3)脐血管黏液或脂肪变,或华通胶缺乏,脐血管保护缺乏。脐带血肿易引起胎儿窘迫,围生儿病死率高达 50%。

(四)脐带肿瘤

脐带肿瘤极罕见,多为脐带血管上皮性肿瘤,包括畸胎瘤、血管瘤、黏液瘤等,可发生于脐带任何部位,多发生于脐带的胎盘端。增大的肿瘤压迫脐带血管,影响胎儿血供,可导致胎儿死亡。

(五)脐血管血栓

脐血管血栓较少见,可发生于孕早期而导致单脐动脉,多发生于近足月妊娠时。脐血管血栓在分娩中的发生率为 1/1 300,在围生儿尸检中为 1/1 000,在高危妊娠中的发生率为 1/250。血栓形成原因:①脐带受压,脐带帆状附着,在胎膜上行走的血管缺乏华通胶的保护,更易受压;②脐带严重感染导致附壁血栓形成;③脐带静脉曲张或脐带扭曲、打结;④经脐带内输血和血肿。脐血管血栓可破裂;栓子可进入胎儿或胎盘导致梗死,甚至血栓广泛分布使循环受到影响导致胎儿死亡。Wolf 等报道产前引起胎儿心肌梗死,栓子还可引起胎儿截肢或 DIC 而广泛出血。围生儿病死率很高,也可能是造成脑瘫的原因。值得注意的是,脐血管血栓形成可能是其他原因引起胎儿死亡后的继发性变化,而不是胎儿直接致死的原因。孕妇发生 DIC 或缺乏 C 蛋白、S 蛋白者,其胎盘血管中亦会有血栓形成,常伴发脐带炎和(或)绒毛膜羊膜炎。

(六)脐带水肿

Scott 等报道水肿的脐带中水分含量可达 93.5%,而起皱的脐带中水分含量为 89.2%。随着妊娠的进展羊水量逐渐减少,脐带中的水分亦相应地减少。10%的新生儿脐带有水肿,早产儿中较多,这种单纯的脐带水肿对胎儿无影响。不过,脐带水肿往往是胎儿水肿的合并症,此种情况常见于母胎 Rh 或 ABO 血型不合、母亲有糖尿病、早产和浸软胎儿。肉眼观察水肿的脐带增粗、反光增强,显微镜观察水肿液呈弥漫性或局限性分布,华通胶内有大小不等的空泡,并可伴有炎症细胞浸润及血栓形成;而浸软胎儿脐带常伴有轻度水肿和着色。

(七)无盘绕脐血管

由于脐静脉较脐动脉长,脐血管又比脐带长,故在脐带华通胶质中,不仅脐静脉围绕脐动脉,且脐血管还呈弯曲、迂回状。若脐血管直,与整个脐带平行则为无盘绕脐血管。Strong 等观察 894 例胎儿,其中38 例(4.3%)为无盘绕脐血管。无盘绕脐血管组胎儿窘迫、产时胎心反复减缓、早产、死胎、因胎儿窘迫而行剖宫产、羊水胎粪污染、核型异常等均显著高于脐血管有盘绕组。文献报道无盘绕脐血管的胎儿宫内病死率达 10%,故产儿患病率及病死率增高的原因可能是这种脐血管的结构对外来压力的抗压强度减弱。产前可经超声检查辅助诊断。

八、无脐带

无脐带极罕见。此种发育异常导致胎盘直接与胎儿腹壁相连,合并内脏外翻(无脐带综合征),是一种致死性畸形。在胚胎发育过程中,当胚盘经周围合拢转变为圆柱胚时,胚胎体部闭合,体蒂(即脐带的前身)形成,胚内体腔(腹腔)与胚外体腔(绒毛膜腔)分开,与此同时,羊膜迅速生长将胎儿包于其中,绒毛膜腔闭合,并包围了脐带。由于胚盘合拢失败、体蒂发育异常,常伴有多种先天性缺陷。

第三节　子宫翻出

子宫翻出是分娩时比较少见的以子宫内面翻出为特征的严重并发症,如拖延过久未予治疗可导致产妇死亡。

一、病因

在新生儿娩出后,接生者在腹部的子宫底猛力加压,同时向下强力牵引脐带以致种植于子宫底中正的胎盘一同与子宫的内面向外翻出于宫颈口或宫颈口外而脱落于阴道中或阴道外,这是主要因素;胎盘与其子宫附着部的粘连紧密,甚至有可能胎盘植入,脐带又较为坚韧而不断是发生子宫翻出的附加因素。

二、症状与临床表现

(一)症状

患者面色苍白,部分患者诉曾有一阵剧痛(即翻出时),有时呈休克状态,脉速、血压下降,并有阴道出血,其出血量因子宫翻出于阴道外而难于计量。如就诊过迟,子宫翻出部可因感染而有臭味。

(二)临床表现

根据子宫翻出的程度不同,分部分翻出和完全翻出2种。

1.部分翻出

宫底翻出于子宫下段及子宫颈口,此种情况较少,可通过阴道检查及B超检查作出诊断。

2.完全翻出

子宫体部及下段完全翻出而暴露于阴道外,一般患者常属此类,常有胎盘与子宫底部相连,如就诊过迟,子宫内膜表面可有脓性分泌物等感染表现。

需注意,极少数子宫翻出,胎盘早已剥离,从急性翻出逐渐进入慢性状态,子宫已缩成近正常大小,宛如一脱垂于阴道外的黏膜下子宫肌瘤,此时做阴道检查可以从子宫颈与此块物的关系疑及子宫翻出,并可借B超检查以协助诊断。

三、处理

如为急性期,即在第三产程就发现子宫翻出,应进行紧急处理。

(一)纠正休克及失血

应积极补液、输血,并准备2个静脉通道,以便及时给予其他药物。

（二）麻醉

麻醉科协助抢救。

（三）胎盘尚未剥离者处理

胎盘尚未剥离者在补液、麻醉齐备后，再开始剥离胎盘。

麻醉可用氟烷或安氟醚。然后用子宫松弛剂使子宫松弛，以便复位，如硫酸镁、硫酸特布他林、利托君，所有准备工作完成后再行剥离胎盘，否则将增加出血量。胎盘剥离后，用手掌托住宫底，以手指扩展开宫颈，将宫底逐步推送回原来位置。在宫体回纳前禁用缩宫素，回纳后可用缩宫素使子宫收缩以减少出血量，同时保持其正常轮廓，有一定张力以减少再度外翻的可能。回纳后仍需做阴道检查，警惕其再度翻出。

在急性子宫翻出期，有时为部分性者，在阴道检查发现后，可立即试以手法将宫底送回原来位置；如胎盘已经剥离，但为完全子宫翻出，而宫颈较松。亦可直接以手掌托之将其复位，然后用缩宫素使子宫收缩。

一般而言，急性子宫翻出经阴道复位的成功率较高。

阴道复位失败，可考虑经腹手术，进腹腔后，在子宫翻出者的盆底往往仅可见两侧尚未完全被牵入的部分输卵管和卵巢。此时可以用粗丝线逐次缝于翻出的子宫体上向上牵引，另一术者同时将在外阴部的子宫向上托送，以此合力将子宫复位。但有时仍难以复位，主要原因是宫颈部已收缩成一较厚的收缩环，此时可以小心地切开后壁正中以松解此环，并逐步暴露宫底，再以缝线法或以长鼠齿钳逐次将宫体肌层向上牵引，而另一术者则在外阴、阴道用力将子宫向上托送，一般均能成功。术后均用缩宫素使子宫收缩，以免再次翻出。

凡以上各种手术，在术后均应用抗生素以预防感染。

（四）凡有明显感染、发臭、组织腐败者的处理

此均可以在外阴消毒后切除翻出的子宫，因此种情况难以复位，即使子宫复位后，感染亦有难以控制之虞。

第四节　产　后　出　血

产后出血是指胎儿娩出后 24 小时内阴道流血量超过 500 mL。产后出血是分娩期严重的并发症，是产妇四大死亡原因之首。产后出血的发生数占分娩总数的 2%～3%，如果产妇先前有产后出血的病史，则再发风险增加 2～3 倍。

每年全世界孕产妇死亡 51.5 万,99％在发展中国家。因产科出血致死者 13 万,2/3 没有明确的危险因素。产后出血是全球孕产妇死亡的主要原因,更是导致我国孕产妇死亡的首位原因,占死亡原因的 54％。

我国产后出血防治组的调查显示,阴道分娩和剖宫产后 24 小时内平均出血量分别为 400 mL 和 600 mL。当前国外许多学者建议,剖宫产后的失血量超过 1 000 mL 才定义为产后出血。但在临床上如何测量或估计出血量存在困难,有产科学者提出临床上估计出血量只是实际出血量的 1/2 或 1/3。因此 Combs 等主张以测定分娩前后血细胞比容来评估产后出血量,若产后血细胞比容减少 10％以上,或出血后需输血治疗者,定为产后出血。但在急性出血的 1 小时内血液常呈浓缩状态,血常规不能反映真实出血情况。

产后出血可导致失血性休克、产褥感染、肾衰竭及继发垂体前叶功能减退等直接危及产妇生命。

一、病理机制

胎盘剥离面的止血是由子宫肌纤维的结构特点和血液凝固机制共同决定的。子宫平滑肌分 3 层,内环、外纵、中层多方交织,子宫收缩关闭血管及血窦。妊娠期血液处于高凝状态。子宫收缩的动因来自内源性催产素和前列腺素的释放。细胞内游离钙离子是肌肉兴奋-收缩耦联的活化剂,催产素可以促进钙离子向肌细胞内流动,而前列腺素是钙离子载体,与钙离子形成复合体,将钙离子携带入细胞内。进入肌细胞内的钙离子与肌动蛋白、肌浆蛋白的结合引起子宫收缩与缩复,对宫壁上的血管起压迫止血的作用。同时肌肉缩复使血管迂回曲折,血流阻滞,有利于血栓形成,血窦关闭。但是子宫肌纤维收缩后还会放松,因而受压迫的血管可以再度暴露开放并继续出血,因而根本的止血机制是血液凝固。在内源性前列腺素作用下,血小板大量聚集,聚集的血小板释放血管活性物质,加强血管收缩,同时亦加强引起黏性变形形成血栓,导致凝血因子的大量释放,进一步发生凝血反应,形成的凝血块可以有效地堵塞胎盘剥离面暴露的血管达到自然止血的目的。因此凡是影响子宫肌纤维强烈收缩,干扰肌纤维之间血管压迫闭塞和导致凝血功能障碍的因素,均可引起产后出血。

二、病因

产后出血的原因依次为子宫收缩乏力、胎盘因素、软产道裂伤及凝血功能障碍。这些因素可互为因果,相互影响。

(一)子宫收缩乏力

子宫收缩乏力是产后出血最常见的原因。胎儿娩出后,子宫肌收缩和缩复对肌束间的血管能起到有效的压迫作用。影响子宫肌收缩和缩复功能的因素，均可引起子宫收缩乏力性产后出血。常见因素如下。

1.全身因素

产妇精神极度紧张，对分娩过度恐惧，尤其对阴道分娩缺乏足够信心；临产后过多使用镇静剂、麻醉剂或子宫收缩抑制剂；合并慢性全身性疾病；体质虚弱等均可引起子宫收缩乏力。

2.产科因素

产程延长、产妇体力消耗过多，或产程过快，可引起子宫收缩乏力。前置胎盘、胎盘早剥、妊娠期高血压疾病、严重贫血、宫腔感染等产科并发症及合并症可使子宫肌层水肿或渗血引起子宫收缩乏力。

3.子宫因素

子宫肌纤维发育不良，如子宫畸形或子宫肌瘤；子宫纤维过度伸展，如巨大胎儿、多胎妊娠、羊水过多；子宫肌壁受损，如有剖宫产、肌瘤剔除、子宫穿孔等子宫手术史；产次过多、过频可造成子宫肌纤维受损，均可引起子宫收缩乏力。

(二)胎盘因素

根据胎盘剥离情况，胎盘因素所致产后出血类型如下。

1.胎盘滞留

胎儿娩出后，胎盘应在15分钟内排出体外。若30分钟仍不排出，影响胎盘剥离面血窦的关闭，导致产后出血。常见的情况：①胎盘剥离后，由于宫缩乏力、膀胱膨胀等因素，胎盘滞留在宫腔内，影响子宫收缩；②胎盘剥离不全，多因在第三产程胎盘完全剥离前过早牵拉脐带或按压子宫，已剥离的部分血窦开放出血不止；③胎盘嵌顿，胎儿娩出后子宫发生局限性环形缩窄及增厚，将已剥离的胎盘嵌顿于宫腔内，多为隐性出血。

2.胎盘粘连

胎盘粘连指胎盘全部或部分粘连于宫壁不能自行剥离。多次人工流产、子宫内膜炎或蜕膜发育不良等是常见原因。若完全粘连，一般不出血；若部分粘连，则部分胎盘剥离面血窦开放而胎盘滞留影响宫缩造成产后出血。

3.胎盘植入

胎盘植入指胎盘绒毛植入子宫肌层。部分植入血窦开放，出血不易止住。

4.胎盘胎膜残留

胎盘胎膜残留多为部分胎盘小叶或副胎盘残留在宫腔内，有时部分胎膜留在宫腔内也可影响子宫收缩导致产后出血。

(三)软产道裂伤

分娩过程中软产道裂伤,常与下述因素有关:①外阴组织弹性差;②急产、产力过强、巨大儿;③阴道手术助产操作不规范;④会阴切开缝合时,止血不彻底,宫颈或阴道穹隆的裂伤未能及时发现。

胎儿娩出后,立即出现阴道持续流血,呈鲜红色,检查发现子宫收缩良好,应考虑软产道损伤,需仔细检查软产道。

(四)凝血功能障碍

凝血功能障碍见于:①与产科有关的并发症所致,如羊水栓塞、妊娠期高血压疾病、胎盘早剥及死胎均可并发 DIC;②产妇合并血液系统疾病,如原发性血小板减少、再生障碍性贫血等。凝血功能障碍可造成产后切口及子宫血窦难以控制的流血不止,特征为血液不凝。

三、临床表现

产后出血主要表现为阴道流血或伴有失血过多引起的并发症如休克、贫血等。

(一)阴道流血

不同原因的产后出血临床表现不同。胎儿娩出后立即出现阴道流血,色鲜红,应先考虑软产道裂伤;胎儿娩出几分钟后开始流血,色较暗,应考虑为胎盘因素;胎盘娩出后出现流血,其主要原因为子宫收缩乏力或胎盘、胎膜残留。若阴道流血呈持续性,且血液不凝,应考虑凝血功能障碍引起的产后出血。如果子宫动脉阴道支断裂可形成阴道血肿,产后阴道流血虽不多,但产妇有严重失血的症状和体征,尤其产妇诉说会阴部疼痛时,应考虑为隐匿性软产道损伤。

(二)休克症状

如果阴道流血量多或量虽少但时间长,产妇可出现休克症状,如头晕、脸色苍白、脉搏细数、血压下降等。

四、诊断

产后出血容易诊断,但临床上目测阴道流血量的估计往往偏少。较客观检测出血量的方法如下。

(一)称重法

事先称重产包、手术包、敷料包和卫生巾等,产后再称重,前后重量相减所得的结果,换算为失血量毫升数(血液比重为 1.05 g/mL)。

(二)容积法

收集产后出血(可用弯盘或专用的产后接血容器),然后用量杯测量出血量。

(三)面积法

将血液浸湿的面积按 10 cm×10 cm 为 10 mL 计算。

(四)休克指数(shock index,SI)

SI 用于未做失血量收集或外院转诊产妇的失血量估计,为粗略计算。休克指数(SI)=脉率/收缩压。

SI=0.5,血容量正常;SI=1.0,失血量 10%～30%(500～1 500 mL);SI=1.5,失血量 30%～50%(1 500～2 500 mL);SI=2.0,失血量 50%～70%(2 500～3 500 mL)。

五、处理

产后出血的处理原则为针对原因,迅速止血,补充血容量纠正休克及防治感染。

(一)子宫收缩乏力

加强宫缩是最迅速有效的止血方法,具体方法如下。

1.去除引起宫缩乏力的原因

若由于全身因素,则改善全身状态;若为膀胱过度充盈应导尿等。

2.按摩子宫

助产者一手在腹部按摩宫底(拇指在前,其余四指在后),同时压迫宫底,将宫内积血压出,按摩必须均匀而有节律(图 8-16)。如果无效,可用腹部-阴道双手按摩子宫法,即一手握拳置于阴道前穹隆顶住子宫前壁,另一手在腹部按压子宫后壁使宫体前屈,双手相对紧压子宫并做节律性按摩(图 8-17),按压时间以子宫恢复正常收缩为止,按摩时注意无菌操作。

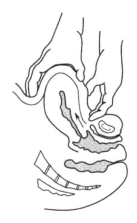

图 8-16　腹部按摩子宫

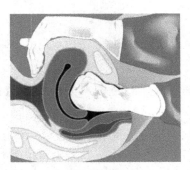

图 8-17　腹部-阴道双手按摩子宫

3.应用宫缩剂

(1)缩宫素能够选择性的兴奋子宫平滑肌,增加子宫平滑肌的收缩频率及收缩力,有弱的血管加压和抗利尿作用。用药后 3～5 分钟起效,缩宫素半衰期为10～15 分钟,作用时间 0.5 小时。肌内注射或缓慢静脉推注 10～20 U,然后20 U加入 0.9％生理盐水或 5％葡萄糖液 500 mL 中静脉滴注。24 小时内用量不超过 40 U。宫体、宫颈注射等局部用药法效果则更佳。大剂量使用应注意尿量。卡贝缩宫素、长效缩宫素、九肽类似物,100 μg 缓慢静脉推注或肌内注射,与持续静脉滴注缩宫素 16 小时的效果相当。

(2)麦角新碱直接作用于子宫平滑肌,作用强而持久,稍大剂量可引起子宫强直性收缩,对子宫体和宫颈都有兴奋作用,2～5 分钟起效。用法:肌内注射、静脉推注均可,静脉推注有较大的不良反应,紧急情况下可以使用。部分患者用药后可发生恶心、呕吐、出冷汗、面色苍白等反应,有妊娠高血压疾病及心脏病者慎用。

(3)米索前列醇是前列腺素 E_1 的类似物口服,口服后能转化成有活性的米索前列醇酸,增加子宫平滑肌的节律收缩作用。5 分钟起效,30 分钟达血药浓度高峰;半衰期 1.5 小时,持续时间长,可有效解决产后 2 小时内出血问题,对子宫的收缩作用强于催产素。给药方法:在胎儿娩出后立即给予米索前列醇600 μg口服,直肠给药效果更好。

(4)卡前列甲酯栓对子宫平滑肌有很强的收缩作用,1 mg 直肠给药用于预防产后出血。

(5)卡前列素氨丁三醇注射液,引发子宫肌群收缩,发挥止血功能,疗效好,止血迅速安全,不良反应轻微。难治性产后出血起始剂量为 250 μg,深层肌内注射。某些特殊的病例,间隔 15～90 分钟后重复注射,总量不超过 2 000 μg

(8 支)。对此药有变态反应者,急性盆腔炎的患者,有活动性心、肺、肾、肝疾病的患者忌用。不良反应主要由平滑肌收缩引起,包括血压升高、呕吐、腹泻、哮喘、瞳孔缩小、眼内压升高、发热、脸部潮红。约 20% 的病例有各种不同程度的不良反应,一般为暂时性,不久自行恢复。

(6)垂体后叶素使小动脉及毛细血管收缩,同时也有兴奋平滑肌并使其收缩的作用。在剖宫产术中胎盘剥离面顽固出血病例,将垂体后叶素 6 U(1 mL)加入生理盐水 19 mL,在出血部位黏膜下多点注射,每点 1 mL,出血一般很快停止,如再有出血可继续注射至出血停止,用此方法 10 分钟之内出血停止未发现不良反应。

(7)葡萄糖酸钙:钙离子是子宫平滑肌兴奋的必需离子,而且参与人体的凝血过程,静脉推注 10% 葡萄糖酸钙 10 mL,使子宫平滑肌对宫缩剂的效应性增强,胎盘附着面出血减少,降低催产素用量。

4.宫腔填塞

主要有两种方法:填塞纱布或填塞球囊。

(1)剖宫产术中遇到子宫收缩乏力,经按摩子宫和应用宫缩剂加强宫缩效果不佳时;前置胎盘或胎盘粘连导致剥离面出血不止时,直视下填塞宫腔纱条均可起到止血效果。但是胎盘娩出后子宫容积比较大,可以容纳较多的纱条,也可以容纳较多的出血,而且纱布填塞不易填紧,且因纱布吸血可能发生隐匿性出血。采用特制的长 2 m、宽 7~8 cm 的 4~6 层无菌脱脂纱布条,一般宫腔填塞需要 2~4 根,每根纱条之间用粗丝线缝合连接。术者左手固定子宫底部,右手或用卵圆钳将纱条沿子宫腔底部自左向右,来回折叠填塞宫腔,留足填塞子宫下段的纱条后(一般需 1 根),将最尾端沿宫颈放入阴道内少许,其后填满子宫下段,然后缝合子宫切口。若系子宫下段出血,也应先填塞宫腔,然后再用足够的纱条填充子宫下段,纱条需为完整的一根或中间打结以便于完整取出,缝合子宫切口时可在中间打结,注意勿将纱条缝入。24~48 小时内取出纱布条,应警惕感染。经阴道宫腔纱条填塞法,因操作困难,常填塞不紧反而影响子宫收缩,一般不采用(图 8-18)。

(2)经阴道放置球囊前,先置尿管以监测尿量。用超声或阴道检查大致估计宫腔的容量,确定宫腔内无胎盘胎膜残留、动脉出血或裂伤。在超声引导下将导管的球囊部分插入宫腔,球囊内应注入无菌生理盐水,而不能用空气或二氧化碳,也不能过度充盈球囊。

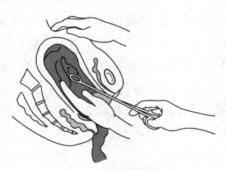

图 8-18　宫腔纱条填塞

所有宫腔填塞止血的患者应严密观察生命体征和液体出入量,观测宫底高度和阴道出血情况,必要时行超声检查排除有无宫腔隐匿性出血。缩宫素维持12～24小时,促进子宫收缩;预防性应用广谱抗生素。8～48小时取出宫腔填塞物,抽出前做好输血准备,先用缩宫素、麦角新碱或前列腺素等宫缩剂。慢慢放出球囊内液体后再取出球囊,或缓慢取出纱布条,避免再次出血的危险。

5.盆腔动脉结扎

经上述处理无效,出血不止,为抢救产妇生命可结扎盆腔动脉。妊娠子宫体的血液90%由子宫动脉上行支供给,故结扎子宫动脉上行支后,可使子宫局部动脉压降低,血流量减少,子宫肌壁暂时缺血,子宫迅速收缩而达到止血目的。子宫体支、宫颈支与阴道动脉、卵巢动脉的各小分支均有吻合,故结扎子宫动脉上行支或子宫动脉总支、子宫卵巢动脉吻合支,侧支循环会很快建立,子宫组织不会发生坏死;并且采用可吸收缝合线结扎,日后缝线吸收、脱落,结扎血管仍可再通,不影响以后的月经功能及妊娠分娩。具体术式如下。

(1)子宫动脉上行支结扎术:主要适用于剖宫产胎盘娩出后子宫收缩乏力性出血,经宫缩药物及按摩子宫无效者,胎盘早剥致子宫卒中发生产后出血者,剖宫产胎儿娩出致切口撕伤,局部止血困难者。方法:一般在子宫下段进行缝扎,子宫动、静脉整体结扎,将2～3 cm子宫肌层结扎在内非常重要;若已行剖宫产,最好选择在子宫切口下方,在切口下2～3 cm进行结扎,如膀胱位置较高时应下推膀胱。第一次子宫动脉缝扎后如效果不佳,可以再缝第二针,多选择在第一针下3～5 cm处,这次结扎包括了大部分供给子宫下段的子宫动脉支。宜采用2-0可吸收线或肠线,避免"8"字缝合,结扎时带入一部分子宫肌层,避免对血管的钳扎与分离,以免形成血肿,增加手术难度。如胎盘附着部位较高,近宫角部,则尚需结扎附着侧的子宫卵巢动脉吻合支。

(2)子宫动脉下行支结扎术:是以卵圆钳钳夹宫颈前或(和)后唇并向下牵

引,暴露前阴道壁与宫颈交界处,在宫颈前唇距宫颈阴道前壁交界处下方约1 cm
处做长约 2 cm 横行切口,将子宫向下方及结扎的对侧牵拉,充分暴露视野,食指
触摸搏动的子宫动脉作为指示进行缝扎,注意勿损伤膀胱,同法缝扎对侧。子宫
动脉结扎后子宫立即收缩变硬,出血停止。但在下列情况下不宜行经阴道子宫
动脉结扎:由其他病因引起的凝血功能障碍(感染、子痫前期等);阴道部位出血
而非宫体出血。

经阴道子宫动脉下行支结扎特别适用于阴道分娩后子宫下段出血患者。对
剖宫产术结束后,如再发生子宫下段出血,在清除积血后也可尝试以上方法,避
免再次进腹。对前置胎盘、部分胎盘植入等患者可取膀胱截石位行剖宫产手术,
必要时采用以上两种方法行子宫动脉结扎,可明显减少产后出血。

(3)髂内动脉结扎术(图 8-19):髂内动脉结扎后血流动力学的改变的机制,
不是因结扎后动脉血供完全中止而止血,而是由于结扎后的远侧端血管动脉内
压降低,血流明显减缓(平均主支局部脉压下降 75%,侧支下降 25%),局部加压
后易于使血液凝成血栓而止血,即将盆腔动脉血液循环转变为类似静脉的系统,
这种有效时间约 1 小时。髂内动脉结扎后极少发生盆腔器官坏死现象,主要是
因腹主动脉分出的腰动脉、髂总动脉分出的骶中动脉、来自肠系膜下动脉的痔上
动脉、卵巢动脉、股动脉的旋髂动脉、髂外动脉的腹壁下动脉均可与髂内动脉的
分支吻合,髂内动脉结扎后 45～60 分钟侧支循环即可建立,一般仍可使卵巢、输
卵管及子宫保持正常功能。

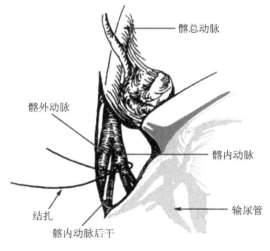

图 8-19   髂内动脉结扎

髂内动脉结扎的适应证:产后出血、行子宫切除术前后;保守治疗宫缩乏力失败;腹腔妊娠胎盘种植到盆腔,或胎盘粘连造成难以控制的出血;盆腔、阔韧带基底部持续出血;子宫破裂、严重撕伤,可能撕伤到子宫动脉。方法:确认髂总动脉的分叉部位,该部位有两个骨性标志:骶骨岬和两侧髂前下棘连线,输尿管由此穿过。首先与输尿管平行,纵行切开后腹膜 3～5 cm,分离髂总及髂内动动脉分叉处,,然后在距髂内外分叉下 2.5 cm 处,用直角钳轻轻从髂内动脉后侧穿过,钳夹两根 7 号丝线,间隔 1.5～2.0 cm 分别结扎,不剪断血管。结扎前后为防误扎髂外动脉,术者可提起缝线,用食、拇指收紧,使其暂时阻断血流,常规嘱台下两人触摸患者该侧足背动脉或股动脉,确定有搏动无误,即可结扎两次,必须小心勿损伤髂内静脉,否则会加剧出血程度。多数情况下,双侧结扎术比单侧效果好,止血可靠。

上述方法可逐步选用,效果良好且可保留生育功能。但应注意,结扎后只是使血流暂时中断,出血减少,应争取时间抢救。

6.B-lynch 缝合术

B-lynch 缝合术对传统产后出血的治疗来说是一个里程碑式的进展,如果正确使用,将大大提高产后出血治疗的成功率。B-lynch 缝合术操作简单、迅速、有效、安全、能保留子宫和生育功能,易于在基层医院推广。B-Lynch 缝合术原理是纵向机械性压迫使子宫壁弓状血管被有效地挤压,血流明显减少、减缓,局部血栓形成而止血;同时子宫肌层缺血,刺激子宫收缩进一步压迫血窦,使血窦关闭而止血。该术适用子宫收缩乏力、前置胎盘、胎盘粘连、凝血功能障碍引起的产后出血以及晚期产后出血者。B-Lynch 缝合术用于前置胎盘、胎盘粘连引起的产后出血时,需结合其他方法,例如胎盘剥离面做"8"字缝合止血后再行子宫B-Lynch缝合术,双侧子宫卵巢动脉结扎再用 B-Lynch 缝合术。

剖宫产术中遇到子宫收缩乏力,经按摩子宫和应用宫缩剂加强宫缩效果不佳时,术者可用双手握抱子宫并适当加压以估计施行 B-lynch 缝合术的成功机会。此方法较盆腔动脉缝扎术简单易行,并可避免切除子宫,保留生育能力。具体缝合方法为:距子宫切口右侧顶点下缘 3 cm 处进针,缝线穿过宫腔至切口上缘 3 cm 处出针,将缝线拉至宫底,在距右侧宫角约 3 cm 处绕向子宫后壁,在与前壁相同的部位进针至宫腔内;然后横向拉至左侧,在左侧宫体后壁(与右侧进针点相同部位)出针,将缝线垂直绕过宫底至子宫前壁,分别缝合左侧子宫切口的上、下缘(进出针的部位与右侧相同)。子宫表面前后壁均可见 2 条缝线。收紧两根缝线,检查无出血即打结,然后再关闭子宫切口。子宫放回腹腔观察

10分钟,注意下段切口有无渗血,阴道有无出血及子宫颜色,若正常即逐层关腹(图8-20)。

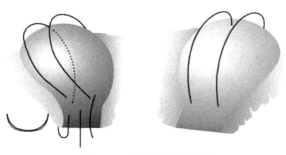

图 8-20　子宫背带式缝合

7.动脉栓塞术

当以上治疗产后出血的方法失败后,动脉栓塞术是一个非常重要的保留子宫的治疗方法,产后出血动脉栓塞的适应证应根据不同的医院、实施动脉栓塞的手术医师的插管及栓塞的熟练程度,而有所不同,总的来讲,须遵循以下原则:①各种原因所致的产后出血,在去除病因和常规保守治疗无效后;②包括已经发生DIC(早期)的患者;③生命体征稳定或经抢救后生命体征稳定,可以搬动者;④手术医师应具有娴熟的动脉插管和栓塞技巧。

禁忌证:①生命体征不稳定,不宜搬动的患者;②DIC晚期的患者;③其他不适合介入手术的患者,如对造影剂有变态反应。

在放射科医师协助下,行股动脉穿刺插入导管至髂内动脉或子宫动脉,注入直径1～3 mm大小的新胶海绵颗粒栓塞动脉,栓塞剂2～3周被吸收,血管复通。动脉栓塞术后还应注意:①在动脉栓塞后立即清除宫腔内的积血,以利于子宫收缩;②术中、术后应使用广谱抗生素预防感染;③术后应继续使用宫缩剂促进子宫收缩;④术后应监测性激素分泌情况,观测卵巢有没有损伤;⑤及时防止宫腔粘连,尤其是胎盘植入患者及合并子宫黏膜下肌瘤的患者。但应强调的是动脉栓塞治疗不应作为患者处于危机情况的一个避免子宫切除的措施,而是应在传统保守治疗无效时,作为一个常规止血手段尽早使用。

8.切除子宫

经积极治疗仍无效,出血可能危及产妇生命时,应行子宫次全切术或子宫全切除术,以挽救产妇生命。但产科子宫切除术对产妇的身心健康有一定的影响,特别是给年轻及未有存活子女者带来伤害。因此必须严格掌握手术指征,只有在采取各种保守治疗无效,孕产妇生命受到威胁时,才采用子宫切除术。而且子宫切除必须选择最佳时机,过早切除子宫,虽能有效地治疗产后出血,但会给患者带来失去生育能力的严重后果。相反,若经过多种保守措施,出血不能得到有效控制,手术者仍犹豫不决,直至患者生命体征不稳定,或进入 DIC 状态再行子宫切除,已错失最佳手术时机,还可能遇到诸如创面渗血、组织水肿、解剖不清等困难,增加手术难度,延长手术时间,导致患者 DIC、继发感染或多脏器衰竭的发生。

目前,虽然子宫收缩乏力是产后出血的首要原因,但较少成为急症子宫切除的主要手术指征。尽管如此,临床上还有下列几种情况须行子宫切除术:宫缩乏力性产后出血,对于多种保守治疗难以奏效,出血有增多趋势;子宫收缩乏力时间长,子宫肌层水肿,对一般保守治疗无反应;短期内迅速大量失血导致休克、凝血功能异常等产科并发症,已来不及实施其他措施,应果断行子宫切除手术。值得强调的是,对于基层医疗机构,在抢救转运时间不允许、抢救物品和血液不完备、相关手术技巧不成熟的情况下,为抢救产妇生命应适当放宽子宫切除的手术指征。胎盘因素引起的难以控制的产科出血,是近年来产科急症子宫切除术最重要的手术指征。穿透性胎盘植入,合并子宫穿孔并感染;完全胎盘植入面积＞1/2;做楔形切除术后仍出血不止者;药物治疗无效者或出现异常情况;胎盘早剥并发生严重子宫卒中均应果断地行子宫切除。另外,子宫破裂引起的产后出血是急症子宫切除的重要指征。特别是发生破裂时间长,估计已发生继发感染;裂口不整齐,子宫肌层有大块残缺,难以行修补术或即使行修补但缝合后估计伤口愈合不良;裂口深,延伸到宫颈等情况。而当羊水栓塞、重度或未被发现的胎盘早剥导致循环障碍及器官功能衰竭,凝血因子消耗和继发性纤维蛋白溶解而引起的出血、休克,甚至脏器功能衰竭时进行手术,需迅速切除子宫。

(二)胎盘因素

1.胎盘已剥离未排出

膀胱过度膨胀时应导尿排空膀胱,用手按摩使子宫收缩,另一手轻轻牵拉脐带协助胎盘娩出。

2.胎盘剥离不全或胎盘粘连伴阴道流血

应徒手剥离胎盘(图 8-21)。

3.胎盘植入的处理

若剥离胎盘困难,切忌强行剥离,应考虑行子宫切除术。若出血不多,需保留子宫者,可保守治疗,目前用甲氨蝶呤(MTX)治疗,效果较好。

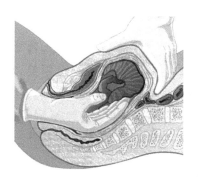

图 8-21　徒手剥离胎盘

4.胎盘胎膜残留

胎盘胎膜残留可行钳刮术或刮宫术。

5.胎盘嵌顿

在子宫狭窄环以上者,可在静脉全身麻醉下,待子宫狭窄环松解后再用手取出胎盘。

（三）软产道裂伤

一方面彻底止血,另一方面按解剖层次缝合。宫颈裂伤<1 cm若无活动性出血,则不需缝合;若有活动性出血或裂伤>1 cm,则应缝合。若裂伤累及子宫下段时,缝合应注意避免损伤膀胱及输尿管,必要时经腹修补。修补阴道裂伤和会阴裂伤,应注意解剖层次的对合,第一针要超过裂伤顶端 0.5 cm（图 8-22）,缝合时不能留有无效腔,避免缝线穿过直肠黏膜。外阴、阴蒂的损伤,应用细丝线缝合。软产道血肿形成应切开并清除血肿,彻底止血、缝合,必要时可放置引流条。

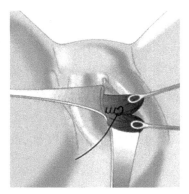

图 8-22　宫颈裂伤的缝合

(四)凝血功能障碍

首先应排除子宫收缩乏力、胎盘因素、软产道裂伤引起的出血,明确诊断后积极输新鲜全血、血小板、纤维蛋白原或凝血酶原复合物、凝血因子等。若已并发DIC,则按DIC处理。在治疗过程中应重视以下几方面:早期诊断和动态监测;积极治疗原发病;补充凝血因子,包括输注新鲜冰冻血浆、凝血酶原复合物、纤维蛋白原、冷沉淀(含Ⅷ因子和纤维蛋白原)、单采血小板、红细胞等血制品来解决;改善微循环和抗凝治疗;重要脏器功能的维持和保护。

在治疗产后出血,补充血容量,纠正失血性休克,甚至抢救DIC患者方面,目前仍推广采用传统早期大量液体复苏疗法。即失血后立即开放静脉,最好有两条开放的静脉通道,快速输入复方乳酸林格液或林格溶液加5%碳酸氢钠溶液45 mL混合液,输液量应为出血量的2~3倍。

处理出血性休克的原则如下:①止血,止痛。②补血,扩张血容量。③纠正酸中毒,改善微循环,有时止血不是立即成功,而扩充血容量较容易,以维护主要脏器的血供,防止休克恶化,争取时间完成各种止血方法。

休克早期先输入2 000~3 000 mL平衡液(复方乳酸林格液等),以后尽快输全血和红细胞。如无血,可以使用胶体液行权宜之计。尤其在休克晚期,组织间蛋白贮存减少,继续输晶体液会使胶体渗透压明显下降产生组织水肿。胶体液除全血外还有血浆、白蛋白血浆代用品。血液稀释可降低血液黏度增加心排血量,减少心脏负荷和增加组织灌注,但过度稀释又可使血液携氧能力降低,使组织缺氧,最佳稀释度一般认为是血细胞比容在30%以上。

另一方面,产科失血性休克的早期液体复苏还应涉及合理的输液种类问题。有关低血容量性休克液体复苏中使用晶体还是胶体的问题争论已久,但目前尚无足够的证据表明晶体液与胶体液用于低血容量休克液体复苏的疗效与安全性方面有明显差异。近年研究发现,氯化钠高渗盐溶液(7.5%)早期用于抗休克,较常规的林格氏液、平衡盐液有许多优势,且价格便宜,使用方便,适合于急诊抢救,值得在临床一线广泛推广。高渗氯化钠羟乙基淀粉40溶液引起了国内外学者的广泛关注,其具有我国自主知识产权并获得新药证书。临床研究表明可以其较少的输液量迅速恢复机体的有效循环血容量、改善心脏功能、减轻组织水肿、降低颅内压。

七、预防

加强围生期保健,严密观察及正确处理产程可降低产后出血的发生率。

(一)重视产前保健

(1)加强孕前及孕期妇女保健工作,对有凝血功能障碍和可能影响凝血功能障碍疾病的患者,应积极治疗后再受孕,必要时应于早孕时终止妊娠。

(2)具有产后出血危险因素的孕妇,如多胎妊娠、巨大胎儿、羊水过多、子宫手术史、子宫畸形、妊娠期高血压疾病、妊娠合并血液系统疾病及肝病等,要加强产前检查,提前入院。

(3)减少人工流产次数。

(二)提高分娩质量

严密观察及正确处理产程。第一产程:合理使用子宫收缩药物和镇静剂,注意产妇饮食,防止产妇疲劳和产程延长。第二产程:根据胎儿大小掌握会阴后-斜切开时机,认真保护会阴;阴道检查及阴道手术操作应规范、轻柔,正确指导产妇屏气及使用腹压,避免胎儿娩出过快。第三产程:是预防产后出血的关键,不要过早牵拉脐带;胎儿娩出后,若流血量不多,可等待 15 分钟,若阴道流血量多应立即查明原因,及时处理。胎盘娩出后要仔细检查胎盘、胎膜,并认真检查软产道有无撕裂及血肿。

(三)加强产后观察

产后 2 小时是产后出血发生的高峰期。产妇应在产房中观察 2 小时:注意观察会阴后-斜切开缝合处有无血肿;仔细观察产妇的生命体征、宫缩情况及阴道流血情况,发现异常及时处理。离开产房前要鼓励产妇排空膀胱,鼓励母亲与新生儿早接触、早吸吮,能反射性引起子宫收缩,减少产后出血。

参 考 文 献

[1] 霍晓燕,曾小芳.现代妇产科临床备忘[M].上海:上海交通大学出版社,2019.

[2] 郑华恩.妇产科临床实践[M].广州:暨南大学出版社,2018.

[3] 吴尚青,刘利虹,彭鹏.实用妇产科诊断与治疗[M].北京:科学技术文献出版社,2018.

[4] 胡辉权,陈蕾,田甜,等.妇产科疾病诊断与治疗精粹[M].北京:科学技术文献出版社,2019.

[5] 王生玲.新编临床妇产科疾病诊疗学[M].西安:西安交通大学出版社,2018.

[6] 李瑛.妇产科疾病诊断与处置[M].北京:科学技术文献出版社,2019.

[7] 郭明彩.妇产科常见病与微创治疗[M].北京:科学技术文献出版社,2018.

[8] 焦顺.临床妇产科疾病诊断与治疗[M].北京:科学技术文献出版社,2019.

[9] 韩晓云.实用临床妇产科疾病诊疗学[M].上海:上海交通大学出版社,2018.

[10] 朱晓芬.妇产科疾病临床诊断与治疗[M].上海:上海交通大学出版社,2018.

[11] 左建新.妇产科综合诊治精要[M].北京:科学技术文献出版社,2019.

[12] 薛华.现代妇产科疾病处置精要[M].北京:科学技术文献出版社,2018.

[13] 长亚洁.实用妇产科疾病治疗精要[M].北京:科学技术文献出版社,2019.

[14] 王磊.实用临床妇产科理论与实践[M].北京:科学技术文献出版社,2018.

[15] 韦光琳.实用妇产科与儿科诊疗[M].北京:中国纺织出版社,2019.

[16] 孙梅玲.妇产科诊疗常规[M].北京:科学出版社,2018.

[17] 高虹.妇产科基础与临床[M].北京:科学技术文献出版社,2018.

[18] 李霞.实用妇产科常见病与多发病[M].上海:上海交通大学出版社,2019.

[19] 赵骏达,李晓兰.新编妇产科疾病诊疗思维与实践[M].汕头:汕头大学出版社,2019.

[20] 孟元光,李亚里,宋磊.妇产科临床路径[M].北京:人民军医出版社,2018.

[21] 王学玉.妇产科疾病诊断与治疗[M].北京:科学技术文献出版社,2019.

[22] 张万会.妇产科疾病诊疗与护理[M].北京:科学技术文献出版社,2018.

[23] 甄宗慧.妇产科疾病诊治与护理[M].北京:科学技术文献出版社,2018.

[24] 李淼.妇产科常见病的诊治与护理[M].北京:科学技术文献出版社,2019.

[25] 吕明云.妇产科疾病治疗与护理[M].北京:科学技术文献出版社,2018.

[26] 郝瑞.现代妇产科临床诊疗[M].北京:科学技术文献出版社,2018.

[27] 邢建红.实用妇产科诊疗技术[M].北京:科学技术文献出版社,2019.

[28] 沈文娟.新编妇产科诊疗指南[M].北京:科学技术文献出版社,2018.

[29] 李田.现代妇产科处置精要[M].北京:科学技术文献出版社,2018.

[30] 王玉贤.妇产科疾病解析与专家指导[M].北京:科学技术文献出版社,2019.

[31] 王新勇.妇产科疾病临床诊疗精粹[M].上海:上海交通大学出版社,2019.

[32] 孙会玲.妇产科诊疗技术研究[M].汕头:汕头大学出版社,2019.

[33] 陈友国,沈芳荣,焦桢,等.妇产科诊疗基础与临床处置要点[M].北京:科学技术文献出版社,2018.

[34] 管金令.妇产科疾病诊护重点与实践[M].北京:科学技术文献出版社,2018.

[35] 萧丽娟.实用妇产科基础与临床[M].北京:科学技术文献出版社,2019.

[36] 黄璞,张诚,李春艳,等.子宫内膜异位症动物模型的研究进展[J].现代妇产科进展,2020,29(8):634-637.

[37] 许燕萍,王志启,梁旭东,等.局部晚期子宫颈癌患者腹腔镜与开腹手术的预后比较[J].中华妇产科杂志,2020,55(9):609-616.

[38] 陈方园.聚甲酚磺醛栓联合微波治疗慢性宫颈炎40例疗效观察[J].医学临床研究,2019,36(7):1391-1392.

[39] 陈延普,牛战琴.子宫颈炎常见致病微生物的研究进展[J].中国计划生育学杂志,2019,27(11):1559-1563.

[40] 刘兴会,何镭.产后出血的预防和处理[J].中国实用妇科与产科杂志,2020,36(2):123-126.